看護学テキスト NiCE

病態・治療論［4］

消化器疾患

編　集

津田　泰宏
鈴木　久美

改訂第2版

南江堂

執筆者一覧

編集

津田　泰宏　大阪医科薬科大学看護学部 教授/大阪医科薬科大学附属病院消化器内科

鈴木　久美　大阪医科薬科大学看護学部 教授

執筆（執筆順）

津田　泰宏　大阪医科薬科大学看護学部 教授/大阪医科薬科大学附属病院消化器内科

鈴木　久美　大阪医科薬科大学看護学部 教授

林　　道廣　市立ひらかた病院 病院長/消化器センター長

南口　陽子　大阪医科薬科大学看護学部 准教授

布谷　麻耶　武庫川女子大学看護学部 教授

瀧井　道明　大阪医科薬科大学三島南病院内科 統括部長/教授

はじめに

2019年2月に初版を発行して以降，約6年が経過した．その間に新型コロナウイルス感染症（COVID-19）の蔓延があり，今までにない生活スタイルの変化を余儀なくされたが，医学はその歩みを止めることはなく，消化器関連分野の多くのガイドラインが改訂された．それに伴い，慢性便秘症や慢性下痢症などの新しい疾患概念が提唱され，それぞれの疾患の治療法なども大きく変化した．

今回，改訂第2版を発行するにあたり，原則として初版の執筆者に同じ項目を継続して担当いただいたが，新たに看護の専門家を迎え，項目を追加することで，看護の視点からの内容を強化した．また，すべての内容を再度吟味し，重要用語の色付けや押さえてもらいたいポイントを下線で強調するなど，読者の見やすさにこだわった．

第I章では初版と同様の形式を維持しつつ，より分かりやすくなるように文章や図の細かな修正を行った．初版の序でも述べたが実習や実臨床で遭遇した症状に対して，どのような臓器の疾患が考えられるのか，また，現時点で疑われている疾患ではどんな症状が表れるのかなどの確認に利用してほしいと考える．

第II章も原則としては初版を基にしているが，下痢，便秘に関しては，便通異常症の新たなガイドラインを踏まえた内容に図表を含め更新している．また，各種検査や治療に関しても最新のガイドラインに沿って加筆している．診断に必要な検査とその方法や患者の負担，治療薬の作用機序などの理解に役立ててほしいと考える．また，新たに「消化器系の機能障害を有する患者の看護」という節を追加し，消化器疾患の患者に対する看護のポイントをその根拠とともに明示した．それぞれの疾患を持つ患者の看護計画を立てる際に参考になれば幸いである．

第III章も初版と同様の形式で，特に「どのような症状から本疾患が疑われるか」という点を明示している本書の特長は残しつつ，イレウスと腸閉塞の違いを明確にするなど，用語の使い分けを見直した．また，第II章に呼応するように，慢性便秘症と慢性下痢症を含む「便通異常症」の項目を新たに追加した．

ここ数年はCOVID-19の蔓延により呼吸器系の疾患や症状が注目されたが，消化器疾患が，臨床において最も遭遇することが多いことに変わりはない．初版に引き続き本書が消化器疾患を学ぶ看護学生の役に立つことを願っている．

2024年11月

津田　泰宏
鈴木　久美

初版の序

　腹痛は病院を受診する理由として非常によくみられる症状の1つであり，消化器疾患は医療者が臨床において日常的に最も遭遇する疾患である．その対象となる臓器には，消化管から肝臓などの実質臓器まで含まれる．したがって，ここで学ぶ疾患は非常に多くなるが，いずれも重要な疾患ばかりである．

　第Ⅰ章では，消化器疾患に関係する主要臓器の構造，機能，そしてそれらが障害されるとどのような症状が現れるのかを順に記載している．とくに，症状別にどのような疾患が考えられるのかと，各臓器が障害されるとどのような症状が出現するのかを分けて記載しているため，実習や実臨床で遭遇した症状を本書で調べる場合は是非とも両方を読んでほしい．つまり，その臓器特有の症状から疾患を推論するときは，その臓器の疾患の症状であると決めてかからず，他の疾患が隠れている可能性を考えることが重要であり，それが実践力につながると考えられる．また，どの部分から読み始めてもある程度内容が理解できるように記載した．そのため，最初から通読すると内容が重複する部分も存在しているが，重複している部分は重要であるともいえる．

　第Ⅱ章では，症状からの診断過程と各種検査・治療について述べている．前述のとおり多くの臓器が対象となるため，検査の数も多く多彩である．対象となる患者を理解するためには，診断にはどのような検査が必要なのか，またその検査がどのような方法で行われているのか，そして患者にかかる負担はどのようなものなのかという知識が必要となる．また治療薬に関しても同様に，なぜこの薬が処方されているのかを理解するためには，その作用機序まで知っておく必要がある．この章では，そのことを踏まえてやや詳細に記載している．

　第Ⅲ章は各論として，各臓器別に疾患の概念，疫学，発生機序，症状，診断の進め方，主な治療法，予後，退院支援と患者教育の順に記載した．症状から可能性のある疾患が思い浮かぶか否かで，その後の対応やケアに差が現れる．「どのような症状から本疾患が疑われるか」という点を強調しているのは，本書の特徴といえる．

　近年は疾患の病態に対する研究や検査機器の進歩が著しいため，疾患概念や治療薬が急速に変化してきている．本書ではできる限り新しい知見を記載し，また現在増えてきている，あるいは今後増えてくるであろう疾患を重視して記載した．本書が消化器疾患を学ぶすべての人々の役に立ってくれればと願っている．

　　2018年12月

津田　泰宏

鈴木　久美

目次

序章 なぜ消化器疾患について学ぶのか　1

1　医師の立場から　津田泰宏　2
2　看護師の立場から　鈴木久美　3

第Ⅰ章 消化器の機能と障害　5

1 消化器の構造と機能　津田泰宏　6
A. 食道　6
　臨床で役立つ知識　食道から心臓の超音波検査をする？　7
B. 胃　9
C. 小腸　11
D. 大腸　12
E. 肝臓　15
F. 胆道・胆嚢　17
G. 膵臓　19

2 消化・吸収・排泄のしくみ　津田泰宏　22
A. 消化　22
　臨床で役立つ知識　経腸栄養の栄養剤の種類の違い　22
B. 吸収　22
C. 消化・吸収から排泄までの流れ　23

3 消化器の障害と症状　津田泰宏　28
1　各機能障害からみた症状　28
　臨床で役立つ知識　胃酸分泌のメカニズムと酸分泌抑制薬の作用機序　32
2　臓器別にみた障害と症状　36

第Ⅱ章 消化器疾患の診断・治療　43

1 消化器症状からの診断過程　津田泰宏　44
A. 悪心, 嘔吐　44
B. 胸やけ, つかえ感　44
C. 腹痛　46
D. 食欲不振　48
E. 吐血　49
　臨床で役立つ知識　新鮮血吐血とコーヒー残渣様吐物　50
F. 下血, 血便　51
G. 下痢　51
H. 便秘　53
I. 腹部膨満感・腹部のしこり　54
J. 肝腫大・脾腫　56
K. 黄疸　57
L. 肝性脳症, 羽ばたき振戦　60
M. 腹水　62
N. 体重減少　63

2 消化器の検査 ··· 津田泰宏　65

A. フィジカルアセスメント ·································· 65

> 臨床で役立つ知識　聴診のポイント ·················· 66

> 臨床で役立つ知識　腹部の触診の際に注意すべき徴候 ·········· 67

B. 消化・吸収機能検査 ···································· 68

C. 血液検査 ··· 68

> 臨床で役立つ知識　肝疾患と血液検査 ·················· 70

D. 超音波検査 ··· 70

E. 腹部X線検査 ··· 72

F. 腹部CT検査 ··· 73

G. MRI（核磁気共鳴画像）検査 ························· 75

> 臨床で役立つ知識　MR胆管膵管撮影（MRCP）検査 ······· 77

H. 核医学検査（PET, シンチグラフィー） ·············· 77

I. 消化管造影検査 ·· 78

J. 腹部血管造影検査 ······································ 79

K. 内視鏡検査 ··· 80

L. 特殊な内視鏡検査 ······································ 83

> 臨床で役立つ知識　EUS下穿刺吸引法（EUS-FNA） ········· 84

3 消化器疾患の治療 ··· 87

1 食事・栄養療法 ··· 津田泰宏　87

A. 食事療法 ··· 87

B. 経腸栄養 ··· 88

C. 経静脈栄養 ··· 91

2 薬物療法 ··· 津田泰宏　92

A. 制吐薬, 胃腸機能調節薬 ······························ 92

B. 消化性潰瘍治療薬 ······································ 93

C. 止瀉薬, 整腸薬 ··· 95

D. 下剤 ··· 95

E. 炎症性腸疾患薬 ·· 96

F. 肝庇護薬 ··· 98

G. インターフェロン製剤 ································· 99

H. 核酸アナログ薬 ·· 100

I. 直接作用型抗ウイルス薬（DAA製剤） ··············· 101

J. 抗がん薬 ··· 102

> 臨床で役立つ知識　抗がん薬の種類 ··················· 103

3 手術療法 ··· 林　道廣　104

A. 消化器手術とは ·· 104

B. 手術の目的・適応 ······································ 106

> もう少しくわしく　ロボット支援下手術 ················ 107

> もう少しくわしく　鏡視下手術 ······················· 108

C. 消化器手術の実際 ······································ 108

D. 手術の侵襲性・合併症・リスク・注意点 ·············· 110

> もう少しくわしく　術後のドレーン管理 ················ 113

4 内視鏡治療 ··· 津田泰宏　113

A. 内視鏡的止血術 ·· 113
B. 消化管がんに対する内視鏡的治療, 粘膜切除術 ············· 114
C. 食道・胃静脈瘤に対する内視鏡的治療 ··················· 115
D. 胆・膵疾患に対する内視鏡的治療 ······················· 116
E. 経皮内視鏡的胃瘻造設術 (PEG) ························· 117

5 **インターベンショナルラジオロジー (IVR)** ············ 津田泰宏 118
A. 経皮的肝動脈化学塞栓療法 (TACE) ····················· 119
▍臨床で役立つ知識 肝障害度とチャイルド-ピュー分類 ········ 119
B. 肝細胞がんに対する経皮的局所療法 ····················· 120
C. 経皮経肝的胆嚢ドレナージ (PTGBD)・
経皮経肝的胆管ドレナージ (PTCD) ····················· 121

6 **放射線治療** ··· 津田泰宏 121
▍臨床で役立つ知識 定位放射線治療と粒子線治療 ············ 122

4 消化器系の機能障害を有する患者の看護 123

1 **嚥下機能が障害された患者への看護** ············· 南口陽子 123
2 **消化・吸収機能が障害された患者への看護** ········· 布谷麻耶 126
3 **排泄（排便）機能を喪失した患者への看護** ········· 南口陽子 129
4 **代謝機能が障害された患者への看護** ············· 南口陽子 131

第Ⅲ章 **消化器疾患 各論** 135

1 上部消化管疾患 ································· 津田泰宏 136

1 **食道アカラシア** ······································ 136
▍もう少しくわしく 内視鏡的筋層切開術 (POEM) ············ 138
2 **食道静脈瘤** ··· 138
3 **食道がん** ··· 143
▍臨床で役立つ知識 拡大内視鏡と NBI ···················· 145
4 **胃食道逆流症 (GERD)** ······························ 148
▍コラム NERD とプロトンポンプ阻害薬 (PPI) 抵抗性 GERD ·· 149
5 **バレット食道** ······································· 152
6 **マロリー-ワイス症候群** ······························ 153
7 **急性胃炎・急性胃粘膜病変 (AGML)** ··················· 155
8 **慢性胃炎** ··· 156
▍臨床で役立つ知識 胃粘膜萎縮と ABC 検診 ················ 158
▍もう少しくわしく 改訂シドニー分類 ···················· 159
9 **ヘリコバクター・ピロリ感染症** ······················ 160
10 **胃・十二指腸潰瘍** ··································· 162
11 **機能性ディスペプシア (FD)** ························· 166
▍もう少しくわしく 日本人におけるローマⅣ診断基準の妥当性 ·· 167
12 **胃がん** ··· 169
13 **胃ポリープ** ··· 175
▍もう少しくわしく 胃粘膜下腫瘍 ························· 176

| | もう少しくわしく | 消化管間質腫瘍（GIST） | 177 |

2 下部消化管疾患 ......津田泰宏 178

1 急性虫垂炎 178
| | 臨床で役立つ知識 | 内臓痛と体性痛について | 179 |

2 潰瘍性大腸炎 181
| | もう少しくわしく | 炎症性腸疾患（潰瘍性大腸炎，クローン病）に使用される生物学的製剤 | 184 |

3 クローン病 186
	臨床で役立つ知識	クローン病とカプセル内視鏡	189
	もう少しくわしく	頻出ではないが重要な疾患：腸結核，腸管ベーチェット	191
	臨床で役立つ知識	炎症性腸疾患の特徴と鑑別	191

4 感染性腸炎 192
| | もう少しくわしく | とくに重要な感染性腸炎 | 195 |

5 虚血性大腸炎 195
| | もう少しくわしく | 頻出ではないが重要な疾患：上腸間膜動脈閉塞症 | 197 |

6 薬剤性腸炎 197

7 大腸がん 199
| | もう少しくわしく | CT コロノグラフィ | 200 |

8 大腸ポリープ 206
| | 臨床で役立つ知識 | 頻出ではないが重要な疾患：消化管ポリポーシス | 207 |

9 腸閉塞 208

10 消化管憩室 212

11 過敏性腸症候群（IBS） 213

12 便通異常症 218

12-1 慢性便秘症 218
| | もう少しくわしく | 病歴聴取と身体診察のポイント | 219 |

12-2 慢性下痢症 220
| | 臨床で役立つ知識 | 慢性下痢の原因となりやすい薬剤 | 222 |
| | もう少しくわしく | 病歴聴取と身体診察のポイント | 223 |

13 腹膜疾患，急性腹膜炎 223

14 肛門疾患 224

14-1 痔核 224

14-2 肛門周囲膿瘍，痔瘻 225

14-3 その他の肛門疾患 225

3 肝疾患 ......津田泰宏 226

原因による分類

1 ウイルス性肝炎 226

2 アルコール性肝障害 230
| | もう少しくわしく | 重症型アルコール性肝炎 | 232 |

3 脂肪肝，非アルコール性脂肪肝炎 233
| | コラム | NAFLD と NASH の名称変更 | 233 |

| | 目次 | ix |

4 薬物性肝障害 237
　　臨床で役立つ知識　アセトアミノフェン中毒 238
　　臨床で役立つ知識　免疫チェックポイント阻害薬投与後の肝障害 239
5 自己免疫性肝疾患 239
　5-1 自己免疫性肝炎 239
　　もう少しくわしく　自己免疫性肝炎の国際診断基準 241
　5-2 原発性胆汁性胆管炎（原発性胆汁性肝硬変） 243
　5-3 原発性硬化性胆管炎 246

病型による分類

1 劇症肝炎，急性肝不全 248
2 急性肝炎 251
　2-1 急性肝炎全般について 251
　2-2 A型急性肝炎 253
　2-3 E型急性肝炎 254
　2-4 EBウイルス感染症 255
3 慢性肝炎 257
　3-1 慢性肝炎全般について 257
　3-2 B型肝炎 259
　　臨床で役立つ知識　HBV 感染予防対策 263
　3-3 C型肝炎 263
4 肝硬変 266
　　臨床で役立つ知識　非代償性肝硬変患者の血糖コントロール 267
　　もう少しくわしく　肝硬変患者の入浴について 272
5 門脈圧亢進症（特発性門脈圧亢進症を中心に） 272
　　もう少しくわしく　頻出ではないが知っておくべき疾患：バッド-キアリ症候群 274
6 原発性肝がん 275
7 肝膿瘍 280

4 胆・膵疾患 .... 瀧井道明　283

1 胆石症 283
　　コラム　純コレステロール結石 286
2 急性胆嚢炎，急性胆管炎 287
　　コラム　原発性硬化性胆管炎 289
　　もう少しくわしく　EUS-BD 293
3 胆道ジスキネジー 293
4 胆嚢切除後症候群 295
5 胆道がん 296
　　もう少しくわしく　胆嚢ポリープと胆嚢腺筋腫症 297
　　もう少しくわしく　先天性胆道拡張症 297
6 急性膵炎 304
7 慢性膵炎 309
　　臨床で役立つ知識　アルコール多飲者 310
　　コラム　自己免疫性膵炎 313

| | 8 | 膵がん | 313 |

| | | もう少しくわしく　膵神経内分泌腫瘍 | 315 |

| | | 臨床で役立つ知識　プレシジョンメディスン | 317 |

| | | 臨床で役立つ知識　胆管ステント | 321 |

| | 9 | 膵管内乳頭粘液性腫瘍（IPMN［膵嚢胞性疾患］） | 321 |

5　その他の腹部疾患 ………………………………………………………… 津田泰宏　326

| 1 | 吸収不良症候群 | 326 |

| 2 | 腹部外傷 | 327 |

索　引 ……………………………………………………………………………… 331

［写真提供］

　　大阪医科大学附属病院消化器内科より：

　　　　図Ⅲ-1-3，Ⅲ-1-4，Ⅲ-1-13，Ⅲ-1-14

　　いのうえ消化器内科クリニック　井上拓也先生より：

　　　　図Ⅲ-2-3，Ⅲ-2-5，Ⅲ-2-9

序章　なぜ消化器疾患について学ぶのか

なぜ消化器疾患について学ぶのか

1 医師の立場から

　消化器は口腔から直腸，肛門にいたる消化管と，それに付随する唾液腺，肝臓，胆道，膵臓から構成されており，多くの臓器が関係しているため機能の障害による症状は非常に多彩である．食道においては嚥下困難，嘔吐，胃酸の逆流による胸やけ，胸痛などを生じ，胃や十二指腸は食後または空腹時の腹痛，吐き気，食欲低下，膨満感，出血を伴えば吐血などの症状がみられる．大腸は腹痛，粘血便，下痢，便秘，肛門部では出血，排便痛などが主な症状である．

　一方，肝臓は人体で最大の実質臓器であり，腸管と門脈を介して連携して，代謝，合成，解毒・分解，分泌などを行うとともに，腸管からの上行感染を防ぐバリアの働きもしている．したがって，肝臓の機能障害から生じる症状は，倦怠感，易疲労感，不眠などの漠然とした自覚症状から羽ばたき振戦，肝性脳症，昏睡などの神経症状，浮腫，腹水，女性化乳房，手掌紅斑，クモ状血管腫など特徴的な身体所見まで多彩である．黄疸は肝胆道系どちらの機能障害でも生じる．膵臓は消化酵素および各種のホルモンを分泌しており，急性膵炎では腹痛，背部痛，重症膵炎になると全身の臓器不全を生じ，集中治療室で全身管理が必要となる．慢性的な膵機能低下では腹痛，消化不良，下痢，糖尿病などを生じてくる．

　これを生活面でみると，逆流性食道炎や胃炎，消化性潰瘍では禁酒，禁煙が必要であり，刺激の強い食事やストレスを避けなくてはならない．炎症性腸疾患患者では脂質は制限したほうが望ましく，腸管の狭窄のある場合には食物繊維を多く摂ることは控え，とくに腸閉塞をくり返す場合では排便コントロールが重要である．肝硬変では塩分制限，食後の安静，排便コントロール，感染に対する対策などが基本であり，慢性膵炎では低脂肪食などの食事の管理と禁酒が行われるべきである．このように，多彩な症状をみせさまざまな制約・困難を生じさせる消化器疾患は，臨床において最も遭遇することが多く，医療従事者にとってはこれらの疾患を学ぶことは必須であるといえる．

　近年食生活の欧米化に伴い，日本の疾患も変化してきている．食事の変化の影響を最初に受けるのは食物に最初に触れる消化器系臓器であり，実際に逆流性食道炎や炎症性腸疾患の増加，脂肪肝，脂肪性肝炎，膵がんの増加などの変化が認められている．従来の消化器疾患の内容に加えて今後臨床に出たときに接する疾患の変化も考慮したうえで本書を執筆した．

（津田　泰宏）

2 │ 看護師の立場から

　消化器疾患は，多彩な症状や消化機能の障害をもたらしやすく，患者にさまざまな影響を与える．

　たとえば，胃に炎症や腫瘍などが生じた場合は，食物や水分の消化，貯留，吸収という胃の機能が障害され，食欲がなくなったり，食べ物を摂取すると腹痛が出現したり，必要な栄養素を吸収できなくなり，低栄養状態や体重減少が引き起こされる．とくに低栄養状態は，生命活動に必要な栄養素が欠乏した状態であり，免疫力の低下や体力の消耗に伴う日常生活動作の低下をまねく．さらに，悪性腫瘍の場合は，その腫瘍を取り除く治療が必要となり，外科的治療で腫瘍を広範囲に切除すると胃の形態・機能そのものが失われ，さまざまな症状や障害が出現し，食生活を変更せざるを得なくなる．そして，このような症状や食生活の変更は，患者にとって苦痛や負担をもたらし，食べたくても食べられないという葛藤や不安・抑うつなどの心理的影響，食べる楽しみが奪われ社会的孤立を助長するなどの社会的影響をも与えかねない．

　また，多様な機能を担っている肝臓に炎症や組織の線維化が生じた場合は，三大栄養素やビリルビン，ビタミン，ホルモンなどの代謝，薬物・毒物の解毒という肝臓の機能が障害され，全身倦怠感，浮腫，腹水貯留，黄疸，皮膚瘙痒感，易感染，出血傾向など多彩な苦痛や問題が生じる．これらの苦痛や問題を抱える患者は，疾患の重症化予防のための治療や生活の自己管理を強いられる．しかし，自己管理を怠り病状が進行すると症状が重症化し，身体的苦痛はもちろんのこと，自立した日常生活が困難となり自分で思ったように動けなくなったり，誰かの手助けを必要としなければ生活できない状態になったりする．そして，患者の活動性や自立性が失われると，自尊心の低下につながり，不安や抑うつの原因となり悪循環をまねく．

　このように人間にとって消化器の形態・機能が疾患や治療によって障害されることは，生命の維持活動にも影響を与え，身体的な苦痛症状のみならず，さまざまな制約に伴う生活の不自由さ，心理的葛藤，社会的孤立など多くの困難をもたらす．このような苦痛症状や困難は，患者の日常生活や社会生活，人生をも左右し，生活の質を低下させることにつながる．したがって，このような患者に対して，的確な臨床判断に基づいた適切な看護を提供するためには，消化器の形態・機能や障害の基本的知識を基盤にして，疾患の診断や治療の過程についての専門知識を身につけるとともに，消化器疾患や治療が患者にどのような影響をもたらすのか，患者理解を深めることが必須となる．

（鈴木　久美）

第Ⅰ章 消化器の機能と障害

第I章　消化器の機能と障害

1　消化器の構造と機能

　消化器疾患を理解するには，その臓器の位置や構造の知識が不可欠である．また，大部分の疾患はその機能異常より生じるため，各臓器の機能やそれが損なわれることにより生じる障害も知っておく必要がある．

　消化器系の臓器は主に食べ物を運搬し，排泄する消化管と，その消化管に付随して消化液を送る実質臓器に分けられる．

　消化管の壁の構造は大部分が共通しており，内側から粘膜層，粘膜筋板，粘膜下層，固有筋層，漿膜で構成されている（例外として食道には漿膜は存在しない）．また粘膜は口腔内から食道と肛門管は重層扁平上皮であり，胃から大腸までは単層円柱上皮である．筋層は内側が輪状筋，外側が縦走筋の2層構造となっている（例外として胃は内側から内斜筋，中輪筋，外縦筋の3層構造）（図I-1-1）．消化管運動は主に自律神経で調節されており，副交感神経（迷走神経）は運動促進に，交感神経は運動抑制に働いている．

　一方，実質臓器である肝臓，膵臓にはそれぞれ胆管，膵管という管が存在し，十二指腸下行部の十二指腸乳頭部に開口しており，それらを経て胆汁や膵液が消化管に分泌されている．また，消化液の分泌だけではなく，肝臓では吸収した栄養素の代謝やタンパク合成，ホルモンや薬物の分解などを行い，膵臓ではホルモンを分泌し消化管の機能の調整や血糖調節などを行っており，それぞれがさまざまな役割を果たしている．

A　食道

位置と各部位の名称

　食道は咽頭と胃の間の約25 cmの管状の臓器であり，縦隔と呼ばれる左右の肺と胸骨，胸椎椎体に挟まれた部位に存在する．心臓，大動脈弓および気管の背側で，胸部大動脈とはその腹側で接しており，食道がんなど悪性疾患では大動脈や気管に直接浸潤する場合がある．食道入口部は第6頸椎の高さであり，鎖骨上縁までの約18 cmは頸部食道，以後横隔膜の食道裂孔までを胸部食道（約20 cm），食道裂孔から第11胸椎付近の食道胃接合部まで（約2 cm）を食道胃接合部領域と呼ぶ．胸部食道は気管分岐部付近が生理的狭窄部位となっており，ここまでを胸部上部食道，そして気管分岐部から食道胃接合部（ECJ）までを二等分した上半分を胸部中部食道，下半分で横隔膜の

> **食道裂孔ヘルニア**
> 横隔膜の食道が通る部分を食道裂孔というが，その部分に胃の一部が挙上して入り込んでいる状態．

ECJ：esophagogastric junction

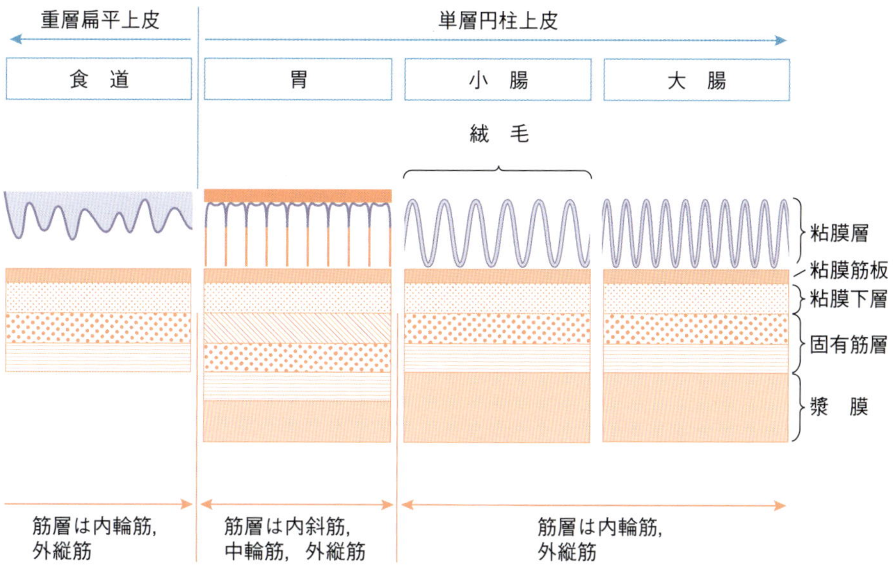

図Ⅰ-1-1　消化管壁の構造

食道裂孔までを胸部下部食道に分けられており（**図Ⅰ-1-2**），それぞれの部位で好発疾患が異なる（**表Ⅰ-1-1**）．食道の生理的狭窄部位は，気管分岐部のほかに食道入口部，食道裂孔部と合計 3 ヵ所存在しており，嚥下時の症状が出やすい場所として重要である．

臨床で役立つ知識

食道から心臓の超音波検査をする？

食道は心臓の背面と接しているために，循環器疾患の精査の際には食道から超音波検査を行うことがある．経食道心エコー検査といわれており，とくに左房内の血栓の検索や弁膜疾患などの評価に有用である．

壁構造

食道壁の構造はほかの消化管と同様に粘膜層，粘膜筋板，粘膜下層，固有筋層の 4 層構造であるが漿膜がない．筋層の内層は輪状筋，外層は縦走筋である．また，粘膜が**重層扁平上皮**であるのも食道の特徴である（**図Ⅰ-1-3**）．

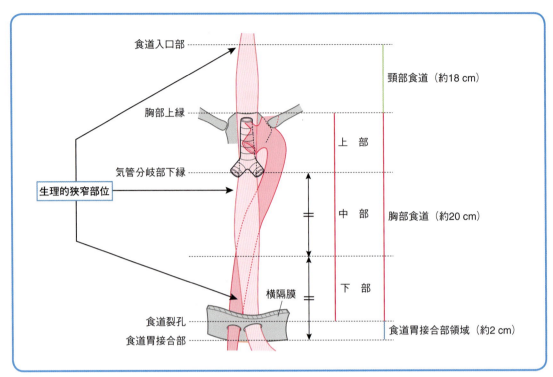

図 I -1-2　食道の解剖と各部位の名称

表 I -1-1　食道疾患の好発部位

頸部食道	胸部上部食道	胸部中部食道	胸部下部食道	食道胃接合部領域
異所性胃粘膜	なし	食道がん	食道静脈瘤 食道アカラシア バレット（Barrett）食道 食道裂孔ヘルニア 逆流性食道炎 特発性食道破裂	マロリー-ワイス（Mallory-Weiss）症候群

*横紋筋と平滑筋

横紋筋は一般に随意筋といわれ，意識的に動かすことができる．骨格筋がその代表である．一方で，平滑筋は不随意筋といわれ，自分の意志では動きの調節はできない．血管や消化管に分布している．

食道アカラシア

食道の蠕動運動の異常と食道胃接合部の弛緩不全により食物が食道内に停滞し，胸部痛や嘔吐，誤嚥を生じる疾患のこと．

生理機能

　食道の機能は主に食物の胃への輸送である．そのため筋層の内層は輪状筋，外層は縦走筋であり，また頸部食道は横紋筋*，胸部食道以降は平滑筋*へ移行している．食物は咽頭から入るとそれらの筋肉が順に収縮すること（蠕動運動）で約5〜6秒で胃へ送られる．食道の粘膜上皮は外的刺激に耐えられるよう上述したように重層扁平上皮であり，粘液の分泌は行うが消化，吸収は行っていない．

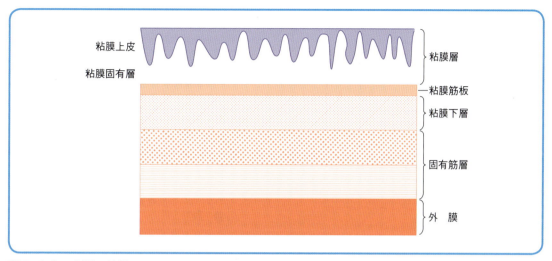

図Ⅰ-1-3 食道の粘膜

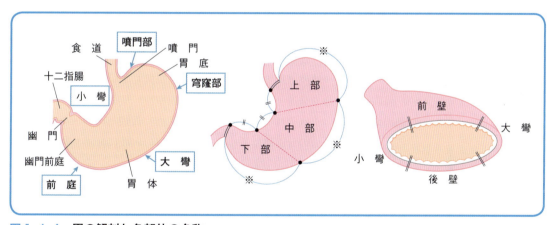

図Ⅰ-1-4 胃の解剖と各部位の名称

B 胃

位置と各部位の名称

胃は食道に続く臓器であり，食物を受け入れて撹拌と混和を行い，十二指腸に送る袋状の臓器である．入り口で食道とつながる部分を噴門部，上部の突出している部分を穹窿部，中央を胃体部，下部の突出している部分を前庭部，そして出口の部分を幽門と呼ぶ（図Ⅰ-1-4）．また，胃は体の右側に向かって屈曲した形をしており，屈曲部位の頭側は小彎，尾側は大彎と呼ばれている．また，胃は腹腔動脈から分岐する左胃動脈，総肝動脈から分岐する胃十二指腸動脈と右胃動脈より血流を受けている．

> **その他の胃の部分の呼び方**
> 胃の小彎と大彎をそれぞれ三等分して線で結び，上部，中部，下部と分ける呼び方もある（図Ⅰ-1-4）．

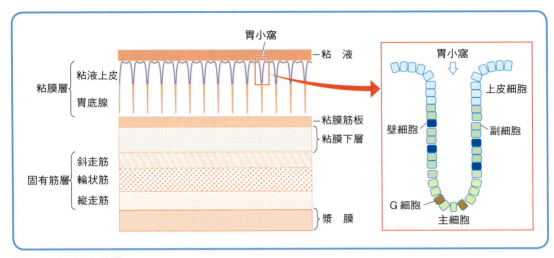

図Ⅰ-1-5　胃の粘膜

壁構造

胃の壁構造は粘膜層，粘膜筋板，粘膜下層，固有筋層の4層構造であり，漿膜が存在する．筋層は平滑筋で，内側から内斜走筋，中輪状筋，外縦走筋となっており，粘膜は**単層円柱上皮**で胃腺を形成している．

胃腺は胃体部で発達しており，主細胞，副細胞，壁細胞の3種類の外分泌細胞が存在し，それぞれペプシノーゲン，粘液，胃酸と**内因子**を産生している．これらの胃腺の分泌物は**胃小窩**を通り，胃の内腔に分泌されている（図Ⅰ-1-5）．また，幽門部には**G細胞**が存在し，**ガストリン**を分泌している．

胃の生理機能

胃の生理機能は，食物を胃液と混和して粥状にして十二指腸へ送ることと，タンパク質を分解することである．胃液は1日1〜2L産生されており，ペプシン，塩酸，粘液（ムチン）が含まれている．主細胞から分泌されるペプシノーゲンは，壁細胞から分泌される胃酸（塩酸）で活性化されてペプシンとなり，タンパク質を分解する．また胃酸は微生物の殺菌という働きももつ．副細胞から分泌される粘液は胃壁を胃酸から守る働きがある．内因子はビタミンB_{12}の吸収に関与しており，ガストリンは胃酸の分泌や胃の運動を促進させる働きをもつホルモンである．

胃酸の分泌機構

胃酸の分泌調節には自律神経や消化管ホルモンが複雑に関与している．視覚や嗅覚からの刺激，精神的なストレスなどは**迷走神経**を興奮させ，アセチルコリンが増加し，壁細胞から胃酸分泌が亢進される（脳相）．また食物が胃に入ると，壁細胞とG細胞が刺激されて胃酸分泌が亢進される．G細胞から分泌されるガストリンはさらに胃酸分泌を促進する（胃相）．一方，食物

悪性貧血

自己免疫機序で胃の粘膜が萎縮する自己免疫性胃炎の場合に，壁細胞が減少するため内因子が欠乏してビタミンB_{12}の欠乏から貧血を生じる．これを悪性貧血という．

ビタミンB_{12}と貧血

ビタミンB_{12}はDNA合成に必要であり，欠乏するとDNA合成障害が生じて大球性貧血となる．

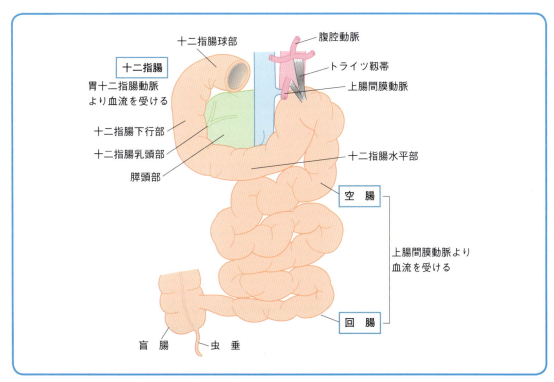

図Ⅰ-1-6　小腸・十二指腸の解剖と各部位の名称

CCK：cholecystokinin

が十二指腸に移動すると十二指腸粘膜からセクレチンやコレシストキニン（CCK）などが分泌され，ガストリンと胃酸の分泌を抑制する（腸相）．

C 小腸

　小腸は十二指腸から空腸，回腸までの部分であり，回盲弁を経由して盲腸へ続いている（図Ⅰ-1-6）．十二指腸は胃十二指腸動脈から，空腸・回腸は上腸間膜動脈から血流を受けている．

　小腸壁は粘膜層，粘膜筋板，粘膜下層，固有筋層，漿膜で形成されており，固有筋層は平滑筋で内側は輪状筋，外側は縦走筋であり，空腸のほうが発達している．粘膜上皮には絨毛が存在するのが特徴的である（図Ⅰ-1-7）．

1）十二指腸

　十二指腸は胃の幽門部から続き，**トライツ（Treitz）靱帯**＊を出るまでの腸管であり，膵頭部を囲むように存在している（図Ⅰ-1-6）．全長は25 cm程度であり，幽門部から続いてまず球部，その後背側に下行し（下行部），下行部には胆管と膵管が開口しており，開口部は**ファーター（Vater）乳頭部**と呼ばれている．その先は水平部，上行部と続きトライツ靱帯より先で空腸

＊トライツ靱帯
十二指腸は下行脚から水平部は後腹膜腔に存在し，空腸に移行する部分で腹腔内に出てくる．その部分に存在する靱帯のことをトライツ靱帯という．

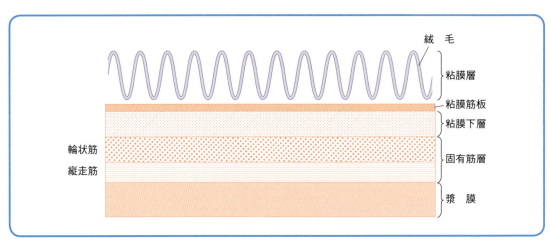

図Ⅰ-1-7　小腸の粘膜

表Ⅰ-1-2　十二指腸から分泌される主なホルモン

名　称	主な働き
セクレチン	膵臓からの重炭酸塩の外分泌を亢進させる
コレシストキニン	胆嚢を収縮させ，オッデイ（Oddi）括約筋を弛緩させる

となる．

　十二指腸球部では胃液の混じった消化物が入ってくるため，粘膜より粘液とホルモンを分泌して胃酸の中和と調節を行っている．

　十二指腸から分泌されるホルモンは表Ⅰ-1-2のようなものがある．

2）空腸から回腸

　十二指腸に続く残りの小腸の前半が空腸で，後半は回腸であるが明確な境界はなく，腸間膜によって支持されている．空腸は回腸よりも筋層が発達しており，食物のスムーズな運搬を行い，アミノ酸や脂質の吸収は主に回腸で行われる（図Ⅰ-1-8）．回腸と大腸の移行部を回盲部といい，**回盲弁**があり，大腸の内容物が回腸へ逆流することを防いでいる．

D　大腸

構造と各部位の名称

　大腸は盲腸，結腸，直腸から肛門の3部分に大きく分けられる．盲腸の先端には**虫垂**がある．虫垂は6〜8 cmの長さで，リンパ組織が集まっており生体防御活動を行っている．結腸は盲腸から続いて上行結腸，横行結腸，下

> **虫垂と虫垂炎**
> 虫垂は非常にリンパ組織が豊富であり，腸内細菌叢に影響を与えている．免疫細胞が豊富に存在するため反応が過剰になると炎症を生じやすくなる．

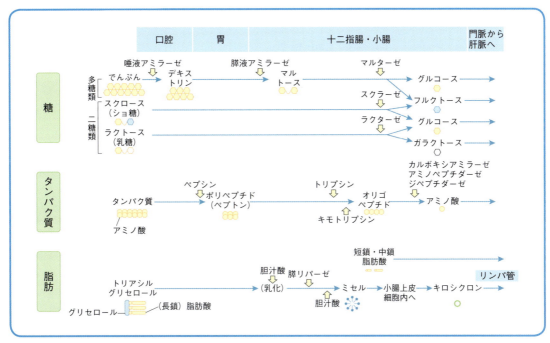

図Ⅰ-1-8 空腸から回腸の栄養素の吸収

行結腸，S状結腸に大きく分けられ，腸間膜を有している．上行結腸と下行結腸の腸間膜は固定されているが，横行結腸とS状結腸は固定されていない（**図Ⅰ-1-9**）．直腸には腸間膜は存在せず，長さは20 cmで背側が固定されており，肛門へつながっている．

　大腸の血管支配は，横行結腸の左1/3までが上腸間膜動脈であり，下行結腸から直腸までは下腸間膜動脈である．

壁構造

　大腸の壁構造は粘膜層，粘膜筋板，粘膜下層，固有筋層，漿膜であり，粘膜上皮に絨毛はない（**図Ⅰ-1-10**）．筋層は小腸と同様に内側は輪状筋で外側は縦走筋であるが，**結腸ヒモ**と呼ばれる縦走筋が分厚くなっている部分が3列（大網ヒモ，自由ヒモ，間膜ヒモ）走っており，外壁を収縮させている（**図Ⅰ-1-9**）．

生理機能

　大腸の働きは水分と塩分の再吸収と糞便の生成，排泄である．大腸の腸液中には消化酵素は存在せず，**腸内細菌**＊が常在菌として生息しており，それらにより人体の消化酵素では消化できない食物の分解が行われている．

＊腸内細菌
腸内細菌はヒトにはない多くの酵素を備えており，ヒトはその作用を利用して食物からエネルギーを獲得している．腸内細菌の変化がさまざまな病気の原因にかかわっていることも明らかになりつつある．

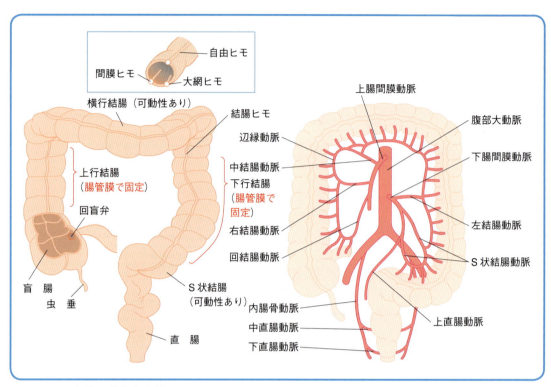

図Ⅰ-1-9 大腸の構造と血管

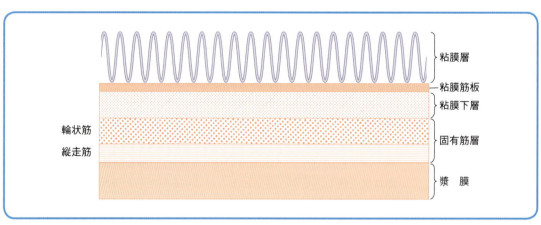

図Ⅰ-1-10 大腸の粘膜

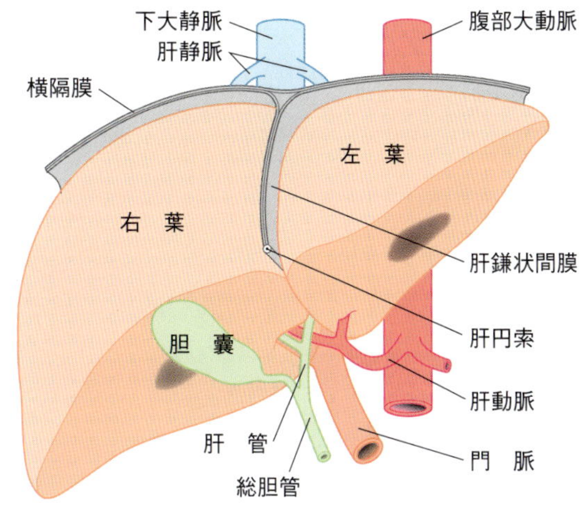

1 消化器の構造と機能 15

図Ⅰ-1-11　肝臓の解剖

E　肝臓

解剖と各部位の名称

　肝臓は，右上腹部で主に右肋骨の内側に存在し，横隔膜に接している臓器である．重さは成人で1〜1.5 kgで，人体の臓器のなかで最大，最重量である．血液を多量に含んでいるため，表面の色は暗赤色である．肝臓の上面は丸みを帯びたドーム状をしており，下面は胃，十二指腸，右腎臓，横行結腸に接しており，全体的に陥凹している．下面の中心部は左右にさらに深く陥凹しており，肝門部と呼ばれ，門脈，固有肝動脈，胆管が通っている．肝臓前面には肝鎌状間膜が付着しており，解剖学的な右葉と左葉の境界となっている（図Ⅰ-1-11）．

肝区域

　門脈と肝静脈の走行により8つの区域に分けられており，S1は尾状葉，S2とS3は外側区域，S4は内側区域，S5とS8は前区域，S6とS7は後区域と呼ばれている（クイノー［Couinaud］分類）．区域の境界に肝静脈が，区域の中央に門脈が走行する形になっている（図Ⅰ-1-12）．また，肝動脈は腹腔動脈から総肝動脈，固有肝動脈となり，左右の肝動脈に分かれて門脈と並行して走行している．

組織構造

　肝臓を構成するものは，実質細胞である肝細胞と非実質細胞である胆管細胞，類洞構成細胞*，血管系細胞などである．肝細胞は一列に並び，類洞構

> **肝左葉と右葉の2つの境界**
>
> 解剖学的には肝鎌状間膜が境界であるが，臨床的には胆囊と下大静脈を結んだ線（カントリー［Cantlie］線）が境界である．

> **＊類洞構成細胞**
>
> 肝臓の類洞を構成する細胞は類洞内皮細胞，クッパー細胞（マクロファージ），肝星細胞，ピット細胞（NK細胞）の4種類である．

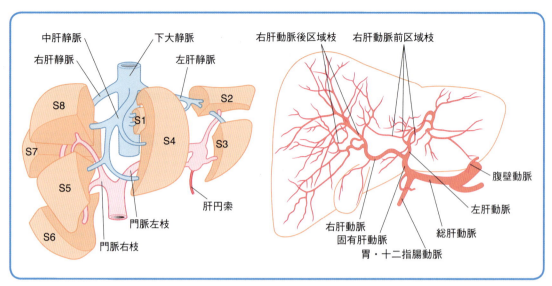

図Ⅰ-1-12　肝区域と血管

＊類洞
肝細胞索の間の毛細血管であり，このなかを血液が流れている間に肝細胞との間で物質交換される．

門脈と肝動脈
肝臓には動脈のほかに門脈が流れ込んでいる．門脈のほうが肝実質にとっては重要であり，肝動脈は酸素の供給などの補助的な役割しかしていない．

女性化乳房
肝機能が慢性に低下すると，男性でも乳腺が発達し女性化乳房を生じる．これはエストロゲンの分解が低下するために生じる．クモ状血管腫の原因もエストロゲン過剰によるものと考えられている．

成細胞とともに類洞＊を形成している．門脈，肝動脈，胆管は平走しており，末梢ではグリソン（Gleason）鞘と呼ばれる結合組織のなかを走行する．複数のグリソン鞘に囲まれた単位は肝小葉と呼ばれており（六角形が一般的），中央に中心静脈が通っている（図Ⅰ-1-13）．門脈を通って運ばれる栄養素や物質はグリソン鞘から類洞を通っている間に代謝や分解を受ける．処理が終わった血液は中心静脈に集まり，肝小葉外へ出て肝静脈にいたり肝上面で下大静脈に流れ込む．

生理機能

　肝臓の働きはタンパク質の合成，栄養素の代謝と貯蔵，ホルモンや薬物の分解，有害物質の解毒，胆汁の分泌など多彩であり（表Ⅰ-1-3），まだすべてが分かっているわけではない．タンパク質のなかでアルブミンは肝臓からのみ産生されており，肝機能の指標にもなっている．脂肪酸やコレステロールは肝臓で合成される．また，ブドウ糖をグリコーゲンへ変えて貯蔵し，低血糖時などには放出する．ステロイドホルモンや女性ホルモンなどは肝臓で分解されており，ビタミンD，ビタミンKは肝臓で活性化を受ける．アルコールや薬物は主に肝臓で代謝され，腸内細菌などから発生したアンモニアは肝臓で解毒されている．肝細胞は胆汁の生成も行っており，生成された胆汁は小葉内胆管，グリソン鞘内の胆管を経て左右の肝内胆管から分泌される．
　一方，類洞壁や類洞腔内にはクッパー（Kupffer）細胞（マクロファージ）などの免疫細胞が多数存在しており，門脈を経由して腸管から侵入してきた病原菌などに対する防御の最終関門となっている．

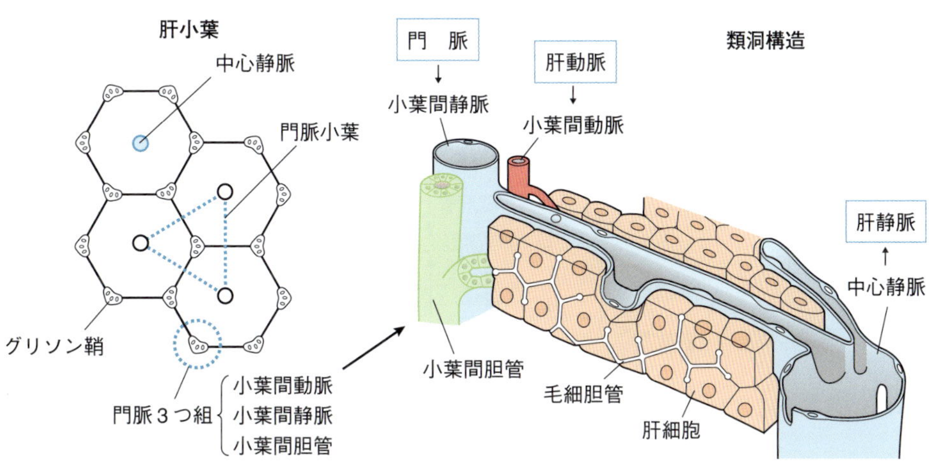

1 消化器の構造と機能 **17**

図Ⅰ-1-13 類洞構造

肝小葉は肝臓の基本単位であり，直径1～2 mm，長さ1～2 mmの六角柱のまとまり．中心静脈が中心に走っており，周囲に肝細胞索が放射状に並んでいる．六角柱の角にはグリソン鞘が配置されている．1つの肝小葉に約50万個の肝細胞が含まれており，約50万個の肝小葉で肝臓ができている．

表Ⅰ-1-3 肝臓の機能

合　成	分　解	代　謝	解　毒	貯　蔵
アルブミン	女性ホルモン	ビリルビン	アンモニア	グリコーゲン
凝固因子	インスリン	薬　剤	薬　剤	
コレステロール	グルカゴン	ビタミンD	アルコール	
脂肪酸	ステロイドホルモン	ビタミンK		

F 胆道・胆囊

胆囊の解剖と部位の名称

　胆囊は約10 cmの袋状の臓器であり，内部に30～50 mLの胆汁を貯めている．肝臓下面に付着しており，胆囊管を介して胆管に通じている．胆囊管に移行する部分までの長径を3等分し，胆囊底部，体部，頸部に分類されている（**図Ⅰ-1-14**）．胆囊の壁は厚さ1～2 mmであり，粘膜層，固有筋層，漿膜下層，漿膜から構成されている．

胆管の解剖と部位の名称

　胆管は胆汁を肝臓から十二指腸乳頭部に排泄するための管状の臓器であり，肝内胆管，肝外胆管，十二指腸の乳頭部に分けられる．肝小葉から小葉間胆管として出て，肝臓の各区域からの胆管が合流して左右の肝管となり，さらに1本の総肝管となり，胆囊管が合流して総胆管となる．総胆管の下

三管合流部

左右の肝管と胆囊管の合流部を三管合流部という．悪性腫瘍などでこの部位より先で胆管が閉塞すると胆囊の無痛性腫大を生じる（クールボアジェ[Courvoisier]徴候）．

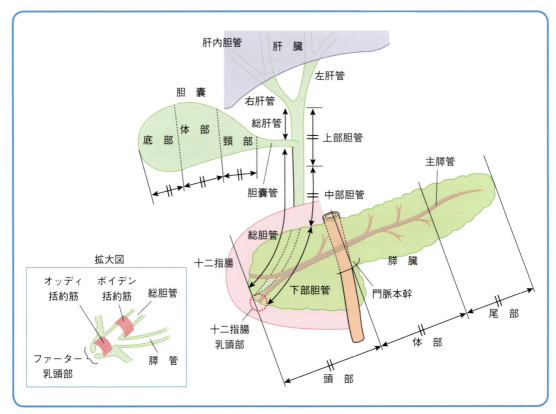

図Ⅰ-1-14 膵臓・胆道系の解剖

部は膵臓内を走行し十二指腸乳頭部で膵管と共通または近接して十二指腸に開口している（**図Ⅰ-1-14**）．

胆管の粘膜構造

　胆管は粘膜層，線維筋層，外膜下層，外膜で構成されている．十二指腸乳頭部の胆管，膵管の開口部は**オッディ（Oddi）括約筋**＊によって，通常は食物や病原菌の逆流を防止するために閉じられている．

胆囊・胆管の機能

　胆囊・胆管の機能は，主に胆汁の排出である．肝臓で生成される胆汁は1日約1,000 mLであり，その成分は97％が水分で，残りは胆汁酸，胆汁色素（ビリルビン），コレステロール，レシチンなどである．産生された胆汁はいったん胆囊内に貯留され，約10倍に濃縮される．十二指腸内に食物が排出される刺激でコレシストキニン（CCK）などの消化管ホルモンが十二指腸粘膜より分泌され，胆囊が収縮するとともに，オッディ括約筋が弛緩して胆汁が十二指腸内に排出される（**図Ⅰ-1-15**）．胆汁は以降の小腸での脂肪の消化，吸収を促進させる作用と，ビリルビンなどの排出作用をもつ．胆汁中の

＊オッディ括約筋
十二指腸下行部に存在する総胆管および膵管の開口部である十二指腸乳頭周囲に存在する括約筋である．腸液が総胆管や膵管に逆流することを防ぐ働きをしている．

1 消化器の構造と機能 | 19

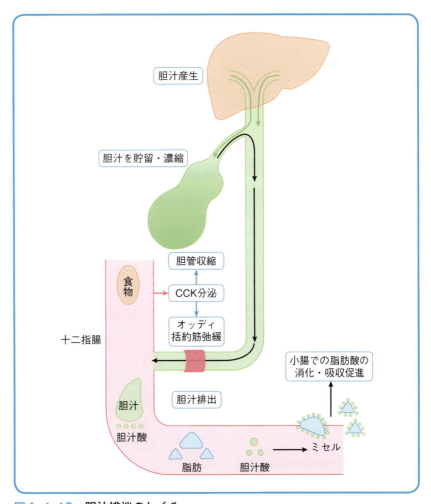

図Ⅰ-1-15 胆汁排泄のしくみ

　胆汁酸は脂肪の吸収を助けたあとは大部分が回腸末端で再吸収され，門脈を経由して肝臓に戻り再利用される（図Ⅰ-1-16）．
　ビリルビンは赤血球が脾臓などで破壊されて間接ビリルビンの形で生じる．その後，肝細胞に取り込まれ**グルクロン酸抱合***を受けて，水溶性の直接ビリルビンとなり，胆汁の色素成分として排泄される．ビリルビンの排出が障害されると血中に逆流し，血中ビリルビンが増加して黄疸をきたす．

*グルクロン酸抱合
主に肝臓などで行われている薬物代謝反応の1つである．薬物にグルクロン酸を転移して，水溶性にして胆汁より排出する．代表的なものとして間接ビリルビンから直接ビリルビンへの代謝などがある．

G 膵臓

構造と部位の名称

　膵臓は心窩部～上腹部で，胃の大彎背側に存在する15cmほどの左右に細

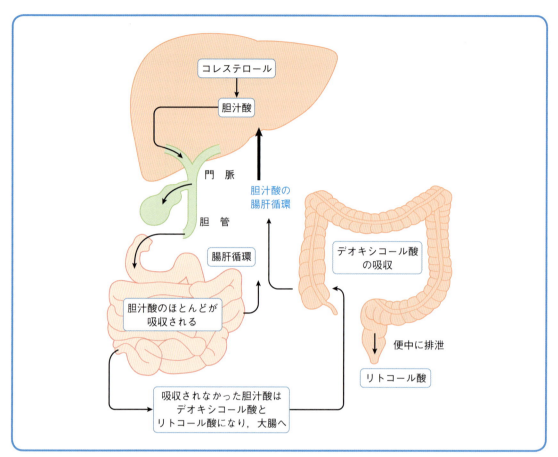

図Ⅰ-1-16　胆汁酸の腸肝循環
肝臓でコレステロールから作られた胆汁酸は，脂肪の消化・吸収を助けた後，ほとんどが回腸末端で再吸収され，門脈を経由して肝臓に戻り再利用される．

長い臓器であり，脾静脈の前方でそれに沿うような形で存在している．右側は上腸間膜静脈から門脈本幹と総胆管を取り巻く形になって十二指腸下行部に接しており，膵頭部と呼ばれている．さらに門脈本幹から左端までは2等分して，順に膵体部，膵尾部と分けられている．膵尾部の末端は脾臓に接しており，膵頭部よりもやや頭側に位置している（**図Ⅰ-1-14**）．

組織構造

膵臓の内部組織は，外分泌腺である腺房細胞のなかに**ランゲルハンス**（Langerhans）**島**と呼ばれる内分泌細胞の集団が散在しており，その間を小葉管膵管が通っている．小葉間膵管は集合して主膵管となり，膵頭部から十二指腸乳頭部のオッディ括約筋を経由して十二指腸に開口している．

機能

膵臓は，消化酵素を産生する外分泌機能と，ホルモンを産生する内分泌機能の両方をもっている*. 外分泌機能としては，1日に約1,000 mLの膵液を産生し，そのなかに消化酵素が含まれている. また，重炭酸ナトリウム液が含まれており，胃液によって酸性に傾いている内容物のpHを調節する働きもある.

ランゲルハンス島からは**インスリン（B細胞）**，**グルカゴン（A細胞）**，ソマトスタチン（D細胞）などのホルモンが産生され，主に血糖値の調節が行われている.

＊内分泌と外分泌
分泌された物質が導管に集合し，標的となる組織に送られて作用する場合を外分泌という. また，導管を通行せず，血液を通して標的組織に届いて作用する様式を内分泌という.

22 第Ⅰ章 消化器の機能と障害

2 消化・吸収・排泄のしくみ

　口から摂取された食物は，消化管のなかを通過する間にさまざまな消化酵素によって分解され，必要な栄養素は吸収されて便となって排出される．ここではそのしくみについて概説する．

A 消化

　消化とは，摂取した食物中の栄養素を腸管より吸収するために分解することであり，消化酵素によって行われている．消化酵素は唾液，胃液，膵液，腸液中に含まれている（**表Ⅰ-2-1**）．最終的に糖質（でんぷんなど）はグルコース，ガラクトース，フルクトースなどへ，タンパク質はアミノ酸へ，脂質は脂肪酸とグリセリンへ分解されて主に小腸から吸収される．

臨床で役立つ知識　**経腸栄養の栄養剤の種類の違い**

消化管手術後や炎症性腸疾患のように腸管の負担を軽減させる必要のある場合には，その状態により経腸栄養剤が選択される．濃厚流動食は通常の食事に最も近く，半消化態経腸栄養剤ではでんぷんがデキストリンに，消化態経腸栄養剤はさらに，消化しやすいようにタンパク質がアミノ酸とペプチドに変えられている．成分栄養剤は最も腸管からの吸収が容易な形になっており，腸管の負担は最少である（p.90，表Ⅱ-3-2参照）．

B 吸収

　消化管からは主に水分と分解された栄養素が吸収される．水分は小腸で80〜90％が吸収され，残りは結腸で吸収される．経口摂取される水分量に加えて消化液の水分量があり，糞便中に排出される水分以外はすべて再吸収されている．栄養素の吸収は主に小腸で行われており，大腸では水分と電解質の吸収のみが行われている（**表Ⅰ-2-2**）．

表Ⅰ-2-1　主な消化酵素の種類と働き

消化液	消化酵素	働き
唾　液	アミラーゼ	でんぷんをオリゴ糖（マルトースなど）へ
胃　液	ペプシン	タンパク質をポリペプチド，オリゴペプチドへ
膵　液	トリプシン・キモトリプシン	タンパク質，ポリペプチドをオリゴペプチドへ
	膵アミラーゼ	でんぷんをオリゴ糖（マルトースなど）へ
	膵リパーゼ	トリグリセリドを脂肪酸，グリセリンへ
腸　液	ペプチダーゼ	オリゴペプチドをアミノ酸へ
	マルターゼ	マルトースをグルコースへ
	ラクターゼ	ラクトースをグルコース，ガラクトースへ
	スクラーゼ	スクロースをグルコース，フルクトースへ

ほかに膵液中のカルボキシペプチダーゼ，腸液中のアミノペプチダーゼなどもあり，これらはタンパク質を直接アミノ酸へ分解する．

表Ⅰ-2-2　吸収される栄養素とそれらが吸収される部位

栄養素		吸収部位
電解質	ナトリウム カリウム カルシウム リン 鉄	小腸 （十二指腸から回腸）
脂溶性ビタミン	A, D, E, K	
水溶性ビタミン	B_1, B_2, B_6, C ニコチン酸	
糖質	グルコース ガラクトース，フルクトース	
タンパク質	アミノ酸	
脂質	脂肪酸，グリセリン	
葉酸 ビタミン B_{12}（胆汁酸）		回腸末端
水分と電解質の残り		大腸

栄養素ではないが，胆汁酸も回腸末端で大部分が吸収されている．

C　消化・吸収から排泄までの流れ

1）食道

食道の働きは主に食物の胃への輸送であり，消化や吸収は行っていない．

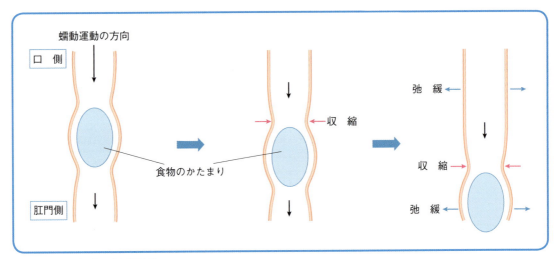

図Ⅰ-2-1　食道の蠕動運動

　食道壁の固有筋層の内層は輪状筋，外層は縦走筋であり，また頸部食道は横紋筋で，胸部食道以降で平滑筋へ移行している．食物は咽頭から入ると，それらの筋肉が口側の収縮と肛門側の弛緩が同時に生じる運動（蠕動運動）をすることで，約5～6秒で胃へ送られる（**図Ⅰ-2-1**）．食道の粘膜上皮は重層扁平上皮であり，粘液の分泌は行うが消化，吸収は行わない．

2) 胃

　胃の働きは食物の粥状化とタンパク質の分解である．胃液は1日1～2L産生されており，ペプシン，塩酸，粘液（ムチン）が含まれている．主細胞から分泌されるペプシノーゲンは，壁細胞から分泌される胃酸（塩酸）で活性化されてペプシンとなり，タンパク質をオリゴペプチドに分解する．また壁細胞からはビタミンB_{12}の吸収に必要な内因子も分泌されている．食物は胃から十二指腸へ食道と同じ蠕動運動で送られる．胃の運動は自律神経やガストリンなどのホルモンで調節されている．

3) 十二指腸

　十二指腸球部では胃液の混じった消化物が入ってくるため，粘膜より粘液とホルモンを分泌して胃酸の中和とpHの調節を行っている．十二指腸内に食物が排出される刺激で消化管ホルモン（セクレチン，コレシストキニンなど）が十二指腸粘膜より分泌される．セクレチンは膵液（重炭酸）の分泌を促進し，腸の内腔をアルカリ性に保つ働きがある．コレシストキニンは胆嚢の収縮とオッディ（Oddi）括約筋の弛緩作用があり，胆汁を十二指腸内に排出させるとともに，膵液分泌も促進する（p.18参照）．胆汁は脂肪の消化，吸収作用のほかに，ビリルビンなどの排出の役割ももつ．

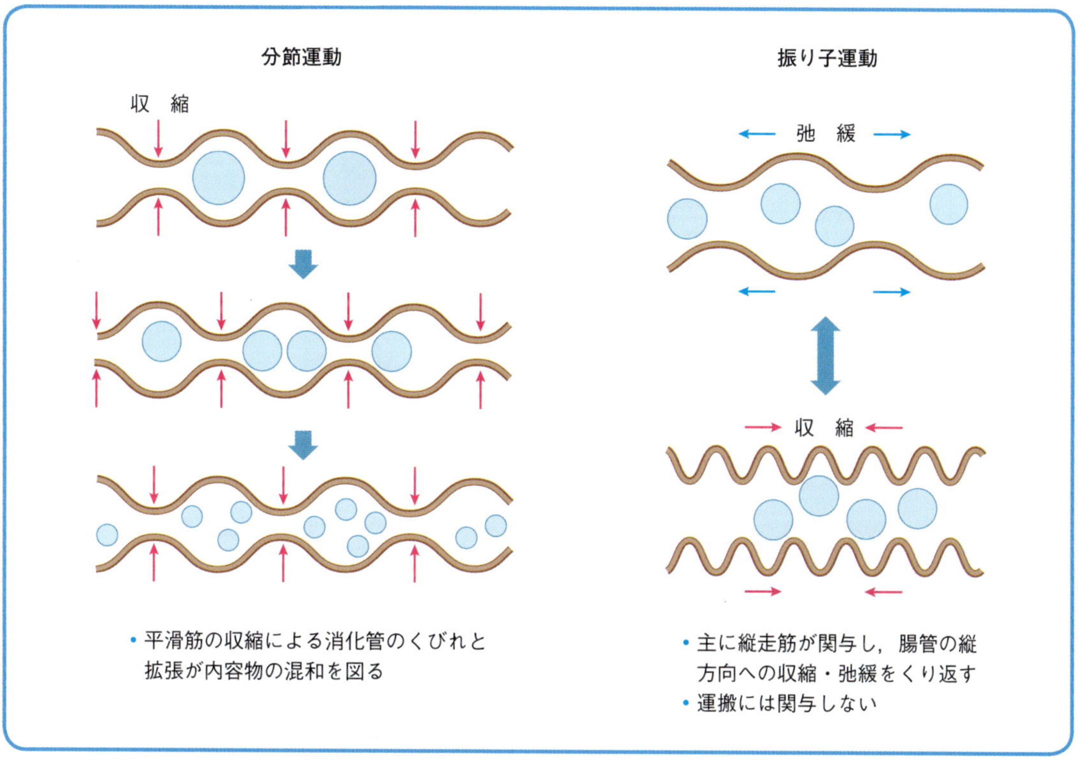

図Ⅰ-2-2　小腸の運動

（図中ラベル）
分節運動／収縮
- 平滑筋の収縮による消化管のくびれと拡張が内容物の混和を図る

振り子運動／弛緩／収縮
- 主に縦走筋が関与し，腸管の縦方向への収縮・弛緩をくり返す
- 運搬には関与しない

4）空腸から回腸まで

　十二指腸に続く残りの小腸の前半が空腸で，後半は回腸であるが明確な境界はなく，腸間膜によって支持されている．十二指腸を含む小腸の動きは平滑筋の収縮と弛緩であり，輪状筋は分節様に，縦走筋は振り子様に収縮と弛緩をくり返す．それによって内容物の混和を行っている（**図Ⅰ-2-2**）．

　唾液，膵液中のアミラーゼによって，多糖類はマルトース，ラクトース，スクロースなどのオリゴ糖に分解されている．これらは，最終的に腸液でグルコース，フルクトース，ガラクトースへ分解され，小腸より吸収される（**表Ⅰ-2-1**）．タンパク質は胃液中のペプシン，膵液中のトリプシン，キモトリプシンなどでオリゴペプチドに分解された後に，最終的に腸液にてアミノ酸となり，また脂質は膵液中のリパーゼで脂肪酸とグリセリンへ分解され，脂肪酸は，胆汁酸でミセル形成されて吸収される（p.13，**図Ⅰ-1-8**参照）．空腸は回腸よりも筋層が発達しており，内容物の混和と運搬を行い，アミノ酸や脂質の吸収は主に回腸で行われる．回腸と大腸の移行部を回盲部といい，そこには回盲弁があり，大腸の内容物が回腸へ逆流することを防いでいる．

脂肪の吸収

3大栄養素のなかで，脂肪の吸収が最も複雑である．したがって，吸収不全症候群を疑う際には，脂肪便の有無が最初の手がかりとなる．

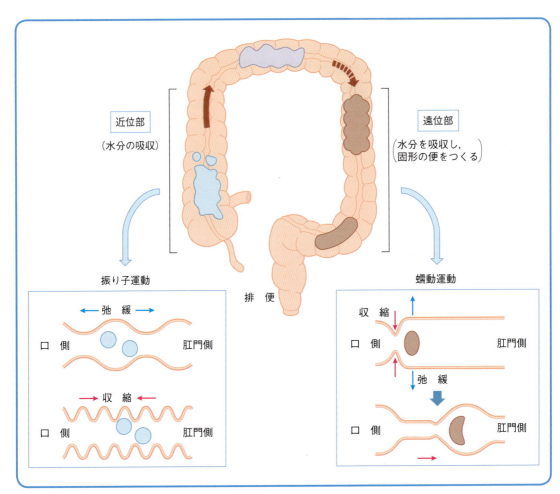

図Ⅰ-2-3 大腸の運動

5) 大腸

　大腸の働きは，水分と塩分の吸収と糞便の作成，排泄である．大腸の腸液中には消化酵素は存在せず，腸内細菌が常在菌として生息しており，それらにより自身の消化酵素では消化できない食物の分解が行われている．それらはとくに大腸の右側（近位部）で水分の吸収とともに行われ，左側（遠位部）では便の形成が行われている．大腸の運動は，近位部では小腸と同様の分節，振り子運動であるが，遠位部から直腸では蠕動運動に変わり便の排泄を行う（**図Ⅰ-2-3**）．

6) 直腸から肛門まで

　食物は十二指腸に排出されたあと，2〜8時間で大腸へ，10〜40時間で便として排泄される．大腸で形成された便は，下行結腸からS状結腸では蠕動運動で直腸へ送り出される．直腸では壁の伸展が副交感神経を刺激し，大脳皮

2 消化・吸収・排泄のしくみ 27

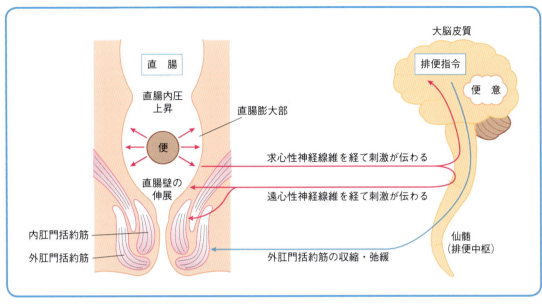

図Ⅰ-2-4 直腸肛門の解剖と排泄のしくみ

*随意筋と不随意筋
随意筋は自分の意識で動かすことのできる筋肉である．肛門の外肛門括約筋と恥骨直腸筋は随意筋であるため，便意を催した場合には，ある程度は排便をがまんすることができる．

質に伝わり便意を催す（**図Ⅰ-2-4**）．肛門は内肛門括約筋と外肛門括約筋，恥骨直腸筋で通常は閉鎖されている．内肛門括約筋は不随意筋*であるが，外肛門括約筋と恥骨直腸筋は随意筋*であり，意識的に排便をコントロールできるようになっている．また，肛門管の粘膜は便が通過するため重層扁平上皮となっている．

3 消化器の障害と症状

第1節，第2節に記載したように，消化器分野に含まれる臓器は多く，また機能は多彩である．その機能の障害からどういう症状が出てくるのか，その機序も含めて知っておく必要がある．実際の臨床の場で遭遇するパターンを想定して，機能障害別と臓器障害別に分けて記載した．

1 各機能障害からみた症状

消化器疾患の患者の症状がどのような機序で生じているのか，もしくはある症状を生じている場合にどのような臓器が関連しているのかを理解するために，消化器系疾患を縦割りにして機能障害による症状をまとめた．

A 嚥下機能の障害と症状

摂取された食物や液体が口腔内から咽頭部を経て食道，胃へ運ばれる現象を嚥下という．口腔から咽頭部と食道以降に大きく分けられる．

1）口腔から咽頭部までの嚥下機能とその障害

食物は咀嚼などの後に口腔周囲の骨格筋の作用で咽頭部へ押し出されるが，その際に同時に喉頭蓋が前方に押し下げられて，気道を閉じて誤嚥を防いでいる（**図Ⅰ-3-1**）．

この部分の運動に関与する神経や筋肉の異常や動きの障害が出ると，嚥下時に気管に食物などが入り込むことで誤嚥性肺炎などを生じ，発熱，咳，呼吸困難などが生じる．また，口腔や咽頭内の炎症や腫瘍でそれらの内腔が狭まっている場合も嚥下機能の障害をきたすが，その際には咽頭部の痛みや違和感が生じる．

2）食道入口部から胃までの嚥下機能障害と症状

咽頭部へ押し出された食物などは，食道入口部が開くことで食道内へ流れ込み，それ以後は食道の蠕動運動で胃まで運ばれる．食道は食物を胃に運ぶ働きをしているため，この部分の機能障害はほぼ食道の機能障害をさすことになる．

したがって，その機能障害の原因は，蠕動運動に関係する食道壁の筋肉や

3 消化器の障害と症状　29

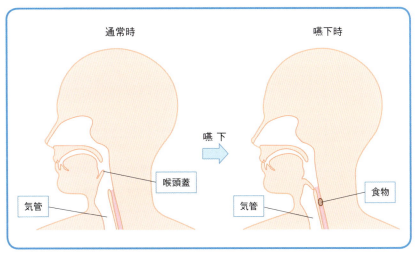

図 I -3-1　嚥下時の喉頭蓋の動き
食物の嚥下時には喉頭蓋が前方に押し下げられ，気管の入り口を閉じて誤飲を防ぐしくみになっている．

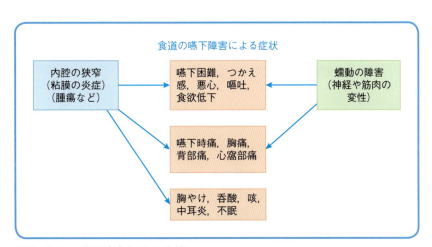

図 I -3-2　嚥下障害とその症状

それを支配する神経の異常と，食道内腔の狭窄の2つに大きく分けられる（図 I -3-2）．

　内腔の狭窄の原因は，粘膜の炎症や腫瘍などである．食道の粘膜は重層扁平上皮であるが，胃酸に対する防御機能がないため，胃酸の逆流にて粘膜障害を生じる．また，薬物や硬い物などの誤飲なども粘膜障害の原因となる．狭窄の場合には，初期は固形物が通りにくく，液体は通過することが多い．一方，蠕動の障害による嚥下困難は，嘔吐はするが，胃酸は含まないので呑

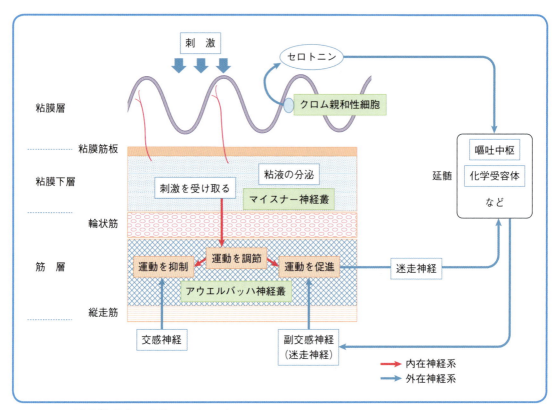

図Ⅰ-3-3　消化管運動の調整のメカニズム

酸や胸やけのような症状はあまりみられず，初期から液体も通過しにくいことが特徴である．痛みに関しては，食道は前述のごとく縦隔に存在するため，胸部，背部，心窩部などに痛みが生じることが多い．それぞれの障害による症状は図Ⅰ-3-2のようになる．

B 消化管運動の障害と症状

　消化管の粘膜下層と筋層には神経のネットワークが張り巡らされており，粘膜面からの刺激を受け取り，消化管の動きを調節している（**図Ⅰ-3-3**）．この制御は**内在神経系**といわれており，局所的で中枢神経からは独立している．一方で，中枢からも交感神経と副交感神経によって消化管運動の制御が行われており，**外在神経系**と呼ばれている．外在神経系は，消化管の拡張や腸管の粘膜面に存在する**クロム親和性細胞**＊より出されたセロトニンなどの刺激を迷走神経（副交感神経）が受けとり，延髄へ刺激を伝達する．腸管の平滑筋にはアセチルコリン受容体が存在し，副交感神経系が亢進することに

＊**クロム親和性細胞**
腸管粘膜に散在するクロム親和性顆粒を含む細胞であり，その顆粒内にセロトニンを含んでいる．副腎や気管にも存在する．

より放出されるアセチルコリンによって腸管運動は促進される．一方，交感神経が優位になるとアセチルコリンの分泌が低下し，消化管運動は抑制される．また筋層にはオピオイド受容体やヒスタミン受容体（5-HT$_3$R）も存在し，ノルアドレナリンとアセチルコリンの分泌を調整している．

1）食道の運動障害

主に嚥下障害をきたす．嚥下時違和感，つかえ感，胸痛，悪心，嘔吐など．

2）胃の運動障害

胃壁の筋層は3層であり，蠕動運動で食物を胃液と撹拌し十二指腸へ送っている．胃の運動が障害されるとスムーズに十二指腸に食物が送れなくなり，シグナルが迷走神経を経由して伝達され，心窩部灼熱感，食後のもたれ感，早期満腹感，嘔吐，食欲低下などを生じる．

3）十二指腸～回腸の運動障害

小腸壁の運動は蠕動運動のほかに分節運動，振り子運動などがあり，食物を消化液とよく混和しながら大腸へ送っている．これらの運動障害を生じると便秘，腹部膨満感，腹部膨隆，悪心，嘔吐などを生じ，また動きが亢進すると腹痛，下痢，吸収不良などの症状を生じる．

4）大腸の運動障害

大腸の右側は水分の吸収や腸内細菌による食物の分解が行われており，小腸同様に分節，振り子運動であるが，遠位部では便の形成，排泄が行われ，運動も蠕動運動に変わる．

そのため運動障害により腹痛，悪心，嘔吐，便秘，下痢を生じる．

消化管運動調節薬の作用機序

消化管の筋層の平滑筋細胞にアセチルコリン受容体があり，蠕動運動は副交感神経から放出されるアセチルコリンで促進されるが，その調節は同様に平滑筋細胞に存在するオピオイド受容体や5-HT$_3$受容体，および近傍の副交感神経の神経節に存在する5-HT$_4$受容体やドパミンD$_2$受容体で調節されている．消化管運動調整薬は主にそれらの受容体に作用することで薬効を出している（p. 92，「薬物療法」参照）．

C 消化・吸収機能の障害と症状

消化と吸収のメカニズムは第2節に記載している．消化・吸収機能は消化液の分泌状態，消化管の運動，そして小腸の粘膜障害や短腸症候群などの吸収する面積の減少に密接に関係している．消化・吸収が障害されると栄養素が欠乏するため，下痢，脂肪便，体重減少，浮腫，貧血などの症状が出現する（表Ⅰ-3-1）．

D 分泌機能の障害と症状

消化器の各臓器はいろいろな物質を分泌しているが，とくに，胃液，腸液，胆汁，膵液の分泌障害はさまざまな症状を引き起こす．

1）胃液分泌障害とその症状

胃液成分はペプシンと粘液，塩酸で形成されている．主細胞から分泌されるペプシノーゲンは胃酸がないとペプシンとして働くことができず，タンパク質の分解に支障をきたす．また壁細胞のプロトンポンプから胃酸が分泌さ

第Ⅰ章　消化器の機能と障害

表Ⅰ-3-1　代表的な消化・吸収障害の原因と症状

	原　因	症　状
脂　肪	胆汁（胆汁酸）の減少，膵機能の低下（リパーゼの減少）	脂肪便，下痢，体重減少，浮腫など
タンパク質・アミノ酸	胃切除，膵機能の低下（トリプシンなどの減少）	
炭水化物	腸管切除，高度膵機能障害（アミラーゼなどの減少）	
ビタミン B$_{12}$，葉酸	胃切除後	大球性貧血
ビタミン D，ビタミン K	肝障害	骨粗鬆症，出血傾向

れており，その分泌は迷走神経からのアセチルコリン，肥満細胞からのヒスタミン，胃粘膜のG細胞からのガストリンで調節されている（p. 94，**図Ⅱ-3-4**参照）．胃酸の役割の1つに経口から侵入する細菌の殺菌作用もあるため，その分泌の障害により消化管の感染症のリスクが高まる．また，壁細胞からは**内因子**も分泌されており，その欠乏はビタミンB$_{12}$の吸収障害を生じて貧血を生じる．副細胞からはムチンなどの粘液が産生されており，胃酸から胃粘膜を保護している（p. 94，**図Ⅱ-3-4**参照）．したがって，その分泌障害はびらんや潰瘍の原因になり，空腹時痛，食後痛，嘔吐などを生じる．

臨床で役立つ知識

胃酸分泌のメカニズムと酸分泌抑制薬の作用機序

酸分泌抑制薬は消化器疾患だけではなく，ほかの領域の疾患でも多用されており，胃酸分泌のメカニズムを知っておくと臨床に役立つことが多い（p. 94，**図Ⅱ-3-4**参照）．胃酸分泌の中心は胃の壁細胞のプロトンポンプであり，ヒスタミン，ムスカリン，ガストリンそれぞれの受容体が存在している．酸分泌抑制薬としては，以前はヒスタミン H$_2$ 受容体拮抗薬がよく使われていたが，作用機序的にみてプロトンポンプ阻害薬が最も強力であり，現在はこちらが主流である．

2）胆汁分泌障害とその症状

　胆汁は肝細胞より産生され，細胆管内に分泌され，小葉胆管から肝管，総胆管を経て十二指腸乳頭から分泌される．胆汁は胆汁酸とビリルビンを含んでおり，分泌障害が生じると胆汁酸の欠乏による脂肪の吸収障害が生じる．また，ビリルビンの排泄障害から黄疸をきたす．黄疸が生じるとかゆみ，腎障害なども生じてくる．

3）腸液分泌障害とその症状

腸液はアルカリ性であり，十二指腸では胃から食物とともに流れてくる胃酸を中和する作用がある．またペプチダーゼ，マルターゼ，ラクターゼ，スクラーゼなどを含んでおり，タンパクやペプチド，糖の消化を行っている．便や異物などから腸粘膜を守る作用もある．これらの分泌障害により消化性潰瘍を生じれば，空腹時痛，黒色便，貧血などを生じる．また前述（**表Ⅰ-3-1**）したような栄養素の吸収不良の症状も生じる．

4）膵液分泌障害とその症状

膵臓はアミラーゼ，リパーゼ，トリプシン，キモトリプシンなどの消化酵素と重炭酸を含む膵液を十二指腸乳頭から分泌（外分泌）するとともに，インスリン，グルカゴンなどのホルモンを血中に分泌している（内分泌）．

重炭酸は腸液のアルカリ性維持に関与しており，各種消化酵素は栄養素の消化・吸収に必要なため，それらの分泌障害による症状は前述（**表Ⅰ-3-1**）のとおりになる．また，内分泌の障害に関しては，インスリンの欠乏により糖尿病，過剰分泌により低血糖を生じる．血糖値を上昇させるホルモンはほかにも存在するため，グルカゴンの欠乏により低血糖になることはあまりないが，過剰分泌で高血糖，糖尿病となる．

E 排泄機能の障害と症状

消化器における排泄としては，胆汁によるビリルビンの排泄，糞便の排泄が重要である．糞便の排泄のメカニズムは第2節を参照．

1）ビリルビンの排泄の障害とその症状

老廃赤血球が脾臓などの網内系で分解され，非抱合型のビリルビン（間接ビリルビン）として血流で肝臓に運ばれる．肝臓で**グルクロン酸抱合**によって抱合型ビリルビン（直接ビリルビン）へ代謝され，胆汁色素となって胆管から十二指腸に排泄される．肝機能障害があるとグルクロン酸抱合ができなくなり，胆汁中への排泄ができなくなるため血中ビリルビンが上昇し黄疸を生じる．また，肝機能が問題ない場合は，胆道系の通過障害によって直接型のビリルビンが上昇するタイプの黄疸となる．胆汁色素は便の色となっているため，ビリルビンの排泄障害があれば**白色便**となる．

2）糞便の排泄の障害とその症状

大腸では右半分（近位部）で腸内細菌による分解と水分，塩分の再吸収が行われた後に，大腸の左半分（遠位部）で糞便が形成されている．大腸壁の粘膜の異常により水分や塩分の吸収に支障を生じた場合や，大腸壁からの粘液の産生が過剰になれば下痢となる．また，逆に便中の水分が少ない場合は硬い便となり便秘を生じる．大腸の壁運動の異常により腹痛，便秘，下痢のくり返しを生じることもある．

F 消化管粘膜の障害と症状

　消化管粘膜は，胃においてはヘリコバクター・ピロリ感染や薬剤，胃酸により障害され，腸においては薬剤，感染性腸炎や炎症性腸疾患などによって障害される．

1）胃の粘膜障害とその症状

　胃の粘膜障害の主な原因は，**ピロリ感染**か**非ステロイド性抗炎症薬**（**NSAIDs**）によるものであることがわかってきている．ピロリ感染により粘膜に好中球やリンパ球などの免疫細胞が集まり炎症が生じる．また，ピロリが外毒素を出し，それが直接，粘膜細胞に障害をもたらしたり，炎症性サイトカインの産生を促進させたりすることで，さらに炎症が助長し粘膜が障害される．NSAIDs は鎮痛や解熱目的でシクロオキシゲナーゼを抑制するが，同時に胃粘膜の血流低下や胃粘液の減少を生じさせるため，胃酸による粘膜障害が生じる．これらによる症状としては，心窩部痛，空腹時胃痛，悪心，嘔吐，**コーヒー残渣様吐物**の嘔吐，吐血などがある．

NSAIDs：non-steroidal anti-inflammatory drugs

2）小腸の粘膜障害とその症状

　小腸の粘膜障害は NSAIDs によるものが多い．その機序はまだ不明であるが，酸分泌抑制薬の効果がみられない点など，胃とは異なる機序の可能性が考えられている．症状としては貧血，消化管出血などである．

3）大腸の粘膜障害とその症状

　感染性腸炎，薬剤性腸炎，炎症性腸疾患などが原因として多い．炎症性腸疾患における粘膜障害の機序は，リンパ球の T 細胞の反応を中心とした自己免疫機序であると考えられている．潰瘍性大腸炎は腸粘膜の炎症が主体であるのに対して，クローン（Crohn）病は腸管壁全体に炎症がみられる．したがって，腹痛，下痢，発熱，貧血，体重減少などの症状に加え，潰瘍性大腸炎は**粘血便**（粘膜が含まれているような血便）がみられることが多く，クローン病では腸管の**狭窄**や**穿孔**などの症状がみられる．感染性腸炎に関しては，起因菌によって症状は多彩である（p. 192，「感染性腸炎」参照）．

G 肝機能の障害と症状

　肝臓は予備能力が非常に高い臓器であり，肝機能がかなり高度に障害されない限り，症状はあまり出ないのが特徴である．逆にいえば，肝機能障害の症状が出ている場合には，かなり病状は進行していると考えられる．肝機能障害は劇症肝炎などに代表されるような急性の肝機能障害と，肝硬変に代表される慢性の肝機能障害に分けられる．

1) 急性肝機能障害

　急性肝障害の原因は，主にウイルス性，薬剤性，アルコール性，自己免疫性などである．とくにウイルス性肝炎の場合は発熱，悪心，嘔吐，全身倦怠感などの感冒様症状が先行した後に黄疸が出現してくることが多い．肝腫大が著明であれば，右季肋部の違和感などがでることもある．C型肝炎が原因の場合には無症状のことが多い．劇症化をきたすと急性肝不全状態となり，重度の全身倦怠感，高度の黄疸，**羽ばたき振戦**，見当識障害，昏睡，けいれんなどを生じる．

2) 慢性肝機能障害

　肝硬変の末期状態に相当する．肝臓は予備能力が高いため，初期の肝硬変では症状はほとんどなく，**チャイルド-ピュー（Child-Pugh）分類**のBに相当する状態に陥った頃より症状が出始める．症状は肝細胞の減少による症状と，肝組織の線維化により生じた門脈圧亢進に基づく症状に分けられる．

①肝細胞の減少による症状

　合成，代謝，分解，グリコーゲンの貯蔵などが損なわれることにより症状が出る．タンパク合成能が低下すると低アルブミン血症となり，**浮腫**，**腹水**をきたす．凝固因子の合成の低下は出血傾向を生じるため，内出血，紫斑などが出やすくなる．ビリルビンの代謝が低下するために黄疸を生じる．アンモニアの分解が低下し，高アンモニア血症から**肝性脳症**を生じる．またホルモンの分解も低下するため，女性ホルモンが増加し**女性化乳房**，**クモ状血管腫**，**手掌紅斑**を生じる．インスリン，グルカゴンの代謝が損なわれ，グリコーゲンの貯蔵もできなくなるため，糖代謝異常を生じる（食後は高血糖，空腹時は低血糖）．ビタミンD，ビタミンKの活性化もできなくなり，骨粗鬆症から骨折を生じやすくなる．

②門脈圧亢進による症状

　門脈圧が亢進することにより側副血行路が発達する（p.273，**図Ⅲ-3-17**参照）．それによって形成されたシャントを通る血流が増加する（肝臓には流れなくなる）ことにより，高アンモニア血症，肝性脳症を生じる．また，側副血行路が食道や胃に形成された場合は**食道静脈瘤**，胃静脈瘤を生じ，出血，吐血，黒色便などを生じることもある．一方で，脾臓を通る血流が増加するため，脾腫を生じ，白血球，血小板，赤血球の減少を生じる．その結果，感染を生じやすくなり，出血傾向になる．門脈圧の亢進により毛細管圧が上昇するため，血液中の液体水分が漏出しやすくなり腹水の原因にもなる（p.40，**図Ⅰ-3-9**参照）．

2 | 臓器別にみた障害と症状

ある臓器に障害を生じている場合に，どのような症状が出現するのか．実際に現れている症状がその疾患臓器の症状と一致しているかどうかを常に考える必要がある．こちらでは消化器系各臓器の障害とその症状を横割りの視点でまとめている．

A 食道の障害と症状

食道の臓器としての障害は，機能の障害と粘膜の障害に大別される（**図Ⅰ-3-4**）．食道静脈瘤は嚥下障害をきたすことはないが，突然，吐血，ショックなどで発症する．

B 胃の障害と症状

胃の障害も同様に機能の障害と粘膜の障害に大別される（**図Ⅰ-3-5**）．胃の運動の障害，拡張の障害は心窩部灼熱感，食後のもたれ感，早期満腹感などを生じる．また，胃がんなどで内腔の狭窄を生じると食欲低下，悪心，嘔吐の原因となる．粘膜は胃酸に対する防御機能をもっているが，ストレスや暴飲暴食，薬剤，ヘリコバクター・ピロリ（ピロリ菌）の感染などで障害を受けると酸バランスが崩れ，急性胃炎，胃潰瘍などを生じ，心窩部痛，食後痛，腹部膨満感，吐血，黒色便などを生じる．また胃の粘膜はガストリンなどの消化管ホルモンや鉄，ビタミン B_{12} の吸収などにも関与しており，粘膜が障害されるとそれらの欠乏による症状（貧血，やせ，立ちくらみなど）も現れる．

C 十二指腸の障害と症状

十二指腸は球部の粘膜より粘液や，セクレチン，コレシストキニンなどの消化管ホルモンを産生している．これらのホルモンには胃からの排出物のpH を調節する働きと，乳頭部から胆汁，膵液を排泄させる働きがある．粘膜の障害によりそれらのホルモンの異常を生じると，酸バランスが崩れることによる十二指腸潰瘍や，消化・吸収障害によるやせなどが生じうる（**図Ⅰ-3-6**）．また，十二指腸潰瘍をくり返すと，球部に変形を生じ通過障害を起こす．一方，乳頭部が結石や憩室炎，腫瘍などで閉塞すると黄疸や肝障害の原因にもなる．

3 消化器の障害と症状

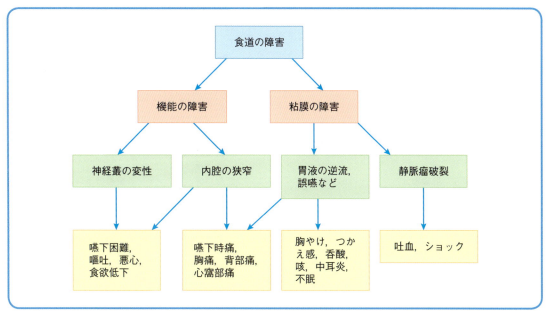

図Ⅰ-3-4 食道の障害と症状

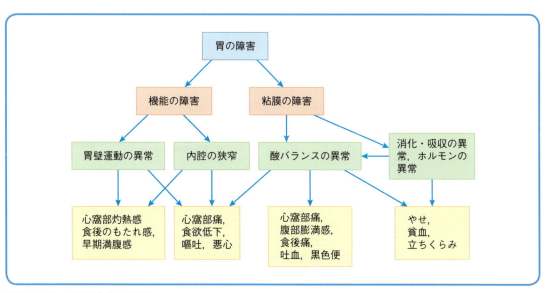

図Ⅰ-3-5 胃の障害と症状

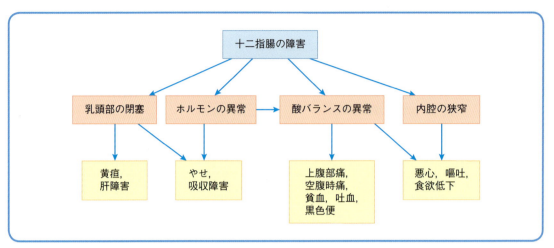

図Ⅰ-3-6 十二指腸の障害と症状

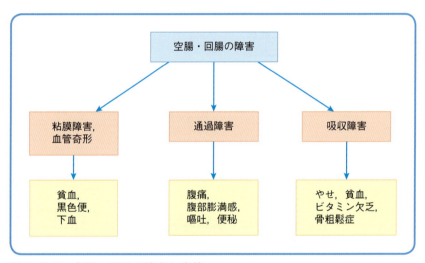

図Ⅰ-3-7 空腸・回腸の障害と症状

D 空腸・回腸の障害と症状

　十二指腸以降の小腸では主に栄養素，電解質，水分の吸収が行われているため，それらの吸収障害が生じる（図Ⅰ-3-7）．また，非ステロイド性抗炎症薬などによる粘膜障害や血管奇形などで消化管出血を生じることがある．クローン病などの炎症性腸疾患やポリープなどにより内腔が狭窄すると腸閉塞症状（腹痛，嘔吐，便秘，脱水など）を生じることもある．

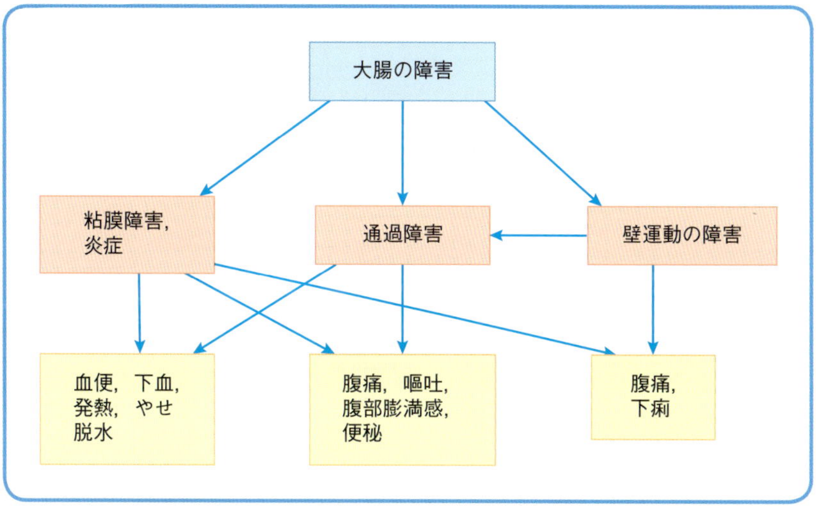

図Ⅰ-3-8 大腸の障害と症状

E 大腸の障害と症状

　虫垂や憩室に炎症を生じる場合には発熱，腹痛を生じる（**図Ⅰ-3-8**）．潰瘍性大腸炎，細菌性腸炎，虚血性腸炎などの大腸粘膜の炎症疾患であれば，さらに下痢，血便，下血が加わる．また水分の吸収障害から脱水なども生じる．大腸がんや腸管の癒着，捻転などで通過障害をきたすと腸閉塞症状（腹痛，嘔吐，便秘，脱水）を生じる．

F 肝臓の障害と症状

　肝臓は予備能力の高い臓器であり，通常は無症状であるが，慢性肝炎が進行すると線維化により肝小葉構造の破壊，偽小葉化を生じ，肝硬変にいたる．症状としては，正常肝細胞が減少することによる肝機能障害に基づくものと，肝小葉の構造が破壊されることによる門脈圧亢進に伴うものが出現する（**図Ⅰ-3-9**）．詳細は p.34,「肝機能の障害と症状」に記載している．

G 胆道・胆囊の障害と症状

　胆道系は肝臓で生成された胆汁を消化管へ流す臓器であるため，その障害では胆汁うっ滞による黄疸が出ることが多い．主に閉塞による症状と，それに伴う炎症による症状に分けられる（**図Ⅰ-3-10**）．閉塞は腫瘍か結石によるものがほとんどであり，腫瘍の場合は腹痛などの症状に乏しいことが多い．また，胆管炎は重症化しやすく，意識障害やショックを生じることがある．

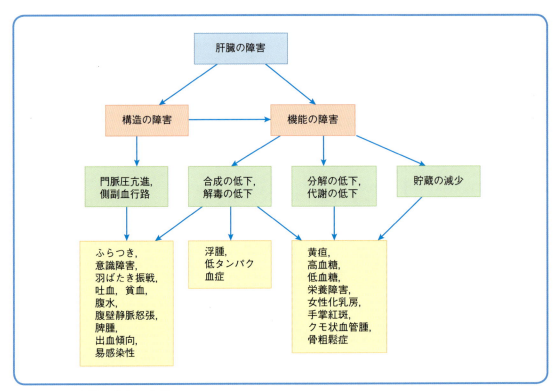

図Ⅰ-3-9　肝臓の障害と症状

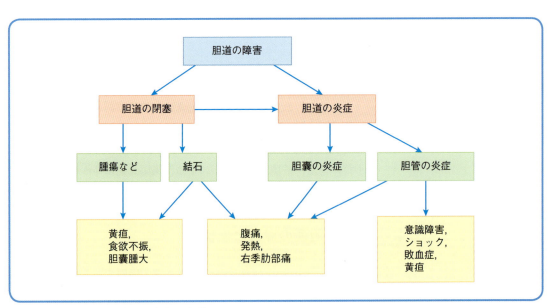

図Ⅰ-3-10　胆道・胆嚢の障害と症状

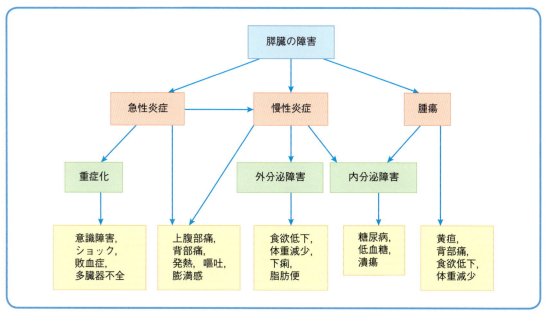

図 I -3-11 膵臓の障害と症状

H 膵臓の障害と症状

　膵臓の急性炎症は，重症化すると多臓器不全など多彩な症状が出現する（**図 I -3-11**）．また，炎症が慢性化し膵機能が低下すると，脂肪などの吸収障害を生じるとともに内分泌機能も低下し，糖尿病を発症する．膵がんにおいては膵頭部では黄疸が出るが，体尾部がんでは黄疸は出ない．また，内分泌腫瘍においては，インスリノーマは低血糖を，ガストリノーマは胃酸過多症状をきたす．

第Ⅱ章 消化器疾患の診断・治療

消化器症状からの診断過程

1

A 悪心，嘔吐

悪心は上腹部の不快感，むかつきのことであり，嘔吐に先行することが多いが，直接延髄の嘔吐中枢を刺激するような疾患の場合は悪心を伴わないこともある．嘔吐は胃の内容物が排出される現象であるが，延髄の嘔吐中枢が刺激されて生じる．

考えられる原因・疾患

嘔吐は延髄の嘔吐中枢が刺激されて生じるが，中枢性嘔吐と末梢性嘔吐に分けられる．原因は**図Ⅱ-1-1**に示すように非常に多岐にわたる．

鑑別，絞り込みの方法

悪心，嘔吐をきたす疾患はさまざまであるが，消化器疾患が頻度的には最多である．しかし，消化器疾患以外で緊急を要する疾患も含まれており注意が必要である．

まず，病歴聴取の際には妊娠の可能性の有無も確認する．頭痛を伴うときや悪心を伴わない場合は中枢性疾患を疑う．めまいや耳鳴を伴うときは耳鼻科疾患の可能性が高い．胸痛や背部痛を伴う場合は胸部疾患，泌尿器疾患が鑑別にあがる．消化器疾患においては腹痛が先行することが多い．また吐物の観察も鑑別に有効であり，新鮮血が混じっていれば食道や食道胃接合部からの出血を，コーヒー残渣様であれば胃や十二指腸などの上部消化管出血が疑われる．

対処方法・治療方針

消化器以外の原因の場合はそれぞれの疾患の対象ページ参照．消化器疾患や消化管出血が疑われれば上部消化管内視鏡検査を検討する．

> **高カルシウム血症と悪心**
>
> 高カルシウム血症は悪心の原因として重要である．とくにがん患者においては20～30％に随伴するといわれており，骨転移がある場合にはとくに注意が必要である．

B 胸やけ，つかえ感

胸やけとは前胸部下部の灼熱感であり，食事や姿勢によって増強する．苦い，酸っぱい液があがってくる症状（呑酸）とともに胃食道逆流症（GERD）の典型的な症状である．つかえ感は一般的には食物の嚥下時に出やすいが，嚥下時だけではなく常に持続する場合もある．異常の原因が喉頭にある場合と，食道にある場合がある．

GERD：gastro esophageal reflux disease

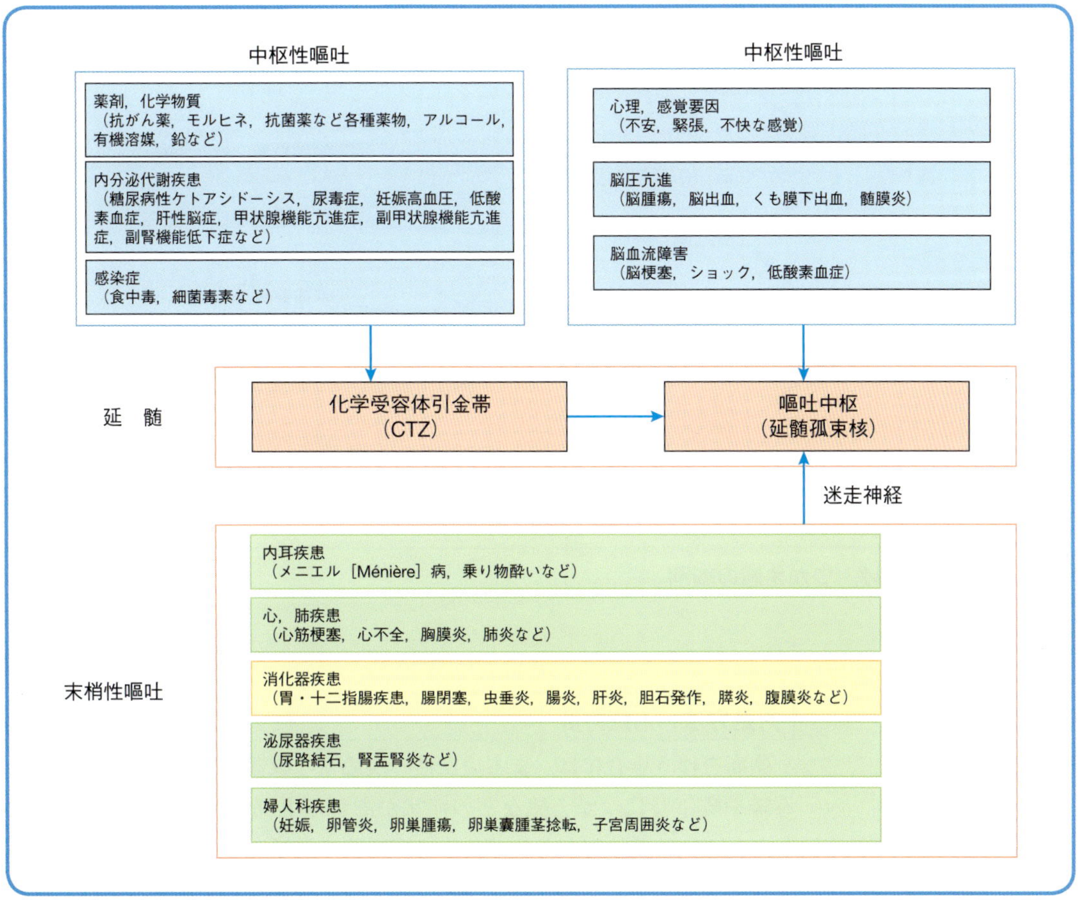

中枢性嘔吐

薬剤，化学物質
（抗がん薬，モルヒネ，抗菌薬など各種薬物，アルコール，有機溶媒，鉛など）

内分泌代謝疾患
（糖尿病性ケトアシドーシス，尿毒症，妊娠高血圧，低酸素血症，肝性脳症，甲状腺機能亢進症，副甲状腺機能亢進症，副腎機能低下症など）

感染症
（食中毒，細菌毒素など）

中枢性嘔吐

心理，感覚要因
（不安，緊張，不快な感覚）

脳圧亢進
（脳腫瘍，脳出血，くも膜下出血，髄膜炎）

脳血流障害
（脳梗塞，ショック，低酸素血症）

延髄

化学受容体引金帯
（CTZ）

嘔吐中枢
（延髄孤束核）

迷走神経

末梢性嘔吐

内耳疾患
（メニエル［Ménière］病，乗り物酔いなど）

心，肺疾患
（心筋梗塞，心不全，胸膜炎，肺炎など）

消化器疾患
（胃・十二指腸疾患，腸閉塞，虫垂炎，腸炎，肝炎，胆石発作，膵炎，腹膜炎など）

泌尿器疾患
（尿路結石，腎盂腎炎など）

婦人科疾患
（妊娠，卵管炎，卵巣腫瘍，卵巣嚢腫茎捻転，子宮周囲炎など）

図Ⅱ-1-1　悪心・嘔吐の鑑別
CTZ : chemoreceptor trigger zone

考えられる疾患

　GERD，食道アカラシア，食道がん，機能性ディスペプシアなど．留意するべきは虚血性心疾患，咽頭・喉頭疾患，呼吸器疾患なども含まれることである．

鑑別，絞込の方法（図Ⅱ-1-2）

　胸やけに呑酸が加わる場合はGERDが一番に考えられる．しかし，胸痛などの症状が主となっている場合は虚血性心疾患や呼吸器疾患，縦隔疾患，咽頭・喉頭疾患なども鑑別する必要が出てくる．

　つかえ感に関しては，嚥下時のみであれば咽頭部，喉頭部，食道疾患の可能性があり，固形物よりも液体で症状が強く出る場合には食道アカラシアなどが疑われる．呑酸を伴う場合にはGERDの可能性が高くなる．また常時生じる場合には慢性の咽頭炎，扁桃腺炎などが疑われる．

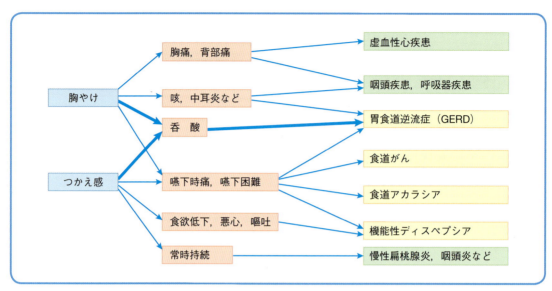

図Ⅱ-1-2　胸やけ・つかえ感の鑑別

対処方法・治療方針

　胸痛を伴う場合には，まず虚血性心疾患や呼吸器疾患の有無を鑑別する．呑酸や嚥下時につかえ感などの症状があれば上部消化管内視鏡検査を施行し，食道に粘膜障害があれば酸分泌抑制薬で対処する．GERDであっても胸やけやつかえ感などの症状が弱く，咳や中耳炎などが主症状となっている場合があるため注意が必要である．

C　腹痛

　腹痛は主に内臓痛，体性痛そして関連痛に分けられる．痛覚は受容体から脊髄後角，反対側の脊髄視床路，視床を経て大脳皮質知覚領域に伝達されるが，この神経線維はAδ（デルタ）線維とC線維の2種類が存在する．
　腸管や胆管などの管腔臓器の平滑筋の収縮や伸展・拡張などはC線維によって伝達され，疼痛部位が限局しない漠然とした痛みを生じる．痛みの性状も重苦しい，鈍痛，締め付けられるような感じなどと表現され，体位によって軽減する．これを**内臓痛**といい，主に腹部の正中付近で知覚されることが多い．
　一方，**体性痛**は壁側腹膜，腸間膜，横隔膜などの炎症や物理化学刺激によって生じる．痛みの部位がはっきりした鋭い痛みであり，Aδ線維を介して伝達される．原因臓器の直上に限局して生じ，体動で増強する．
　また，強い内臓痛が脊髄内で隣接する神経線維を刺激し，それらが支配し

表Ⅱ-1-1　腹痛を生じる代表的な疾患

疾　患	部　位	痛みの特徴
消化性潰瘍	心窩部，右上腹部	空腹時痛，食後痛
急性胃粘膜病変	心窩部	ストレス，鎮痛薬，アルコール多飲後など
急性膵炎	心窩部，背部	激痛，前屈位で改善
慢性膵炎	心窩部，背部	持続性，深部の痛み
胆石，急性胆囊炎	心窩部，右上腹部	持続性，うずくような痛み，高脂肪食後に出やすい
急性虫垂炎	心窩部から右下腹部へ移動	持続性，歩くとひびく，発熱あり
急性憩室炎	左下腹部が多い	周期的から持続性へ，発熱あり
イレウス	腹部全体	悪心，嘔吐，便秘を伴う
急性腸炎	腹部全体	悪心，嘔吐，下痢を伴う
婦人科疾患（子宮外妊娠など）	下腹部	無月経，貧血，ショックなどを伴う

疾　患	部　位
胆石症，肝疾患	みぞおち，右肩
膵炎，膵臓疾患	左肩
腎臓疾患	腰
胃，十二指腸疾患	上腹部

●そのほか，肺疾患は左肩に，心疾患は上腕や肩，腹部に出ることもある．

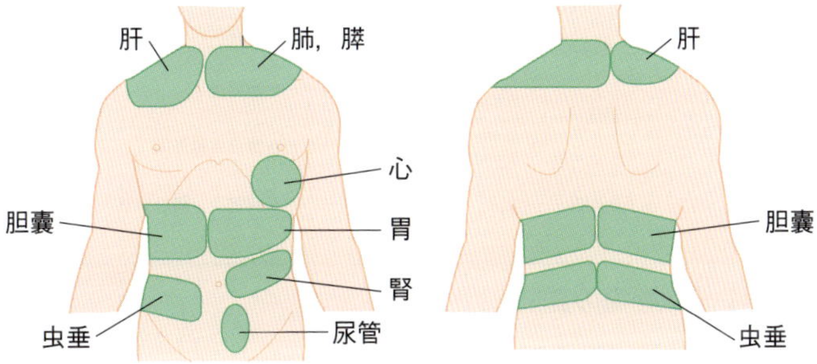

図Ⅱ-1-3　関連痛を生じる主な疾患とその部位

ている離れた部位の皮膚に痛みが生じることがあり，これを関連痛という．

考えられる原因と疾患

　消化器疾患のほとんどが腹痛を生じる．代表的な疾患を表Ⅱ-1-1に示す．関連痛を生じる疾患は図Ⅱ-1-3のものがある．

鑑別，絞り込みの方法

　まずはバイタルサインを確認し，ショック症状の有無を調べる．次に腹膜刺激症状の有無，痛みの部位，圧痛点の部位から絞り込んでいく（図Ⅱ-1-4）．発熱，下痢，便秘，吐下血，悪心・嘔吐，尿所見などの随伴症状や既往歴，生活歴なども鑑別に有用である．

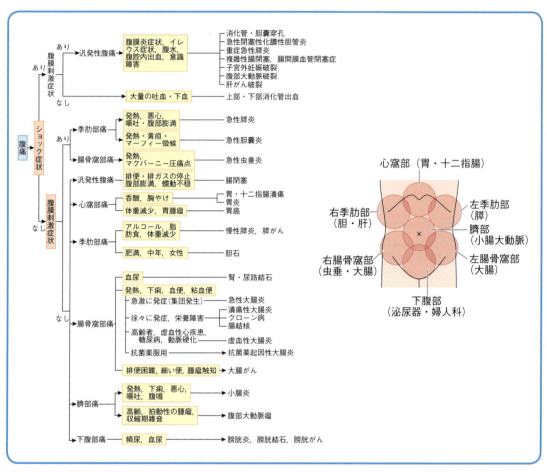

図Ⅱ-1-4　腹痛の鑑別

> **＊レプチン**
> 脂肪細胞より分泌され，視床下部に作用して摂食を抑制し，交感神経系の活動を亢進させてエネルギー消費を生じさせるホルモン．

CCK：cholecystokinin

> **＊GLP-1 (glucagon-like peptide-1)**
> インクレチンともいわれ，小腸から分泌されるホルモンであり，消化管腔内のグルコースに反応してインスリンの分泌を促進する．

対処方法・治療方針

　ショック症状，腹膜刺激症状を示している場合は緊急処置が必要な場合がほとんどであり，迅速に対応する必要がある．また消化器疾患だけではなく，妊娠，婦人科疾患，泌尿器疾患なども念頭に置いて対処する．それぞれの治療は第Ⅲ章の各論を参照．

D 食欲不振

　食欲は視床下部にある食欲中枢でコントロールされている．以前は血糖値や胃の拡張状態などが関与すると考えられていたが，近年になって脂肪組織から分泌されるホルモンである**レプチン**＊，消化管ホルモンのコレシストキニン（CCK）や**グルカゴン様ペプチド-1**（GLP-1）＊，そして胃の内分泌細胞

*グレリン
胃から産生されるホルモンであり，脳下垂体に作用して成長ホルモンの分泌を促進し，視床下部に作用して食欲を増進させる．

から産生される**グレリン***なども関与していることが判明している．自律神経系，ドパミン系，セロトニン系や炎症性サイトカインなども食欲中枢に影響を与えることがわかっており，食欲が低下するのは消化器疾患だけではないことに留意する必要がある．

考えられる原因・疾患

ストレス，緊張状態，うつ病，食道・胃疾患，腸炎，消化管悪性腫瘍，急性・慢性肝炎，肝硬変，胆道疾患，膵炎，膵がん，腹膜疾患，急性・慢性感染症，心疾患，内分泌疾患，膠原病（こうげんびょう），悪性腫瘍による悪液質（あくえきしつ）など．

鑑別，絞り込みの方法

食欲不振は消化器疾患に限らず，さまざまな疾患でも出現し，原因は多彩である．したがって，まずは消化器疾患であるかどうかを鑑別するところからはじまる．そのためには問診（もんしん）（医療面接），フィジカルアセスメント，血液検査も必要であり，原因不明であればほかの消化器症状がなくとも上部消化管内視鏡検査も施行する必要がある．

腹部症状と同時に生じている場合には消化器疾患を一番に考える必要がある．しかし，ほとんどすべての消化器疾患において食欲不振が生じる可能性があるため，同時に出ているほかの腹部症状から絞り込んでいく．食欲不振のみの場合は消化管機能の低下，機能性ディスペプシアの可能性がある．

例）
　（1）悪心・嘔吐とともに生じる場合　→　食道・胃疾患
　（2）腹痛とともに生じる場合　→　腹痛を生じる疾患を鑑別
　（3）腹部膨満感（ふくぶぼうまんかん）とともに生じる場合　→　腸閉塞，腹水，腹膜炎，機能性ディスペプシアなどを疑う

対処方法・治療方針

それぞれの治療は第Ⅲ章の各論を参照．

E　吐血

吐血とは，消化器疾患が原因で口から血を吐くことである（呼吸器系疾患が原因の場合は喀血（かっけつ）という）．とくに食道，胃，十二指腸からの出血の場合に吐血を生じやすい．

考えられる原因・疾患

食道静脈瘤（じょうみゃくりゅう），マロリー-ワイス（Mallory-Weiss）症候群，食道がん，急性胃粘膜病変，胃潰瘍，胃がん，胃ポリープ，十二指腸潰瘍など．消化管内視鏡検査を直近に受けている場合は，生検後の出血も鑑別として念頭に置く．

鑑別，絞り込みの方法（図Ⅱ-1-5）

血液は胃酸で褐色に変化するため，吐いた血液の色調で出血部位を推定可能である．

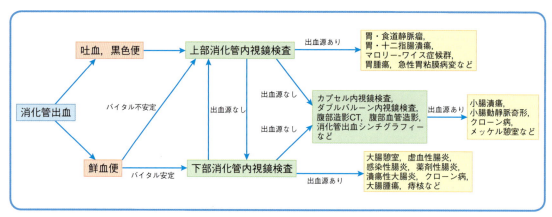

図Ⅱ-1-5　吐血，下血の鑑別

1）新鮮血吐血（赤色）

　飲酒後や何度も嘔吐した後の吐血はマロリー-ワイス症候群の可能性が高い．肝疾患の合併や肝硬変の身体所見を認める場合は食道静脈瘤破裂を疑う．嚥下困難を伴う場合には食道がんなどの腫瘍からの出血を疑う．

2）コーヒー残渣様吐物（茶〜黒褐色）

　一般的には胃，十二指腸からの出血を疑うため，強いストレスや暴飲暴食，非ステロイド性抗炎症薬の服用などがあれば急性胃炎，急性胃粘膜病変，胃潰瘍などを疑う．若年者では十二指腸潰瘍の可能性が強い．しかし，食道からの出血の場合も，少量のときはまず胃に貯留し，その後に嘔吐することがあるため，食道疾患の可能性は否定できない．

> **臨床で役立つ知識　新鮮血吐血とコーヒー残渣様吐物**
>
> 胃・十二指腸疾患から大量に出血した場合は新鮮血を吐血することがあるので注意が必要である．一方で，食道静脈瘤などでも少量の出血が胃に貯まって嘔吐した場合はコーヒー残渣様になる．

対処方法・治療方針

　消化管出血の場合は，まずはバイタルサインのチェックが重要である．出血が持続している場合は血圧が低下していることが多く，ショック状態であればまず全身状態の改善を優先するとともに，輸血の準備と点滴ルートを確保して緊急内視鏡検査の準備を行う．バイタルサインが安定している場合は内視鏡検査を優先して出血源の確認を行う．

F 下血，血便

下血とは，肛門から血液成分を排出することである．黒色便と鮮血便に大別され，下部消化管の出血に限らず，すべての消化管からの出血が原因となりうる．黒色便は上行結腸より口側の出血で生じやすく，血色素が胃液や大腸内の腸内細菌でヘマチンに変換されるためである．一方，大腸からの出血は鮮血便のことが多いが，上行結腸からの出血の場合は，暗赤色から黒色になる場合があることに留意すべきである．

考えられる原因・疾患

消化管からの出血をきたしうるすべての疾患に可能性がある．逆流性食道炎，マロリー–ワイス症候群，食道静脈瘤，胃・十二指腸潰瘍，胃の腫瘍，急性胃粘膜病変，小腸出血（小腸潰瘍，小腸の動静脈奇形など），小腸腫瘍，メッケル（Meckel）憩室，クローン（Crohn）病，大腸憩室，虚血性腸炎，潰瘍性大腸炎，大腸腫瘍，感染性腸炎，薬剤性腸炎，痔核など．

鑑別，絞り込みの方法

下血の種類が黒色便か鮮血便かで，出血部位のある程度の予想がつく（図Ⅱ-1-5）．しかし，上部消化管出血でも大量に出血した場合は鮮血便，下血となる．したがって，まずはバイタルサインが安定しているかどうかを確認する．バイタルサインが安定している場合は，黒色便ならば上部消化管内視鏡検査を，鮮血便ならば下部消化管内視鏡検査を先に施行する．バイタルサインが不安定であれば，まず輸液や輸血をしてバイタルサインが安定した後，上部消化管内視鏡検査を施行する．

上部，下部消化管内視鏡検査で出血源がない場合は小腸からの出血を疑い，カプセル内視鏡検査（p.83 参照）やダブルバルーン内視鏡検査（p.85 参照）を施行する．その他に，腹部造影 CT や消化管出血シンチグラフィー，腹部血管造影などで出血点を精査する場合もある．

対処方法・治療方針

吐血の場合と同様に，まずはバイタルサインのチェックが重要である．出血が持続している場合は血圧が低下していることが多く，ショック状態であればまず全身状態の改善を優先するとともに，輸血の準備と点滴ルートを確保し，バイタルサインが安定してから緊急内視鏡検査を施行する．

G 下痢

糞便中の水分量が 80～90%のものを軟便，90%以上のものを水様便と呼んでいる．下痢は，「便形状が軟便あるいは水様便，かつ排便回数が増加する状態」と定義されている[1]．便の性状によって，水様性下痢，炎症性下痢，脂肪性下痢に分類される．

発症から2週間以内を急性下痢，2週間から4週間以内を持続性下痢，4週間以上続く場合を慢性下痢という．急性下痢はウイルスや細菌などによる感染性や薬剤性などが原因であることが多いが**アレルギー**や**急性腹症**，**トキシック症候群**など迅速な対応が必要な疾患が含まれる．慢性下痢は頻度として**過敏性腸症候群**を原因とすることが多いが，大腸がんや炎症性腸疾患などの器質性疾患，消化管病変以外の全身性疾患など鑑別するべき疾患が多岐にわたるため注意する必要がある（p.220，「慢性下痢症」参照）．

▎考えられる原因・疾患

便の性状によって以下の原因が考えられる．

(1) 水様性下痢：感染性腸炎，偽膜性腸炎，過敏性腸症候群，腸管運動障害，神経内分泌腫瘍，乳糖不耐，難消化性甘味料，経管栄養，下剤乱用，特発性など

(2) 炎症性下痢：炎症性腸疾患，感染症，虚血性腸炎，放射線性腸炎，大腸がんなど

(3) 脂肪性下痢：脂肪の過剰摂取，吸収不良症候群，膵機能不全，胆汁酸欠損など

また，アナフィラキシー反応や敗血症，トキシック症候群などでも下痢を生じることがある．

▎鑑別，絞り込みの方法

重篤な疾患が含まれているため，まずは全身状態や脱水状況の評価を行う．腹痛，腹膜刺激症状，腹部膨隆，血性下痢，胆汁性嘔吐，最近の外傷の既往歴や抗菌薬の服用歴，アレルギーの有無などを確認する．全身状態が安定しており，発症から4週間以内であれば便の性状や併発している症状によって鑑別する（**図Ⅱ-1-6**）．便の性状のほかに色調や排便回数，食事内容，既往歴，服薬歴，海外渡航歴なども聴取し，感染性を疑えば起因菌を推定するとともに，便培養や便中毒素検査，血液検査，大腸内視鏡検査などで疾患を絞り込んでいく．4週間以上経過している場合には，慢性下痢症として原因を鑑別していく（p.220，「慢性下痢症」参照）．

▎対処方法・治療方針

まずは体重減少や血圧，脈拍，意識レベル，尿量などで脱水症状の有無と全身の評価を行う．全身状態がわるい場合にはバイタルのコントロールと重篤な疾患の検索を行いつつ，高次医療施設への紹介を検討する．脱水の程度と経口摂取が可能かどうかをもとに，経口か点滴静注にて水分と電解質を補給する．整腸薬は下痢の期間を短くするとされている．感染性腸炎で発熱や血便，高度脱水，敗血症がみられる場合や，旅行者下痢症，免疫不全者，高齢者，新生児などには抗菌薬が検討される．止瀉薬は基本的には使用しない方が望ましい．

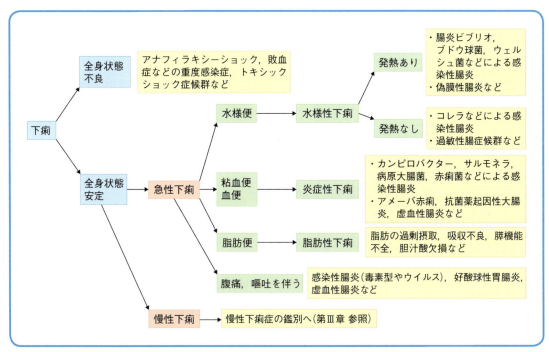

図Ⅱ-1-6　下痢の鑑別

H　便秘

便秘は，「本来排泄するべき糞便が大腸内に滞ることによる兎糞状態・硬便，排便回数の減少や，糞便を快適に排泄できないことによる過度な努責（怒責），残便感，直腸肛門の閉塞感，排便困難感を認める状態」と定義されている．原因が腸管運動や狭窄以外の腸管形態変化である場合を一次性，大腸がんや腸管の炎症，ほかの併存疾患や薬剤によるものは二次性として分類される．便秘は QOL だけではなく生命予後にもかかわることが明らかになりつつあり，6 ヵ月以上続く場合は診断基準をもとに慢性便秘症として適切な治療が必要である（p.218，「慢性便秘症」参照）．

考えられる原因・疾患

大腸がん，糖尿病，低カリウム血症，高カルシウム血症，甲状腺機能低下症，副甲状腺機能亢進症，褐色細胞腫，パーキンソン病，脳血管障害，脳腫瘍，多発性硬化症，うつ病，統合失調症，脊髄損傷，妊娠，心不全，急性感染症，薬剤（麻薬，鎮咳薬，抗コリン薬，制酸薬，抗うつ薬，抗不安薬，抗精神病薬），過敏性腸症候群など．

鑑別，絞り込みの方法

問診にて 警告症状 などを手がかりに大腸がんや炎症などによる便秘やほ

警告症状

50歳以上，6ヵ月以内の3kg以上の体重減少，大腸がんの家族歴，血便，排便習慣の急激な変化などは大腸ポリープやがんなどの存在が疑われるため警告症状といわれる．大腸内視鏡検査が推奨される．発熱，関節痛，身体所見の異常も器質的疾患を示唆する症状である．

かの併存疾患による便秘を血液検査，便潜血検査，腹部・注腸 X 線や大腸内視鏡検査などで除外する．また，原因となる薬剤や基礎疾患の有無も確認する．身体診察などで腸閉塞を鑑別することも重要である．原因疾患や薬剤がない場合には一次性便秘であり，症状による分類にて排便困難型であれば直腸瘤や骨盤底筋協調運動障害などの便排泄障害を疑う．排便回数減少型であれば大腸の通過が正常か遅延かで分類していく．大腸通過時間検査は専門的な領域になるため，まず規則正しい生活や運動，排便習慣の指導を行い食物繊維の摂取量を増やすように食事指導を行う．それで改善しない場合には大腸通過遅延型を疑い，専門的施設に紹介することを検討する（**図Ⅱ-1-7**）．

対処方法・治療方針

　器質性便秘や基礎疾患がある場合は原疾患の治療が優先されるが，腸閉塞を生じている場合があるため緊急度の見極めが重要になる．また大腸がんなどの悪性疾患の場合は，排便困難の症状が急速に悪化することもあるため注意を要する．機能性便秘の場合，繊維質の多い食事にする，排便を規則正しくする，忙しくても便意をがまんしないようにするなど，生活を見直すことが重要である．

Ⅰ 腹部膨満感・腹部のしこり

　自覚的に腹部が張る感覚を腹部膨満感という（他覚的に腹部が隆起している場合は腹部膨隆となる）．原因として腸管内のガス貯留，腸管外の気体や液体の存在，腹腔内臓器の腫大，婦人科疾患，肥満などが考えられる．

考えられる原因・疾患

　腸閉塞，イレウス，腹部腫瘤性病変，肝臓などの臓器腫大，腹水，急性胃拡張，胃の動きの低下（機能性ディスペプシア），肥満，子宮筋腫，卵巣嚢腫，妊娠など．

鑑別，絞り込みの方法

　他覚的に，視診で腹部膨隆があるかどうか，その場合は限局的か全体かをまず確認する（**図Ⅱ-1-8**）．全体であれば腹水，腸閉塞，イレウス，腹膜炎，肥満などが，限局的であれば腫瘤性病変や臓器の腫大などを疑う．臓器の腫大（肝腫大，脾腫）は次の項を参照．もし明らかな腹部膨隆がない場合は，胃の運動低下も原因として考えられる．聴診では腸雑音の亢進の有無に注意する．金属音が聞こえる場合は腸閉塞が，腸雑音が減弱している場合にはイレウスの可能性がある．打診では鼓音の有無とその領域，濁音との境界の有無を調べることで，腸管ガスの貯留と腹水の鑑別ができる．触診では圧痛や筋性防御*の有無が重要である．

＊筋性防御
腹腔内臓器の炎症が腹膜まで広がった場合には，その部位に相応した腹壁の筋肉が手で圧迫した際などに反射性に急に収縮する．これを筋性防御といい，緊急手術などの迅速な対応を考慮すべき状態であることを示す所見である．

1 消化器症状からの診断過程　55

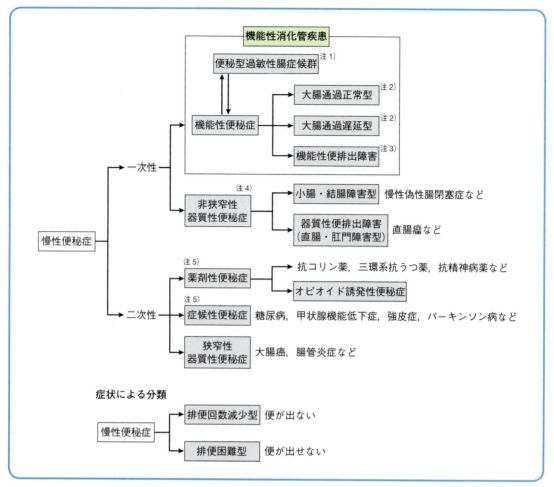

図Ⅱ-1-7　便秘の鑑別
注1）機能性便秘症と便秘型過敏性腸症候群は連続したスペクトラムと考えられる疾患であり，明確に鑑別するのが困難である．
注2）現時点では大腸通過時間を正確に評価できるmodalityがないため，今後の検討課題である．
注3）機能性便秘症および便秘型過敏性腸症候群に合併するひとつの病型である．骨盤底筋協調運動障害，会陰下降症候群も含む．
注4）腸管の形態変化を伴うもの．正常から明らかに逸脱する消化管運動障害を伴う慢性便秘症が含まれる．
注5）必ずしも，機能性便秘症および非狭窄性器質性便秘症と区別できるものではない．
［日本消化管学会（編）：便通異常症診療ガイドライン2023―慢性便秘症，p.5，南江堂，2023より許諾を得て転載］

| 対処方法・治療方針

　それぞれの疾患の対応，治療は第Ⅲ章の各論を参照．イレウスを疑う場合，腹部の触診で筋性防御の有無をチェックする．腹膜炎が疑われる場合には緊急的処置が必要である．肝細胞がん患者で急激な腹部膨満を認める場合には，破裂による腹腔内出血の可能性もあるためバイタルサインを必ずチェックする．

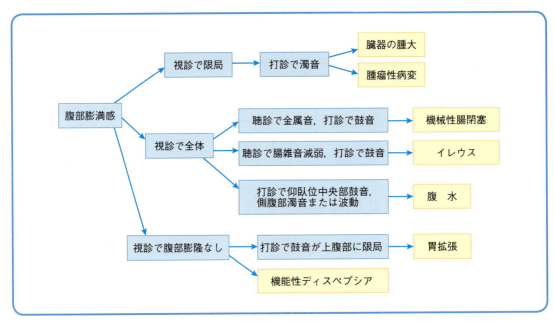

図Ⅱ-1-8　腹部膨満・腹部のしこりの鑑別

J 肝腫大・脾腫

　肝臓の容積の異常な増大を肝腫大という．触診で右肋骨弓下より2 cm以上下方で肝下縁を触知した場合は肝腫大を疑う．また，脾臓が基準範囲を超えて増大することを脾腫という．脾臓は通常は触診で触知されないため，触知された場合やトラウベ(Traube)の三角部の打診で濁音がみられた場合に疑う．肝腫大や脾腫が著しい場合には腹部の張りや鈍痛，ベルトを強く締めている感じなどのような症状が現れることがある．腹部超音波検査や腹部CT検査が有用であり，画像所見も合わせて最終的に診断する．

考えられる原因・疾患

　肝腫大をきたす疾患は，急性肝炎，アルコール性肝炎，肝硬変，うっ血肝，寄生虫などの感染症，多囊胞腎，原発性肝がん，造血器腫瘍，転移性肝がんなど．脾腫は肝硬変，急性肝炎，ウイルス感染症（とくにエプスタイン-バー[EB]ウイルス），白血病などの造血器腫瘍，細菌性心内膜炎，うっ血性心不全，マラリアなど．

EB：Epstein-Barr

鑑別，絞り込みの方法

　肝腫大の原因は肝臓の炎症，うっ血，代謝異常による物質沈着，胆汁うっ滞，腫瘍浸潤などに分けられる（図Ⅱ-1-9）．
　脾腫の原因は脾機能亢進，脾臓への側副血流の増加，感染症，炎症細胞浸潤，腫瘍の浸潤などに分けられるため，原因を考えることで鑑別疾患を絞り

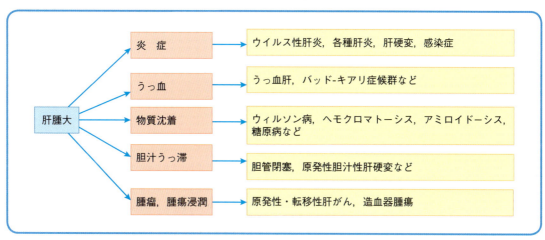

図II-1-9　肝腫大の鑑別

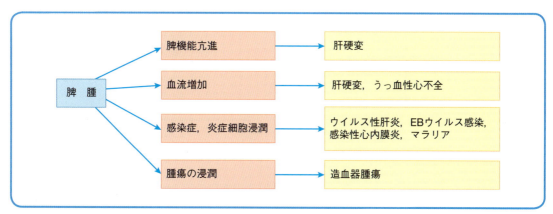

図II-1-10　脾腫の鑑別

込む（図II-1-10）．

対処方法・治療方針

　それぞれの疾患の治療は第Ⅲ章の各論を参照．肝腫大を生じている場合には，肝機能の低下の有無を調べるために通常の生化学検査のほかにプロトロンビン値の測定が必須である．プロトロンビン値の低下は急を要する場合であることが多い．また，脾腫がみられる場合では血液検査で血球減少の有無をチェックする必要がある．白血球や血小板の低下は致命的な合併症を生じる可能性があり，早急な対応が必要な場合がある．

K　黄疸

　黄疸とは，血中のビリルビン濃度が高値になり，皮膚や粘膜にビリルビン

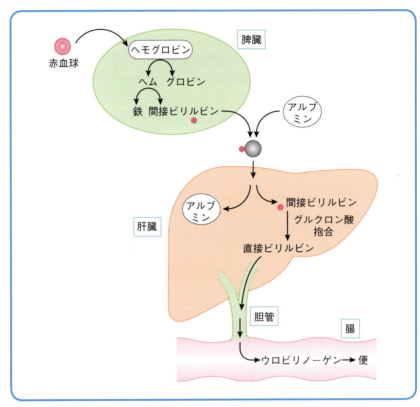

図Ⅱ-1-11　ビリルビンの代謝

が沈着し黄色くなる状態のことである．血中総ビリルビン値が3.0 mg/dLを超えると肉眼的に黄疸が確認できるようになる．皮膚よりも先に眼球が黄色くなることで気づかれることが多い．ビリルビンは不要になった赤血球が脾臓で破壊されて生じる．赤血球のなかのヘモグロビンがヘムとグロビンに分解され，ヘムが間接ビリルビンへと代謝される（**図Ⅱ-1-11**）．間接ビリルビンはアルブミンと結合して肝臓に運ばれ，グルクロン酸抱合を受けて水溶性の直接ビリルビンとなり，胆汁中に排泄される．赤血球の破壊が亢進すると間接ビリルビンが増加する．またビリルビンの排泄経路である胆道系が閉塞すると直接ビリルビンが上昇する．

考えられる原因・疾患

溶血性貧血，体質性黄疸，肝細胞障害性黄疸（肝硬変，急性肝炎，肝不全など），閉塞性黄疸（胆管炎，総胆管結石，胆道系腫瘍，膵頭部腫瘍など）．

鑑別，絞り込みの方法

まず病歴聴取で発熱や腹痛の有無，便の色の変化，倦怠感や体重減少の有無などを聞く（**図Ⅱ-1-12**）．閉塞性黄疸の場合は，便の色が白くなることが

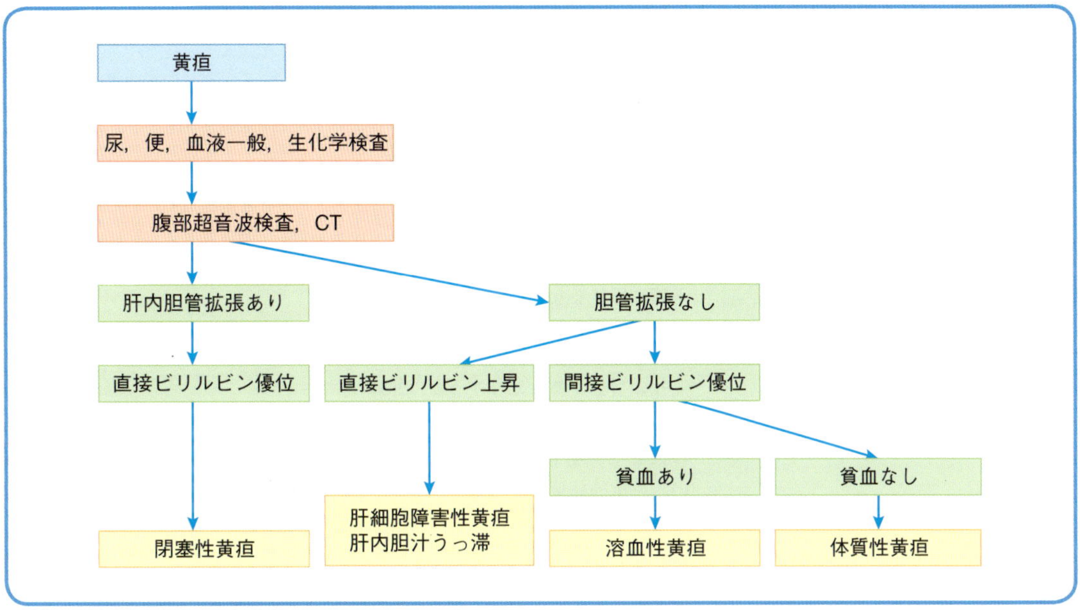

黄疸

尿，便，血液一般，生化学検査

腹部超音波検査，CT

肝内胆管拡張あり　　　　胆管拡張なし

直接ビリルビン優位　　直接ビリルビン上昇　　間接ビリルビン優位

貧血あり　　　　貧血なし

閉塞性黄疸　　　　肝細胞障害性黄疸　　　溶血性黄疸　　　体質性黄疸
　　　　　　　　肝内胆汁うっ滞

図Ⅱ-1-12　黄疸の鑑別

多い．総胆管結石による閉塞性黄疸は腹痛や発熱を伴うことが多い．一方，悪性腫瘍による閉塞性黄疸はあまり腹痛を認めず，食欲低下や体重減少がみられることが多い．また，触診で無痛性の胆囊腫大を認める場合がある（クールボアジェ［Courvoisier］徴候）．

　急性肝炎は発熱，感冒様症状などが先行し，全身倦怠感や食欲不振を生じることが多い．1ヵ月以内の食事内容（魚介類の生食や加熱不十分の肉類の摂取の有無），不特定多数との性交渉の有無，飲酒歴，家族歴，薬剤服用歴などを確認し，該当する場合はその可能性が高くなる．肝硬変の場合はクモ状血管腫，手掌紅斑，女性化乳房などの身体所見がみられることがある．消化器症状がなく貧血を認める場合には，溶血性貧血による黄疸などを考える．溶血性貧血は間接ビリルビンが高値になることが多い．

　実際の診察の手順としては，黄疸を認めると血液一般，生化学検査を施行し，腹部超音波検査もしくはCT検査で胆管の拡張の有無を調べる．胆管が拡張していれば閉塞性黄疸である．胆管の拡張を認めない場合は，上昇しているビリルビンが間接ビリルビンか直接ビリルビンかで鑑別していく．

対処方法・治療方針

　臨床的には閉塞性黄疸による胆管炎が最も急を要する疾患である．したがって，病歴聴取のときから腹痛や悪寒戦慄を伴う発熱の有無などに注意を払う．画像検査で閉塞性黄疸と確認できた場合には血液検査所見で炎症反応や白血球の上昇なども考慮し，胆管炎が疑われれば迅速に内視鏡的逆行性胆

表Ⅱ-1-2　肝性脳症の分類

昏睡度	精神症状	参考事項
Ⅰ	睡眠－覚醒リズムの逆転 多幸気分，ときに抑うつ状態 だらしなく，気にもとめない態度	retrospective にしか判定できない場合が多い
Ⅱ	指南力（時・場所）障害，物を取り違える（confusion） 異常行動（例：お金をまく，化粧品をゴミ箱に捨てるなど） ときに傾眠状態（普通の呼びかけで開眼し，会話ができる） 無礼な言動があったりするが，医師の指示に従う態度をみせる	興奮状態がない 尿，便失禁がない 羽ばたき振戦あり
Ⅲ	しばしば興奮状態または譫妄状態を伴い，反抗的態度をみせる 嗜眠状態（ほとんど眠っている） 外的刺激で開眼しうるが，医師の指示に従わない，または従えない（簡単な命令には応じうる）	羽ばたき振戦あり（患者の協力が得られる場合） 指南力は高度に障害
Ⅳ	昏睡（完全な意識の消失） 痛み刺激に反応する	刺激に対して，払いのける動作，顔をしかめる等がみられる
Ⅴ	深昏睡 痛み刺激にもまったく反応しない	

　肝臓機能障害の重症度は，90日以上（180日以内）の間隔をおいた連続する2回の検査により評価するものであり，それぞれの結果を記載する．
　なお，既に実施した90日以前（最長180日まで）の検査の結果を第1回の結果とすることとして差し支えない．
[厚生省特定疾患難治性の肝炎調査研究班 劇症肝炎分科会：犬山シンポジウム，1981年より引用]

管膵管造影などでドレナージが必要となる．また，胆管閉塞がなく肝細胞障害性黄疸の場合は肝機能に注意が必要である．プロトロンビン値が低下していれば肝酵素値に関係なく，早急な対応が必要になる場合がある．

　間接ビリルビンが優位の場合には貧血の有無や大量輸血の有無などを確認し，血液疾患か体質性黄疸かを見極める必要がある．血液疾患が疑われれば血液内科へ迅速に紹介する．

L　肝性脳症，羽ばたき振戦

　肝機能が著明に低下すると，アンモニアを中心とした有害物質の代謝ができなくなり，意識障害を中心とする多彩な精神神経症状が出現する．これを肝性脳症（肝性昏睡）という．肝性脳症は程度によって症状が変化する（表Ⅱ-1-2）．

表Ⅱ-1-3　肝性脳症の治療

経口摂取不能時	①中心静脈栄養：高カロリー輸液用基本液 25～35 kcal/kg/日に各種ビタミン，微量元素を追加. 肝不全用特殊組成アミノ酸輸液製剤 500 mL＋50％ブドウ糖 40 mL を 2～3 時間かけて 1～2 回点滴静注. ②難消化性二糖類注腸
経口摂取がある程度確保されている場合	①低タンパク食：発症数日は 0.5 g/kg/日，その後漸次 1.0～1.5 g/kg/日に増量 ②便通対策（＋消化管清浄化）：難消化性二糖類 ③消化管清浄化：腸管非吸収性抗菌薬 ④特殊アミノ酸製剤の経口投与

Ⅰ度の肝性脳症はその時点では判断がむずかしく，後から振り返ってはじめて判定できる場合が多い．Ⅱ度になると見当識障害がはっきり現れてくるとともに，羽ばたき振戦*がみられる．Ⅲ度の脳症ではせん妄状態や反抗的態度が出現し，眠っていることが多い．Ⅳ度になると昏睡状態となるが痛み刺激には反応する．痛み刺激にまったく反応しなくなった場合はⅤ度である．

＊羽ばたき振戦
手関節を背屈させたまま手指と上肢を伸展させ，その姿勢を保持させると手関節および中指関節が掌屈と背屈をくり返す振戦．肝性脳症の診断に用いられる．

考えられる原因・疾患

肝硬変，劇症肝炎，急性肝不全，門脈大循環シャント*など.

鑑別，絞り込みの方法

肝機能低下によるものか，門脈系と大循環系のシャントにより生じているものかに原因は大別される．まず病歴聴取（可能であれば）にて背景の肝疾患の有無を確認する．慢性肝疾患が背景にない場合は，急性肝障害による肝不全（劇症肝炎を含む）か門脈大循環シャントが原因である.

＊シャント
血流が本来通るべきルートとは異なるルートを流れる状態のこと.

急性肝不全の場合は先行する感冒症状や全身倦怠感があることが多く，黄疸を伴っていることが多い．また，腹部超音波検査やCTなどで肝腫大もしくは肝萎縮を伴っている．肝疾患の病歴や身体所見がなく画像検査で肝臓が正常の場合はシャントを疑う．その際には造影CTが診断に有用である.

対処方法・治療方針

劇症肝炎や急性肝不全の場合は第Ⅲ章を参照．肝硬変の場合は分岐鎖アミノ酸製剤，難消化性二糖類，腸管非吸収性抗菌薬を用いる．昏睡の間は絶食とし，分岐鎖アミノ酸製剤は点滴にて投与し，難消化性二糖類は経肛門的に投与する．意識レベルが改善した後は，便秘・脱水を避け，低タンパク食にして再発を予防する（**表Ⅱ-1-3**）．門脈大循環シャントが原因の場合は，昏睡から覚めるまでは同様の処置を行い，脳症が改善した後に血管造影下もしくは外科的なシャント閉塞術を検討する.

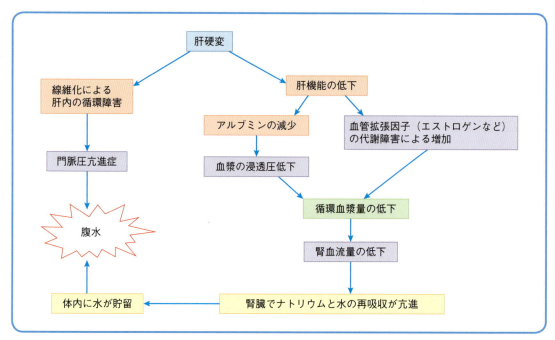

図Ⅱ-1-13　腹水の原因

M　腹水

　腹腔内に液体が生理的な量以上に貯まった状態を腹水という．健常者でも生理的には約50〜100 mL ほどの腹水は存在する．腹水の原因としては，低アルブミン血症などによる膠質浸透圧の低下，門脈圧の亢進，静脈系のうっ滞，出血，感染に伴う滲出液の増加，がんの腹膜浸潤などがある．
　肝硬変による腹水は図Ⅱ-1-13に示す機序で生じると考えられている．

考えられる原因・疾患

　肝硬変，劇症肝炎，急性肝不全，バッド-キアリ（Budd-Chiari）症候群，右心不全，ネフローゼ症候群，急性膵炎，栄養障害による低アルブミン血症，腹腔内出血，細菌性腹膜炎，がん性腹膜炎など．

鑑別，絞り込みの方法

　病歴聴取で既往歴，発熱，腹痛の有無，肝疾患が背景にあるかどうか，最近の栄養状態，腹部打撲の有無などを確認する（**図Ⅱ-1-14**）．細菌性腹膜炎による場合は腹痛や発熱を伴っていることが多い．また，身体所見でるいそうの有無，頸静脈の怒張の有無，黄疸の有無，腹壁静脈の状態，下肢の浮腫の有無などより栄養障害や右心不全，悪性腫瘍などを除外する．背景に慢性肝疾患があり，肝硬変の身体所見を認める場合は肝硬変による腹水の可能性が強くなるが，肝細胞がんを合併している場合もあり，破裂による腹腔内出

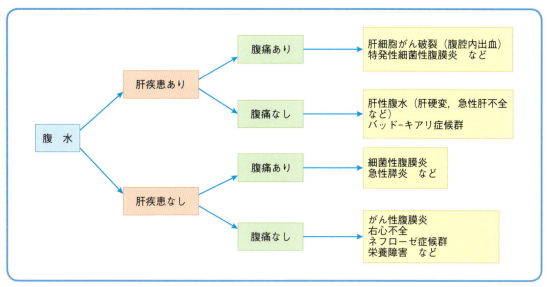

図Ⅱ-1-14　腹水の鑑別

血の可能性もあることに留意し，バイタルサインもチェックする．また，尿タンパクの有無を確認し，ネフローゼ症候群を除外する．

　全身状態が落ち着いていれば腹水の試験穿刺を行う．血性腹水であればがん性腹膜炎か腹腔内出血と考えられる．血性腹水でなければ混濁の有無，腹水中の白血球数，比重，腹水中のアルブミン値などを測定し，細菌性腹膜炎か漏出性の腹水かを鑑別する．

対処方法・治療方針

　腹水が二次性によるものであれば原疾患の治療が優先される．血性腹水で腹腔内出血が疑われた場合は，まずバイタルサインを確認し，ショック状態であればその対処を優先する．その後早急に造影CTを施行し出血源の確認を行う．腹部血管造影を施行し塞栓術が緊急で必要な場合もある．細菌性腹膜炎の場合は抗菌薬の投与，がん性腹膜炎は原疾患の治療とQOLを考慮して腹水抜去，腹水濾過濃縮再静注療法などが行われる．

　肝性腹水の治療は塩分制限，利尿薬，アルブミン投与が中心となり，無効な場合は腹水濾過濃縮再静注法や腹腔-静脈シャント術などが施行される（p. 270，「浮腫，腹水」参照）．

N　体重減少

　半年から1年の間に体重が5％以上減った場合を体重減少という．

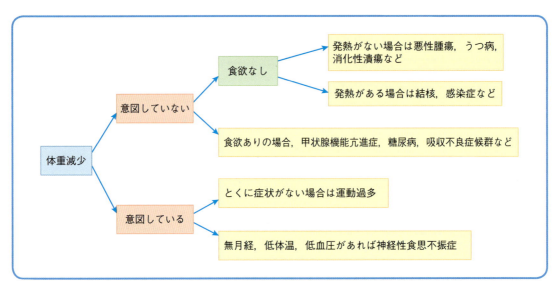

図Ⅱ-1-15　体重減少の鑑別

考えられる原因・疾患

　炎症性腸疾患，消化性潰瘍，消化管悪性腫瘍，膵がん，糖尿病，甲状腺機能亢進症や副腎皮質機能低下症などの内分泌疾患，結核などの感染症，うつ病，神経性食思不振症など．

鑑別，絞り込みの方法

　まず体重減少が意図したものかどうかで大別し，意図したものではない場合は食欲の有無で分ける（**図Ⅱ-1-15**）．食欲があるにもかかわらず体重が減る場合は，代謝の亢進か吸収の不良である．また，食欲がない場合は，感染症を鑑別するために発熱の有無で分けて絞っていく．

対処方法・治療方針

　貧血の所見があれば消化性潰瘍，胃がん，大腸がんなどを疑い，上部，下部消化管内視鏡検査を施行する．黄疸や腹部腫瘤があれば肝細胞がん，膵がん，胆道がんなどを疑い，腹部造影CTが必要になる．内分泌疾患の鑑別のため血液検査も必要となる．甲状腺やリンパ節の腫大の有無も鑑別に重要である．結核などの感染症が疑われた場合には二次感染に注意する．神経性食思不振症も重要であり，低体温，低血圧，月経の有無などを手がかりに鑑別する．

● 引用文献

1) 日本消化管学会（編）：便通異常症診療ガイドライン2023—慢性下痢症, p.2, 南江堂, 2023

2 消化器の検査

A フィジカルアセスメント

フィジカルアセスメントの概要と流れ

フィジカルアセスメントとは，身体的側面から健康の異常を調べて評価することであり，問診（医療面接）と身体診察の両方を用いる．通常は問診（医療面接），視診，触診，打診，聴診の順に行われるが，腹部診察の場合は触診によって腸音が変化することがあるため，触診，打診の前に先に聴診を行う．

方法

1）問診（医療面接）

消化器疾患において非常に重要である．疾患によっては，問診（医療面接）だけでほぼ絞り込むことができる場合がある．

- 既往歴・服薬歴：腹部手術の既往，脳梗塞，虚血性心疾患の有無，抗凝固療法の有無，非ステロイド性抗炎症薬服用の有無，そのほかの服薬歴．
- 家族歴
- 生活歴：職業，結婚歴，出産歴，飲酒・喫煙歴，食事摂取の状況，生ものの摂取の有無，排便・排尿回数，月経の状態．
- 現病歴：①現在まで継続している病歴があればその治療内容と現状，②昨日までの状態との比較，③今回新たに起こった出来事と症状，④随伴症状の有無，⑤急激な状態の変化の場合には，時間的推移と変化の内容を聴取して整理する．

2）視診

患者に同意を得た後に，仰臥位，両膝伸展で剣状突起から恥骨結合部までが十分に露出された状態で行う（表Ⅱ-2-1）．

3）聴診

聴診を行う際には，あらかじめ聴診器を手で温めておく．患者に同意を得た後に仰臥位，両膝伸展で腹部を露出してもらう．

腹壁の1～2ヵ所に聴診器をあて，腸蠕動音を少なくとも1分間は聴診する．聞こえない場合は5分間聴診する．

腹部の血管雑音は腹部大動脈，左右の腎動脈，左右の総腸骨動脈，左右の大腿動脈の7ヵ所で聴診する．

表Ⅱ-2-1　視診のポイント

一般状態	体格，体形，栄養状態（皮下脂肪や筋肉のつき具合，腹部の陥没状況などで判断）
腹壁皮膚の変化	黄疸，皮膚線条，色素沈着，皮疹，手術瘢痕などの有無
腹壁の形態	膨隆，陥凹など
その他	表在リンパ節の腫大の有無 腹壁静脈の怒張の有無 腹部腫瘤の有無など

臨床で役立つ知識

聴診のポイント

● 腸蠕動音
1分間に5回程度聞こえる場合は正常である．
腸蠕動音の減弱……1分間で聴取されない場合は減弱，5分間でも聴取されない場合は停止と判断する．便秘，イレウスなどが考えられる．
腸蠕動音の亢進……持続して大きめの音が聴取される場合は亢進と判断する．下痢，胃腸炎，食事後などが考えられる．金属音が聞こえた場合は腸閉塞を疑う．
● 血管雑音
血管の狭窄がある場合に拍動に伴った駆出性の雑音が聴取される．大動脈瘤，閉塞性動脈硬化症，腎血管性高血圧などが疑われる．

4）打診

消化管内ガス貯留の診断，肝濁音界の位置，トラウベ（Traube）の三角の打診（鼓音か濁音か），腹水の存在診断（波動や shifting dullness * など），叩打痛の有無．

5）触診

触診の種類には表在性触診，深在性触診，指先触診がある（**表Ⅱ-2-2**）．表在性触診と深在性触診は，必ず腹部の9領域すべてで行う必要がある．腹痛，圧痛の訴えがある場合にはあらかじめ痛い部位を聞いておき，その部分は一番最後に触診する．

フィジカルアセスメントの見方，考え方

まず問診（医療面接）をしっかり行い，鑑別すべき疾患を絞り込む．次に身体診察で除外，確認していくという流れになる．
例1）上腹部痛，コーヒー様残渣物嘔吐の症例の場合
● 既往歴で脳血管障害や虚血性心疾患の有無，抗凝固療法の有無，非ステロイド性抗炎症薬の服用の有無

---

*shifting dullness（濁音境界の移動）
仰臥位で臍部より側腹部へ打診を行い，鼓音から濁音へ移行する境界を確認し，その後側臥位にして同様に打診を行った際に，その境界部が移動する場合は腹水の存在を疑う．打診では腸管ガス領域は鼓音，腹水は濁音となることに基づく．

表Ⅱ-2-2 触診のポイント

種　類	方　法	調べるポイント	異常所見のとらえ方
表在性触診	腹部にそっと触れるぐらいの強さで触診する	●腹壁の緊張，筋性防御，圧痛の有無，表層の臓器の腫瘤など	●圧痛がみられた場合は反跳痛も確認する．反跳痛がみられれば腹膜炎を疑う． ●腫瘤を触知した場合は圧痛の有無，表面の形状，境界の明瞭性などを確認する．
深在性触診	両手で深く探るように圧迫して触診する	●深部の圧痛，抵抗 ●腫瘤の有無と，もし認めた場合は形，硬さ，拍動，可動性など	●腫瘤を触知した場合は，臓器の腫大か腫瘍か，圧痛の有無，表面の形状，境界の明瞭性などを確認する． ●便塊が腫瘤として触知されることもある．
指先触診	指先を垂直に押しあてて，ポイントごとの圧痛をみる	●圧痛点の確認，反跳痛の有無など	●マックバーネー（McBurney）やランツ（Lanz）の圧痛点を認めた場合は虫垂炎を疑う． ●反跳痛がみられれば腹膜炎を疑う．

臨床で役立つ知識　腹部の触診の際に注意すべき徴候

- 反跳痛（ブルンベルグ［Blumberg］徴候）：圧痛を認める場所を手で圧迫し，急にその手を離して圧迫を解除した場合に痛みが増強する現象のこと．腹腔内の炎症が腹壁側の漿膜まで波及していることを示しており，腹膜炎の診断に用いられる．
- ロブシング（Rovsing）徴候：仰臥位で左下腹部を下方から上方に向けて圧迫すると右下腹部に痛みが誘発される現象．急性虫垂炎が疑われる．
- ローゼンシュタイン（Rosenstein）徴候：左側臥位でマックバーネー（McBurney）点を圧迫すると，仰臥位よりも痛みが増強する現象．急性虫垂炎が疑われる．
- マーフィー（Murphy）徴候：深吸気中に右季肋部を圧迫すると，痛みが出現し呼吸が止まる現象．急性胆嚢炎が疑われる．
- クールボアジェ（Courvoisier）徴候：黄疸患者で右季肋部に痛みのない胆嚢の腫大がみられる現象．三管合流部より下部の胆管がんや膵頭部がんでみられる．

- 生活歴でストレス，暴飲暴食の有無，生魚の生食の有無

どれかがあれば急性胃炎，胃潰瘍の可能性が強くなる．次に，身体所見にて肝疾患，腸閉塞などを除外するとともに，腹膜刺激症状の有無や虫垂炎の除外を行う．その後に上部消化管内視鏡検査を行い，診断を確定する．

フィジカルアセスメントの注意点

身体診察の際には環境の整備，身だしなみ，爪は短くする，手指衛生や手袋の徹底，事前の説明と同意，差恥心への配慮などに留意する必要がある．

B 消化・吸収機能検査

検査の目的

　臨床症状や血液検査データなどより消化管の吸収不良を疑った場合に行われる．脂肪が3大栄養素のなかで最も消化吸収機序が複雑であることより，便中の脂肪量を測定する．

方法

　脂肪分1日50g以下の食事を摂取の状態で検査する．3日間蓄便し，均一化した後に糞便中の脂肪量やa_1アンチトリプシンを測定する．脂肪量の測定は，糞便の塗抹標本にスダンⅢ溶液を滴下して脂肪を染色し，顕微鏡下で脂肪滴の数を調べる．タンパク漏出の診断には，均一化した3日間蓄便後の便中のa_1アンチトリプシンを測定し，a_1アンチトリプシンクリアランスを測定する．

結果の見方・考え方

　糞便の塗抹染色検査では，1視野に10個以上の脂肪滴がみられれば異常と判定する．蓄便では便中脂肪量が1日5g以下を正常と判断する．a_1アンチトリプシンクリアランスの基準値は13mL/日以下である．20mL/日以上でタンパク漏出と判定される．

侵襲性・副作用・注意点

　糞便を調べるのみであるため，侵襲性や副作用は少ない検査である．a_1アンチトリプシンは胃酸で変性するため，そのクリアランスを調べる場合はプロトンポンプ阻害薬投与下で行われる．

C 血液検査

血液検査の目的

　血液中の物質を調べることで体の状態や臓器の異常を調べる検査である．白血球や赤血球，血小板などの血球の数を調べる検査（血液一般検査），臓器などが破壊されるときに出てくる酵素などを調べる生化学検査，ウイルス抗体価などを調べる血清検査，腫瘍マーカー検査などが代表的である．侵襲が少なく多彩な項目を一度に調べることが可能であり，自覚症状のない疾患や原因不明の症状がある場合に，まずスクリーニングとして行われることが多い．

方法

　肘静脈より採血が行われる．利き腕の反対から行うことが望ましい．

血液検査の見方・考え方

1）血液一般検査

　白血球数は急性炎症，細菌感染の際に増加する．また，肝硬変で減少する．

表Ⅱ-2-3 消化器疾患で知っておくべき血液検査項目と障害時の動き

	検査項目	障害時の動向
肝障害を反映するもの	AST	上昇
	ALT	上昇
肝予備能を反映するもの	PT	低下
	アルブミン	低下
	総ビリルビン	上昇
	総コレステロール	低下
胆汁うっ滞，胆管障害を反映するもの	γ-GTP	上昇
	ALP	上昇
	総ビリルビン	上昇
膵臓の障害を反映するもの	アミラーゼ	上昇

表Ⅱ-2-4 代表的な肝炎ウイルスマーカーとその意義

検査項目	検査の意義
HBs 抗原	B 型肝炎ウイルスの持続感染
HBs 抗体	B 型肝炎ウイルス感染既往，または B 型肝炎ワクチン接種後
HBc 抗体	B 型肝炎ウイルス感染既往，または持続感染
HCV 抗体	C 型肝炎ウイルス感染の有無
IgM-HA 抗体	A 型急性肝炎の診断
IgM-HBc 抗体	B 型急性肝炎の診断

MCV：mean corpuscular volume
MCH：mean corpuscular hemoglobin
MCHC：mean corpuscular hemoglobin concentration

赤血球数は貧血，肝硬変などで減少し，喫煙で増加する．ヘモグロビン値の低下を認めた際には平均赤血球容積（MCV），平均赤血球ヘモグロビン量（MCH），平均赤血球ヘモグロビン濃度（MCHC）も調べる．大球性貧血の場合はビタミン B_{12} 欠乏，葉酸欠乏などを，正球性貧血の場合は消化管出血や再生不良性貧血，溶血性貧血などを，そして小球性低色素性貧血は鉄欠乏性貧血を疑う．血小板数は炎症の際には一般的に増加し，慢性肝疾患では肝臓の線維化と相関して減少する．肝硬変では著明に減少する．

2）生化学検査

代表的な検査項目を**表Ⅱ-2-3**に示す．総ビリルビン値は肝機能を反映するとともに，胆管障害がある場合にも上昇する．

3）血清検査

ウイルスの抗体検査や自己抗体など，非常に多種類存在する．消化器疾患ではウイルス性肝炎の診断によく使われる．代表的なものを**表Ⅱ-2-4**に示す．

第Ⅱ章　消化器疾患の診断・治療

表Ⅱ-2-5　消化器がんで頻出する腫瘍マーカー

検査項目	上昇しやすい悪性腫瘍
CEA	胃がん，大腸がん，胆道系がん
CA19-9	胃がん，大腸がん，胆道系がん，膵がん
AFP	肝細胞がん
PIVKA2	肝細胞がん
Span-1	膵がん

4）腫瘍マーカー検査

表Ⅱ-2-5を参照．腫瘍マーカーの値は腫瘍以外でも上昇することがある．また，上昇していなくても腫瘍の存在を否定できない点に留意する必要がある．

臨床で役立つ知識

肝疾患と血液検査

肝臓病は，肝硬変に進展した状態でなければほとんど自覚症状がない．したがって，病状を把握するには血液検査が不可欠である．とくに AST，ALT は肝臓の持続炎症の程度を示しており，異常を放置しておくと肝硬変や肝細胞がんに進展する．基準値は一般に 35〜40 U/L であることが多いが，慢性肝疾患患者では 30 U/L 未満で維持することが望ましい．

▌血液検査の侵襲性・副作用・注意点

一般的な血液検査と変わらないが，消化器疾患，とくに肝疾患の患者は肝炎ウイルスが陽性の場合が多いので，スタンダードプリコーションを徹底すべきである．

D　超音波検査

▌超音波検査の概要・目的

超音波検査における周波数の選択

超音波検査を行う際には，臓器の深さによって最適な周波数とそれに対応したプローブを選ぶ必要がある．これを正しく行わないと正確な画像が得られない結果となる．

超音波検査とは，人が聴くことのできない「数 MHz〜十数 MHz」の周波数の音波を利用して体内を検査することである．診断装置から発射した超音波が体内の組織に当たり，反射して戻ってくる波の強さを輝度として画像表示されている．

周波数によって観察しやすい深さが異なるため，甲状腺や乳腺，表層に近い血管などの浅い部位の臓器では 7.5〜15 MHz の周波数が，腹部臓器や心臓などでは 2.5〜6 MHz 程度の周波数が使われることが多い．

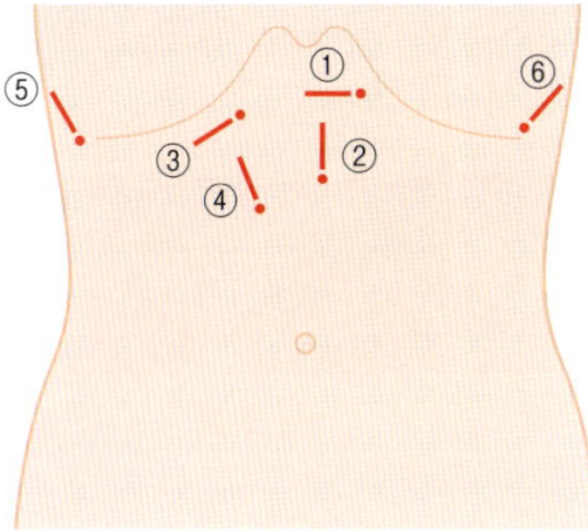

① 心窩部横操作：肝左葉，膵臓の観察
② 心窩部縦操作：肝左葉，膵臓の観察
③ 右肋弓下操作：胆嚢，肝右葉の観察
④ 右季肋部縦操作：胆嚢，総胆管の観察
⑤ 右肋間操作：肝右葉，胆嚢，右腎の観察
⑥ 左肋間操作：脾臓，左腎の観察

—— 正面の右手側

図Ⅱ-2-1　上腹部超音波検査の基本操作

　また，送る音波から得られた情報の差より血流を検出し，色付けしたり流速を測定したりすることができる（ドプラ法）．肝腫瘍に対して超音波用造影剤（ペルフルブタン［ソナゾイド®］）が保険適用されており，腫瘍の血流評価も可能になっている．

方法

　超音波装置のほかに観察用のゼリーとタオルが必要である．主に腹部超音波検査の方法を述べる．

1) 午前中の検査の場合は朝絶食，午後の場合は検査までの絶食時間を6時間以上とる．
2) 仰臥位で腹部を十分に露出させる（上半身，下半身はタオルをかける）．
3) 患者の右側に座り，プローブにしっかりゼリーをつけて皮膚に密着させ観察する．ゼリーは冷たいため事前に温めておく．
4) 吸気，呼気，体位変換などを利用して臓器を観察する．
5) 画像を保存する際には息止めの状態で行う．
6) 一連の動作の際には，必ず患者に声がけなどをして，患者の状態を確認しながら行う．
7) 終了後はゼリーを拭き取る．

　上腹部の操作部位は**図Ⅱ-2-1**のようになる．

超音波画像の見方・考え方

　超音波が体内の臓器に反射して戻ってくる強さが輝度となっているため，石灰化や骨などは白く，水や液体は黒くなる特徴がある（**図Ⅱ-2-2**）．空気は音波を反射しないため，一般的に画像が得られない．また観察したい臓器のうえにプローブを当てる必要があり，臓器の位置などの解剖学的な知識が観察には不可欠である．

超音波検査の侵襲性・副作用・リスク・注意点

　超音波検査は放射線を用いないため，被曝などがなく非常に低侵襲の検査

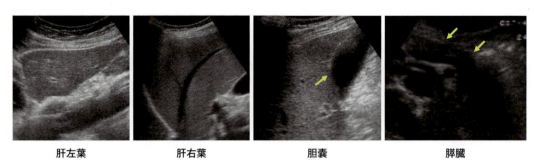

肝左葉　　　　　　肝右葉　　　　　　胆嚢　　　　　　膵臓

図Ⅱ-2-2　代表的な超音波画像

である．また，装置をベッドサイドに運ぶことができるため，場所を選ばずリアルタイムに観察できる長所がある．一方で，プローブを当てた部位の画像しか得られず，検者の技量にも左右され，客観性に乏しい検査であるのが欠点である．

E　腹部X線検査

腹部X線検査の概要・目的

　体外からX線を照射し，透過してきたX線の強度を画像化した検査である．放射線被曝は少なく，前処置も不要であり簡便である．急性腹症や腸閉塞が疑われた場合，結石や腹部異物が疑われた場合に施行されることが多い．腹部X線検査は，立位正面像と臥位正面像のセットで行われることが多い．

方法

　横隔膜から左右は両側腸骨稜，下部は恥骨結合下端までの範囲が入るように撮影される．基本は臥位で呼気のときに撮影される．フリーエアやニボー像の検出には，立位および胸部立位像が有用な場合がある．

腹部X線画像の見方・考え方

　腹部X線検査では，骨や石灰化，水，空気などを目安に診断していく．
1) まず，脊椎は容易にわかるので，その変形などをチェックする．
2) 次に，腸腰筋の陰影は，炎症など後腹膜に影響を与える病変のチェックに有用である．例）虫垂炎，憩室炎，大動脈破裂など
3) 肝臓，腎臓は陰影をみて，その腫大の有無を調べる．肝臓はもし輪郭がみえなくても，大腸のガスの位置で判定可能である．
4) 腸管ガス像の判定．腸閉塞の診断には立位像のほうが有用である．大腸ガスが存在しても通常は異常ではないが，小腸ガスが存在する場合は異常であることが多い．大腸ガスと小腸ガスはヒダで区別するが，これは臥位像のほうがわかりやすい．

2 消化器の検査 73

5) 結石などの異常な石灰化が腎臓，尿管，胆嚢などに存在しないかどうかをみる．

6) フリーエアの有無をみる．フリーエアの検出には胸部立位正面像のほうが有用である．

腹部 X 線検査の侵襲性・副作用・リスク・注意点

腹部 X 線検査は，痛みはなく前処置も不要であり，非常に低侵襲な検査である．しかし放射線を用いており，わずかであるが被曝というリスクが存在し，また得られる情報量は CT に比べて少ないというデメリットがある．

> **単純 X 線検査**
>
> 腹痛の際には，腹部立位と臥位，そして胸部立位正面の単純 X 線検査がよく行われる．腸閉塞の判断には立位像のほうがよく，またフリーエアのチェックには胸部立位正面像が有用であるためである．しかし，最近はすぐに CT 検査が施行できる施設が増加しており，得られる情報量はCTより劣るため以前ほどは行われなくなってきている．

F 腹部 CT 検査

腹部 CT 検査の概要・目的

CT とは，X 線管球と検出器を体の周囲に回転させながら X 線を照射して，体内の各部位での X 線の吸収の程度（吸収値）をコンピューター処理して画像化した検査である．画像のピクセル単位で白黒の濃淡がつけられるため，微妙な吸収値の違いを画像の濃淡として表現する能力は X 線検査よりも高く，非常に解像度の高い画像が得られる．腹部超音波検査，内視鏡検査とともに，腹部疾患では頻用される検査の 1 つである（**図Ⅱ-2-3**）．

食道，胃，大腸がんなどにおいては，腫瘍の壁外への伸展の程度やリンパ節転移の有無など，内視鏡検査だけでは得られない情報を得ることができるため，ステージを決定するために不可欠な検査である．また，腸管周囲の炎症の程度やニボー像，フリーエアの有無のチェックにも有用である．最近では腸管の三次元画像を撮影できるようになり，内視鏡を使用しなくても腸管内部を精査できるようになってきている．肝，胆，膵の疾患においてはステージの決定だけでなはなく病気の診断にも不可欠の検査であり，臓器の形態の評価，石灰化や腫瘍の検出，脈管系の走行や閉塞の診断に非常に有用である．とくに，造影剤を使用することで血流の評価も可能となり，肝細胞がんや肝血管腫などの肝腫瘍では造影 CT で診断可能である．しかし，被曝量は X 線よりも多くなることに留意する必要がある．

方法

X 線管球と検出器を体の周囲に回転させることで撮影するが，近年は管球を連続的に回転させながら，検査台を移動させることでらせん状に撮影できるようになり，ギャップのない画像が得られるようになった(ヘリカル CT)．また，検出器の数が増加して，1 回のスキャンで多数のスライス画像が得られるようになったため，ヘリカル CT と組み合わせることで高精度な三次元画像を撮影することができるようになっている．

造影剤は X 線高吸収性であるヨード造影剤が用いられる．造影剤を急速に静脈内注射（静注）することにより動脈相，門脈相，平衡相をダイナミッ

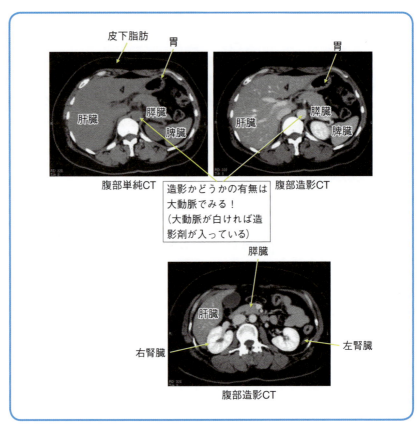

図Ⅱ-2-3 代表的なCT画像

ク（動的）に撮影し，血行動態の評価を行うこともできる（ダイナミックCT）．ヨード造影剤を使用する際には，検査の3時間前より絶食が必要である．

腹部CT画像の見方・考え方

X線を用いるため，X線が透過する部分は黒く（低吸収域），透過しない（吸収する）部分は白く映る（高吸収域）．

さまざまな場合に施行されるが，代表的なものを以下に示す．

1）腹痛などの急性腹症の場合

腸管の炎症（壁の肥厚）の有無，炎症がある場合は炎症の腸管外への波及（周囲脂肪組織の高吸収域）の有無，尿管，胆囊などに結石の有無．腸管ガス（ニボー像）より腸閉塞の有無，フリーエアの有無を調べる．

2）消化管がん（食道，胃，大腸）の場合

がんの壁外浸潤の有無，リンパ節転移の有無，遠隔転移の有無を調べる．とくに，肝転移を調べる場合には造影CTで評価する．

3）肝疾患の場合

肝臓の形態（辺縁，肝実質の状態，腫大，萎縮など）の評価．肝硬変の場合には脾腫の有無，側副血行路の有無，腹水の有無を調べる．肝細胞がんのスクリーニング，診断，ステージングには造影ダイナミックCTを施行する必要がある．

4）黄疸の場合

肝内・肝外胆管の拡張の有無（閉塞かどうか），胆石，総胆管結石の有無を調べる．肝外胆管の形態や胆汁排泄作用を調べる必要がある場合にはDIC-CT＊が施行される．

5）膵疾患の場合

急性膵炎の場合には，造影CTで膵臓の不染領域を判定する．また，膵外への炎症の波及，液体の貯留の有無を調べる．膵腫瘍の場合は，造影CTにて濃染の有無，脈管浸潤の有無などを調べる．とくに，膵がんの場合は脈管浸潤の有無で手術適応が決まる．

腹部CT検査の侵襲性・副作用・リスク・注意点

腹部の単純CT検査は簡便で短時間で施行でき，得られる情報も多い有用な検査であるが，放射線の被曝量がかなり増える．

CTに使用されるヨード造影剤は，アレルギーや腎障害などの副作用が存在する．とくに，アナフィラキシーショックは死亡などの重篤な合併症につながるため，腎機能低下や過去に造影剤アレルギーの既往のある患者，気管支喘息のある患者は禁忌であり，一部の疾患の患者において原則禁忌となっている．したがって，造影CTを施行する前には，リスクを患者にしっかり説明し，同意書を取得して行う必要がある．

また，造影剤は急速に静注されるため，造影剤の血管外への漏れなどによる腫れや痛み，内出血などのリスクも事前に説明しておく必要がある．

G MRI（核磁気共鳴画像）検査

腹部MRI検査の概要・目的

大きな磁場で生体にパルス状電磁波を照射し，生体内の水素原子核を振動・共鳴させ，放出された電波をとらえて画像として出力する検査である．T1強調画像，T2強調画像，拡散強調画像など，多くの信号パターンで画像を作成し，総合して診断される．CTと比べて任意の断面像を得られやすく，骨によるアーチファクト（虚像）も少ない．また，造影剤を使用しなくても血管などの管腔を描出できる．血流の分布や変化を調べる際には造影剤が必要となり，主にガドリニウム系の造影剤が使用される．肝腫瘍の鑑別，胆管膵管の評価，膵腫瘍の鑑別などに使用されることが多い（p.77，「臨床で役立つ知識　MR胆管膵管撮影（MRCP）検査」参照）．

＊DIC-CT

点滴静注胆嚢胆管造影法とCT検査を組み合わせた検査法のこと．胆道系に排泄されるヨード造影剤を点滴静注して，最も胆道系が描出される時間（約30分後）にヘリカルCTを撮影する検査である．胆嚢や胆管を立体的にみることができるため，胆のう結石，胆嚢がん，胆嚢ポリープ，胆管結石，胆道がんなどの診断や手術前の状態把握によく用いられる．ただし，閉塞性黄疸の場合には評価できないことがある．

ヨード造影剤の原則禁忌

過去にヨードアレルギーの既往のある患者や気管支喘息の患者のほかに，ビグアナイド系の糖尿病薬服用中の患者や褐色細胞腫，多発性骨髄腫，原発性マクログロブリン血症の患者などが原則禁忌である．

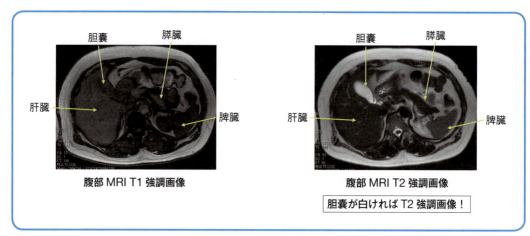

図Ⅱ-2-4　代表的なMRI画像

方法

　検査の原理は上述したとおりであるが，大きな磁場が発生している装置内に入るため，体の金属はすべて外す必要がある．動きに弱い検査であり，適宜息止めをしながら撮影していく．腹部MRIでは検査直前の食事は絶食にすることが多い．

MRI画像の見方・考え方

　MRIにはたくさんのパターンの画像があるが，代表的なものはT1強調画像，T2強調画像である（**図Ⅱ-2-4**）．一般にT1強調画像では水や水分の富む組織は低信号（黒），水が少ない部分は高信号（白）となり，T2強調画像では逆のパターンになる．しかし脂肪や血腫などはT1，T2ともに高信号となり，水がほとんどない病変や石灰化などはどちらも低信号になる．

　また，管腔を描出することに優れているため，胆管，膵管は造影剤を使用せずに描出することが可能であり，胆管閉塞の原因精査にもよく用いられる．

　肝疾患に関してはガドリニウム系の造影剤であるガドキセト酸ナトリウム（EOB・プリモビスト®）が用いられる．EOB・プリモビスト®は，通常のダイナミック造影撮影を行った後に，約30分で正常の肝実質に取り込まれる性質がある．がんなどの正常ではない部分には取り込まれないため，肝腫瘍の血流評価だけでなく，肝細胞がんのスクリーニングや局在診断に非常に有用である．

MRI検査の侵襲性・副作用・リスク・注意点

　CTと異なり放射線を用いないために，被曝のリスクがないことが最大の長所である．しかし，撮影に磁場を用いるため，心臓ペースメーカーなど金属を体に植え込んでいる場合には，熱を帯びたり，誤作動を生じるため必ず事前に確認が必要である．また介助の医療従事者も同様に金属を体から外す

必要がある．造影剤を用いる場合にはCTのときのヨード造影剤と同様にアレルギーや腎障害のリスクがあるため，事前に患者に説明し同意書を取得する必要がある．また，検査は比較的狭い装置のなかに長時間入り，大きな音がするため閉所恐怖症の患者は検査ができない場合がある．

MRCP：magnetic resonance cholangiopancreatography

> **臨床で役立つ知識**
>
> ## MR胆管膵管撮影（MRCP）検査
>
> MRCPは，MRIのT2強調画像にて高信号になる胆汁・膵液の信号をとくに強調して描出する撮影方法であり，造影剤を使用せずに膵胆管像を得ることができる．非侵襲的であるため，従来の膵胆管造影法（とくに内視鏡的逆行性胆管膵管造影［ERCP］）に比べて，①造影剤を必要としない（アレルギーのリスクがない），②検査時の苦痛が少なく，③膵炎などの合併症の心配がない，④炎症の急性期にも施行できる，⑤閉塞部よりも中枢および末梢の膵胆管の描出も可能である，などの利点がある．一方で，①腹水合併例では画像が明瞭ではなくなる，②画質が劣る，③MRIができない場合は施行できない（体内金属など），④ドレナージや生検などが同時にできない，というような欠点もある．

H 核医学検査（PET，シンチグラフィー）

核医学検査の概要・目的

RI：radioisotope

放射性同位元素（RI）を用いた検査である．体内に投与されたRIから放出される放射線をカメラで検知してRIの体内分布を画像化する．一般的にシンチグラフィーといわれており，臓器の機能や血流を調べる場合に用いられることが多い．検査の種類，臓器によって使用されるRIが異なる（**表Ⅱ-2-6**）．

PET：positron emission tomography

PET検査は，がん細胞が正常の細胞よりも3～8倍のブドウ糖を取り込むという性質を利用して，FDG（フルオロデオキシグルコース）といわれるブドウ糖に類似した物質にRIをつけて投与することで，ブドウ糖がよく使われている部位を特定し，がんの診断，治療効果判定，再発・転移診断などに

表Ⅱ-2-6 消化器疾患で行われる主な核医学検査の種類

検査名	使用RI	前処置	検査時間	目的
消化管出血シンチグラフィー	99mTc-HSA	当日朝食抜き	60分間	消化管の出血点の検索，評価
肝胆道シンチグラフィー	99mTc-PMT	当日朝食抜き	60分間	胆道系の通過状況の診断
肝受容体シンチグラフィー	99mTc-GSA	当日朝食抜き	15分間	肝臓の形態と機能の評価
FDG-PET	18F-FDG	投与前の絶食	60～90分後	悪性腫瘍の局在診断

用いられている．消化器疾患においては，消化管がんは早期発見，診断は内視鏡検査のほうが優れている．したがって，主にステージング，治療効果判定，再発・転移診断などによく用いられている．肝細胞がんは PET で陽性になりにくいため，検出力は造影ダイナミック CT や EOB 造影 MRI のほうが優れている．

膵腫瘍では良性，悪性の診断には有用であるが，糖尿病を合併している患者が多いため集積が過小評価される場合があり，脈管浸潤の有無の判定も造影 CT に劣るため，全体的には造影 CT のほうが有用といえる．

方 法

絶食などの前処置は各検査によって異なる．ここでは PET 検査の手順を示す．

1) 検査前日までは食事は通常どおりで前日の飲酒は控える．運動をすると筋肉でのブドウ糖の消費が高まり，筋肉に偽所見が出やすくなるため，2～3 日前から激しい運動は禁じる．
2) 当日は検査の 6 時間前から絶食であり，水分は可であるが，糖分や乳製品を含む飲料の摂取は控える．
3) 試薬は静注で投与され，1 時間の安静後に撮影される．
4) 検査後しばらくは，放射線がわずかに体内から出ている場合があるため，12 歳以下の小児や妊婦と接する場合は，検査当日のみ 2～3 m ほど離れるようにする．

核医学検査の見方・考え方

基本的には投与された RI の集積部位，集積の程度を評価することになる．PET 検査では集積の程度が腫瘍組織放射能比（SUV）として定量的に評価される．全身に FDG が均一に分布すると仮定すると SUV＝1 となり，病変部の SUV を測定することで集積が何倍か知ることができる．また，注意すべき点として生理的集積部位*が存在することがある．

核医学検査の侵襲性・副作用・リスク・注意点

＊生理的集積部位
PET 検査であれば腎，尿管，膀胱は排泄経路のため集積する．また脳，咽頭，喉頭，扁桃，胃，腸管，唾液腺，胸腺，心筋，脊髄，骨髄，卵巣・子宮，精巣などにも生理的集積がみられる．

核医学検査は，放射線被曝という侵襲はあるが一般的には軽微である．造影剤と異なりアレルギーも少ない．PET 検査の場合はブドウ糖の代謝をみるため，血糖がコントロールできていない糖尿病患者においては正確な診断ができない場合があり，血糖値は 200 mg/dL 以下にコントロールされている必要がある．また，検査前のインスリン投与も 4 時間は空けることが望ましい．

Ⅰ 消化管造影検査

消化管造影検査の概要・目的

X 線を吸収する薬剤（造影剤）を消化管に注入し，X 線透視装置を用いてリアルタイムに観察して異常を診断する検査である．上部消化管造影検査

（胃バリウム検査），注腸検査などが代表的であるが，内視鏡検査の普及に伴い，最近では行われる頻度は減ってきている．

方法

消化管造影検査では，造影剤として硫酸バリウムを使用する．通過障害がある場合にはアミドトリゾ酸ナトリウムメグルミン（ガストログラフィン®）が使用されることもある．方法としては前日21時から絶食となる．注腸検査の場合は前日から低残渣の検査食とし，前日に下剤を服用する．

検査前に鎮痙薬を注射する．鎮痙薬としてブチルスコポラミン（ブスコパン®）が使用されるが，緑内障，前立腺肥大症，狭心症などの心疾患，イレウスでは禁忌であり，代わりにグルカゴンを使用する．

上部消化管造影の場合は，まず発泡顆粒とバリウムを少量服用し，伏臥位にて胃の前壁を造影してから，立位にて残りのバリウムを全量服用し食道造影，仰臥位にて後壁二重造影を施行する．終了後は下剤を服用して排便を促す．注腸造影の場合は鎮痙薬を注射後に，注腸用ゾンデを肛門に挿入しバリウムと空気を逆行性に注入して粘膜の二重造影像を撮影する．体位変換などをして種々の部位を撮影した後，ゾンデを抜去して排便を促す．

消化管造影検査の見方・考え方

消化管造影は，X線不透視のバリウム（白く映る）と空気（黒く映る）による二重造影法である．陰性造影剤（空気）で内腔を拡張し，陽性造影剤（バリウム）で内壁を映し出す形で粘膜の病変を診断する．

消化管の形状や狭窄の有無，周囲臓器の圧迫の有無，粘膜の隆起や陥凹（かんおう）の有無，ヒダの状態を観察できる．胃の場合は粘膜の欠損はバリウムのたまり（ニッシェ）としてとらえられ，その辺縁の不整の有無，粘膜ヒダの集中の状態などから潰瘍とがんの鑑別を行う．消化管造影で異常を認めた場合は，最終的に内視鏡検査が必要になる．

消化管造影検査の侵襲性・副作用・リスク・注意点

消化管造影は絶食や前日の低残渣食など前処置の負担がある．また，消化管造影剤であるバリウムは固まりやすい性質があり，便秘を誘発することがあるため，普段から便秘傾向の患者や腸管に狭窄が疑われる場合には注意が必要である．またヨード造影剤ほどではないが，アレルギー症状を生じる場合がある．放射線被曝量も通常の単純X線検査より増加する．

J 腹部血管造影検査

腹部血管造影検査の概要・目的

腹部血管造影検査とは，主にカテーテルを腹部の動脈もしくは静脈内に挿入し，血管造影用の造影剤（ヨード造影剤）を注入しながら，X線透視装置でリアルタイムに観察し，血管の狭窄・閉塞や出血点の確認，多血性の腫瘍

バリウムとガストログラフィン®

バリウムは，体に吸収されないため副作用も少なく，消化管造影検査においてとても有用な造影剤であるが，便として排泄できなかった場合には消化管に穿孔を生じるリスクがある．したがって，腸管狭窄が疑われる場合にはガストログラフィン®を用いることが多い．ガストログラフィン®はヨード造影剤であり，水溶性であるため腸や腸間膜から吸収されて排泄ができる．

の診断などを行う検査である．血管内にカテーテルを挿入しているため，診断だけでなく同時に血管内からの治療（出血の止血や狭窄部位の拡張，腫瘍内に抗がん薬投与など）を行うことができるのが特徴である．

消化器領域では消化管出血の止血，肝細胞がんの診断と治療，膵炎の際の抗菌薬やタンパク阻害酵素の動脈内注射（動注）などでよく行われる．また食道・胃静脈瘤の治療にも用いられることがある．

方法

腹部の場合は，主に鼠径部（右側が多い）の大腿動脈もしくは大腿静脈を穿刺してカテーテルを挿入する．X線透視下にガイドワイヤーを用いて目的の血管の枝までカテーテルを挿入する．その後，造影剤を注入して血管の状態を確認し，必要ならば血管塞栓術や拡張術，腫瘍の場合は抗がん薬動注や腫瘍血管の塞栓術を行う．

腹部血管造影検査の見方・考え方

目的の血管に挿入したカテーテルから注入された造影剤は，一般的に透視下では黒く描出される．リアルタイムに観察できるため，動脈の走行の確認や異常の有無，腫瘍の場合は腫瘍濃染の確認は容易である．視認性を上げるために現在ではデジタル差分血管造影法（DSA）で行われており，これにより造影剤の使用量も抑えられる．

DSA：digital subtraction angiography

腹部血管造影検査の侵襲性・副作用・リスク・注意点

腹部血管造影検査は動脈を穿刺してカテーテルを挿入する必要があり，痛みを伴うため局所麻酔を使用する検査である．検査終了後はカテーテルの挿入部位を圧迫止血し，止血バンドを装着して6時間ベッド上安静が必要であるため，原則として入院で行われる検査である．合併症として穿刺部の血腫や血管損傷，手技に伴う塞栓症，さらに肝細胞がんなどの治療で塞栓療法を行った際には発熱，肝障害，肝不全などがあり，またヨード系造影の副作用のリスクも伴うため同意書が必要である．カテーテルの挿入が困難な場合や責任血管の同定がむずかしい場合には時間がかかり，放射線被曝量が増加することがある．以上のことより，場合によってはかなりの侵襲を伴うことがある検査である．

K 内視鏡検査

内視鏡検査の概要・目的

消化管内視鏡検査とは，内視鏡にて消化管を内部から観察して疾患の早期発見，診断，治療を行う検査のことである．現在では観察，診断から内視鏡を用いた低侵襲治療まで広く普及しており，とくに消化管疾患の診断，治療には不可欠の検査となっている．しかし患者側からみれば負担の大きな検査であり，偶発症や感染のリスクなどに加え，検査中の安全，全身管理も非常

に重要である.

内視鏡検査の方法

1）上部消化管内視鏡検査

　経口もしくは経鼻から内視鏡を挿入して，食道，胃，十二指腸までを観察する検査である．患者の同意が得られ，上部消化管に病変が疑われる場合はほとんどすべてが適応となる．全身状態がきわめて不良（呼吸器疾患・循環器疾患）な場合や，腸閉塞，消化管穿孔などでは，内視鏡検査を行うことの有用性が危険性を上回る場合にのみ施行する.

　以下に簡単な手順を示す.

1）除泡剤（ジメチコン［ガスコン® ドロップ］）を服用
2）咽頭の局所麻酔（リドカイン［キシロカイン®］）
3）抗コリン薬（ブチルスコポラミン）の筋肉注射（筋注）（消化管運動の抑制目的），心疾患，緑内障，前立腺肥大症には禁忌なのでグルカゴンを使用する.
4）必要があれば鎮静薬を静注する.
5）体位は左側臥位で経口もしくは経鼻にて内視鏡を挿入する.
6）一般的には食道～胃接合部→胃幽門部→十二指腸球部→胃幽門前庭部→胃角部→胃体部→小彎側～穹窿部→大彎側→食道の順で観察
7）途中で必要があれば色素散布や生検を行う.
8）観察が終了すれば内視鏡を抜去する.

2）下部消化管内視鏡検査

　肛門より内視鏡を挿入して，回盲部から全大腸を観察する検査である．患者の同意が得られ，大腸の病気が疑われる場合のほとんどすべてが適応となる．重篤な基礎疾患が存在する場合や，炎症性腸疾患の重症例の場合は必要性が危険性を上回る場合のみに施行する．腸閉塞の場合は急性期は行わない．消化管穿孔や潰瘍性大腸炎で中毒性巨大結腸症が疑われる場合は禁忌である.

　以下に簡単な手順を示す.

1）前日は低残渣食とし，就寝前に大腸刺激性下剤を服用する.
2）当日は絶食で，検査の3～4時間前より経口腸管洗浄剤1,000～2,000 mLとガスコン® ドロップ5～10 mLで前処置を行う.
3）抗コリン薬（ブチルスコポラミン）の筋注（消化管運動の抑制目的）．心疾患，緑内障，前立腺肥大症には禁忌なのでグルカゴンを使用する.
4）必要があれば鎮静薬を静注する.
5）体位は左側臥位で肛門より内視鏡を挿入する.
6）一般的には，まず回盲部まで内視鏡を挿入し，回盲弁→盲腸→上行結腸→横行結腸→下行結腸→S状結腸→直腸→肛門の順で観察.
7）途中で必要があれば色素散布や生検を行う.

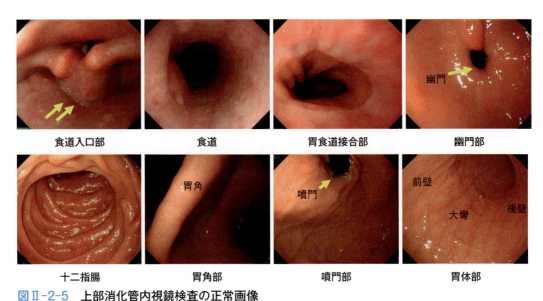

図Ⅱ-2-5　上部消化管内視鏡検査の正常画像

8) 観察が終了すれば内視鏡を抜去する．

内視鏡検査の見方・考え方（図Ⅱ-2-5）

近年は電子内視鏡が主流であり，先端のCCDカメラを通してTVモニターに映し出された映像を見ながら検査が行われる．代表的な部位の画像を以下に説明する．

1) 上部消化管内視鏡検査

①食道入口部：入口部は普段は閉じており，内視鏡が通過する際には一時的に視野が途切れる．

②食道：食道は細長い臓器であり，軽度屈曲している．最近では，食道がんのスクリーニング目的でNBI*が用いられることが多い．病変が疑われた場合，診断のためヨードを散布する場合がある．

③食道胃接合部：食道と胃の粘膜の境界部位の粘膜障害や食道静脈瘤の有無がポイントである．

④胃前庭部：胃粘膜の萎縮の有無と程度でヘリコバクター・ピロリ感染の有無が推測できる．粘膜の変化はインジゴカルミン染色で明瞭になる．

⑤胃体部：胃の前壁，後壁，小彎側，大彎側の位置関係の把握が重要である．

⑥穹窿部：胃静脈瘤の有無など．

⑦胃角部：胃潰瘍の好発部位である．

⑧十二指腸球部：十二指腸潰瘍の好発部位である．

⑨十二指腸下行脚：十二指腸乳頭部の観察をする．

2) 下部消化管内視鏡検査

大腸内視鏡検査では，まず内視鏡を肛門から盲腸，回盲部まで挿入し，そ

---

*NBI
narrow band imaging（狭帯域光法）のことで，血液中のヘモグロビンに吸収されやすい2つの狭帯域化された波長（青色光と緑色光）の光で照らして観察する方法のことである．がんの部分は血管が増えているので早期発見に有用である．

の後ゆっくり抜去しながら観察していく．隆起性病変（ポリープ）や憩室の有無，大腸粘膜の炎症の程度，大腸壁の血管透過性の程度などが観察のポイントになる．大腸は直腸，下行結腸，上行結腸は後腹膜に固定されているが，そのほかは可動性のある腸管である．内視鏡の挿入の際には，その可動性のある部分が過伸展すると，痛みを伴ったり，検査時間が長引いたりするため，できるだけその部分は短縮する必要がある．

①回盲部，回盲弁：虫垂入口部と回盲弁を確認する．さらに，回腸末端まで挿入される場合もある．

②上行結腸：半月ヒダの発達が著しく，その陰の病変は見落とされやすい．

③横行結腸：長い腸間膜を有しており，可動性が大きい．三角形のようなヒダが特徴である．

④下行結腸：挿入・観察は比較的容易である．

⑤S状結腸：S状結腸は腸間膜が長く可動性が大きい．挿入の際にこの部位の屈曲や過伸展が強いと深部への挿入が困難になる．

⑥直腸，肛門部：下部直腸，肛門近傍の病変は見落とされやすいため，直腸内で反転され観察される．

■内視鏡検査の侵襲性・副作用・リスク・注意点

　上部消化管内視鏡検査の偶発症には，前処置に使用した薬剤の副作用，スコープによる穿孔，生検後の出血などがある．したがって，生検を行った場合には検査後に貧血症状や吐血，下血などが出現すればただちに連絡をするように患者に説明する．また検査後2時間は飲食を禁止し，車や自転車の運転も禁止する．下部消化管内視鏡検査は前日から食事の調整や下剤の服用が必要であり，前処置の腸管洗浄液による腸閉塞や穿孔のリスクがある．また，検査後も腹部膨満感や口渇などが残ることがあり，鎮静薬を使用した場合には覚醒するまでは回復室で経過観察が必要になる．腸管壁も上部消化管に比べて薄いため，挿入や観察時の穿孔や出血のリスクも高くなる．

Ｌ　特殊な内視鏡検査

EUS：endoscopic ultrasonography

1）超音波内視鏡検査（EUS）

　内視鏡に超音波プローブが装着されており，消化管の内部から胆膵疾患や粘膜下腫瘍病変を観察する検査である．スコープの軸に対して垂直，360°に超音波が出るラジアル走査式と，スコープの軸に対して水平方向に超音波が出るコンベックス走査式がある．近年では単に観察だけではなく，生検や治療にまで応用されるようになってきている．

　EUSの適応を**表Ⅱ-2-7**に記載する．

2）カプセル内視鏡検査

　小型のカプセル内に光源とデジタルカメラを内蔵し，映像の伝達を電波で

表Ⅱ-2-7 超音波内視鏡検査（EUS）の適応

① 消化器がん（食道がん，胃がん，大腸がん，膵がん，胆囊がん，胆管がんなど）の深達度（内腔から壁外への浸潤の程度）診断，他臓器への浸潤・リンパ節転移診断，治療効果の判定
② 粘膜下腫瘍の鑑別診断や病理診断
③ 胆膵腫瘍の鑑別診断：膵がんと腫瘤形成性膵炎との鑑別や膵嚢胞性疾患の鑑別など
④ 胆膵微小病変の診断：膵管内乳頭粘液性腫瘍（IPMN），早期胆管がんなど
⑤ 食道胃静脈瘤の治療法の選択，再発予測，治療効果の判定
⑥ 消化性潰瘍の深さの判定や難治性の判定
⑦ 消化管壁構造に変化をきたす疾患の評価：メネトリエ（Ménétrier）病や炎症性腸疾患など
⑧ 穿刺を利用した治療：仮性膵嚢胞ドレナージ，腹腔神経節ブロックなど

IPMN：intraductal papillary mucinous neoplasm

EUS–FNA：endoscopic ultrasound–guided fine–needle aspiration

臨床で役立つ知識

EUS 下穿刺吸引法（EUS-FNA）

超音波内視鏡を用いて，胃や十二指腸などの消化管の内部から針を穿刺して，組織を採取する方法である．
通常の内視鏡では粘膜の組織しか生検できないが，この方法であれば筋層や消化管外の隣接する臓器（肝臓，膵臓，胆嚢，胆管など）の病変も穿刺できる．とくに膵腫瘍の診断においてはERCPよりも正診率は優れており，合併症も少ないため，現在はこちらが主流になってきている．

行う方式の小型の内視鏡である（**図Ⅱ-2-6**）．飲み込むだけで，従来は診断がむずかしかった小腸検査が苦痛なくできるようになっている．カプセル内視鏡はホルダーから外すと起動し，一定の時間，自動的に画像を撮影して送信する．患者の腹部に受像用のセンサーを装着し記録する．得られた画像を後でパソコンで解析するしくみである．腸管に狭窄などがありカプセル内視鏡が滞留してしまえば外科的処置が必要になるため，施行する前に注意が必要である．大腸用のカプセル内視鏡検査も保険適用になっている．カプセル内視鏡検査は，医師が直接操作を行わないため，これまでの消化器内視鏡と異なり，看護師などの医療従事者が検査にかかわることが多い．

カプセル内視鏡検査の手順は以下のとおりである．

1) 初診時には適用対象の確認と同意書の取得，注意事項を説明する．
2) 検査前に必要器具（カプセル内視鏡，受信用センサーなど）を確認する．前日から絶食（8時間以上）とする．
3) 検査当日は患者に検査機器を取り付け，カプセル内視鏡が嚥下されたことを確認する．終了後は検査機器を取り外し，データを転送する．また検査機器は手入れと返却を行う．
4) 後日，患者にカプセル内視鏡が排出されたことを確認し，可能であれば回収する．

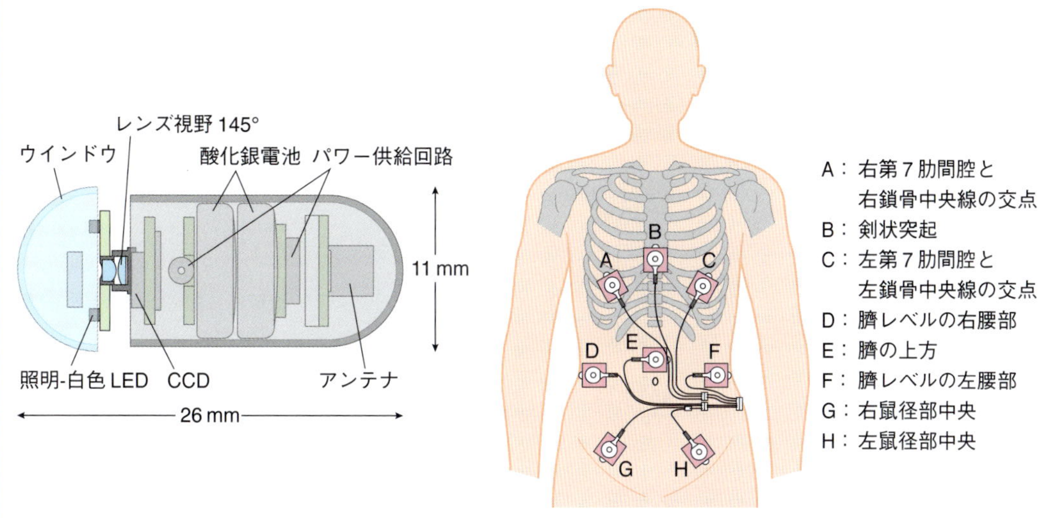

レンズ視野 145°

ウインドウ 　　　　酸化銀電池 パワー供給回路

照明-白色 LED　CCD　　　　アンテナ

11 mm

26 mm

A：右第7肋間腔と右鎖骨中央線の交点
B：剣状突起
C：左第7肋間腔と左鎖骨中央線の交点
D：臍レベルの右腰部
E：臍の上方
F：臍レベルの左腰部
G：右鼠径部中央
H：左鼠径部中央

a．カプセル内視鏡本体の構造　　　　b．受信用センサーの装着部位

図Ⅱ-2-6　カプセル内視鏡の機器

また，カプセル内視鏡検査の禁忌を以下に示す．

①ペースメーカーやほかの電気医療器具が埋め込まれている患者
②妊娠をしている患者
③嚥下障害がある患者
④消化管の閉塞，狭窄，瘻孔などが疑われる患者（診断が確定済みのクローン病，骨盤内臓器の放射線治療後など）
⑤腹腔内の外科手術歴があり，実施に問題がないことが確認できない患者

3）ダブルバルーン内視鏡検査

　小腸の観察目的で開発された内視鏡である．内視鏡先端と内視鏡を通すオーバーチューブの先端にバルーンが取り付けられており，そのバルーンを膨らませて腸管を支持してたぐり寄せながら挿入する．

　最近では内視鏡先端のバルーンは省略されたものも存在するため，バルーン内視鏡と呼ばれることもある．経口，経肛門の両方からアプローチすることで全小腸観察が可能である．

　また観察だけではなく，治療手技も行うことができる．

4）内視鏡的逆行性胆管膵管造影（ERCP）

ERCP：endoscopic retrograde cholangiopancreatography

　十二指腸用の側視型スコープを用いて十二指腸乳頭に造影用カテーテルを挿入し，胆汁や膵液の流れとは逆行的に造影剤を注入して胆管，膵管を造影する検査である．

表Ⅱ-2-8 大腸ピットパターン分類

分類	シェーマ	腺口形態の特徴	病変の性質
Ⅰ		円形ピット	正常な粘膜
Ⅱ		星芒状ピット	過形成病変
ⅢL		管状型ピット	腺腫〜一部粘膜内がん
ⅢS		小型類円形ピット	腺腫〜一部粘膜内がん
Ⅳ		樹枝状ピット 脳回転状ピット	腺腫〜一部粘膜内がん
Ⅴ		ピットの消失 無構造	がん，とくに高度不整の場合は粘膜下層に高度浸潤

［工藤進英ほか：陥凹型早期大腸癌の微細表面構造：拡大電子スコープ，実体顕微鏡の腺口形態の解析より，胃と腸 **27**：963-975，1992 を参考に作成］

膵液や胆汁などの細胞診を行ったり，総胆管結石の治療や悪性胆道閉塞のステント留置など治療的応用が広まっている．一方，偶発症として急性膵炎，胆管炎，消化管穿孔，消化管出血などがある．膵炎は致死的になる場合があり，十分なインフォームド・コンセントが必要である．術後は絶飲食，安静とし補液を行う．原則入院が望ましく，定期的にアミラーゼ，リパーゼを測定しながら経過観察を行う．詳細は p.283，「胆・膵疾患」参照．

5）拡大内視鏡検査

FICE：flexible spectral imaging color enhancement

現在は光学で75〜90倍のズーム機能を有するスコープが発売されており，狭帯域光法（NBI）や FICE などの特殊光を併用した表面微細構造観察や微細血管構造観察が行われ，消化管上皮性腫瘍の診断や病変範囲，深達度診断などに使用されている．

とくに，大腸では拡大内視鏡による腺管開口構造（ピットパターン）の診断が日常的に行われており，上皮性病変の組織型に対応するピットパターン分類が提唱されている（**表Ⅱ-2-8**）．Ⅰ型は正常もしくは炎症性，Ⅱ型は過形成，Ⅲ〜Ⅳ型は腺腫〜一部の粘膜内がん，Ⅴ型はがんのパターンである．したがって，Ⅲ，Ⅳ，Ⅴ型の軽度不整までが内視鏡治療の対象となる．

3 消化器疾患の治療

1 食事・栄養療法

A 食事療法

　消化器系の臓器は，常に食物と接しているため，消化管疾患では食事内容が病気の発症の原因や悪化する要因となっていることがある．また，肝胆膵疾患では食事調節によってその機能を補ったり回復させたりすることができる．以上のことより消化器疾患における食事療法は重要であり，以下に代表的な疾患と食事療法を述べる．

1）炎症性腸疾患

　クローン（Crohn）病においては，腸管の安静と食物由来の病気の原因を除去することが重要である．したがって，低脂肪，低残渣で高エネルギーの食事が望ましい．また，重症症例や難治例では腸管刺激を最小限にする目的で，成分栄養（経腸栄養）や絶食にして中心静脈栄養が行われることがある．潰瘍性大腸炎では乳製品，カフェイン，生の野菜や果物は避けるほうが望ましい．

2）消化性潰瘍

　吐血，下血時には絶食とし，回復期には禁煙とし，カフェインや香辛料など，胃酸分泌亢進や胃粘膜血流低下を引き起こす食事は制限する．

3）肝疾患

　肝疾患，とくに肝硬変はタンパクエネルギー低栄養状態であるため，栄養状態の改善が生存期間や QOL にかかわることが明らかになっている．以前は高タンパク，高エネルギー食が勧められていたが，最近は肥満の肝硬変患者が問題となってきており，あまり高カロリーにはせず，バランスのよい食事で十分である．肝硬変の栄養療法の実際は**表Ⅱ-3-1**に示した．

4）胆道疾患

　胆嚢の収縮には食事摂取が関連するため，胆石疾患や閉塞性黄疸疾患の患者においては絶食が望ましい．

5）膵疾患

　膵臓は消化酵素を分泌する臓器であるため，急性膵炎では消化酵素の活性

第Ⅱ章　消化器疾患の診断・治療

表Ⅱ-3-1　肝硬変の栄養療法

	エネルギー量 (kcal/kg/日)	タンパク量 (g/kg/日)		脂質
安定期	30〜35	1.0〜1.5		エネルギー比 20〜25%
糖尿病合併	25〜30	1.0〜1.5		
栄養不良合併	30〜45	分岐鎖ア ミノ酸製 剤を併用	1.2〜1.5	
肝性脳症合併	30〜35		発症後数日は0.5〜0.7, その後は1.0〜1.5	

*腹水合併の場合は塩分を5〜7 g/日，水分を1,000 mL/日以下に制限する.
*就寝前に200 kcal程度の軽食をすることも有効である.
*栄養不良の指標としては血清アルブミン値が3.5 mg/dL未満が目安になる.

化により自己融解を生じる．急性期は絶食とし，回復期には糖質中心の食事から開始し，徐々にタンパク質を増加させる．数ヵ月間は脂肪を制限する．慢性膵炎では，消化酵素が減少し脂質やタンパク質の消化吸収障害を生じている．そのため過食を避け，低脂肪食（40〜50 g/日）とする．アルコールは禁忌である．非代償期では糖尿病を合併していることが多く，インスリン注射と消化酵素薬が投与されていることが多い．脂肪制限は少し緩和し，脂溶性ビタミンやミネラルの不足に注意する（p.312参照）.

B　経腸栄養

EN：enteral nutrition
PN：parenteral nutorition

　非経口的に栄養を補給することを特殊栄養療法といい，経腸栄養（EN）と経静脈栄養（PN）に大別される.

　経腸栄養とは糖質，タンパク質，脂質，電解質，ビタミン，微量元素などをチューブを用いて投与する方法であり，腹膜炎，腸閉塞，消化管の手術直後，消化管出血などで腸管が使えない場合以外は，すべての特殊栄養療法が必要な患者において適応になる．各種特殊栄養療法の選択基準を図Ⅱ-3-1に示す．原則として，腸が機能している場合は腸からの栄養摂取が望ましい.

経腸栄養の経路

　主に経鼻胃管，経皮経食道胃管，胃瘻，腸瘻の4つの経路が存在する．大体4週間を目安として，それ以内であれば経鼻胃管を用い，それ以上の期間であれば，経皮経食道胃管，胃瘻，腸瘻などが選択される.

1）経鼻胃管

　細径の経鼻胃管用チューブを鼻孔から胃内へ留置する方法である．最も一般的であり，技術的にも容易である．チューブ先端の位置確認はX線透視で行うことが望ましい.

　また，誤嚥や胃食道逆流症のリスクがある場合は，経鼻チューブの先端を

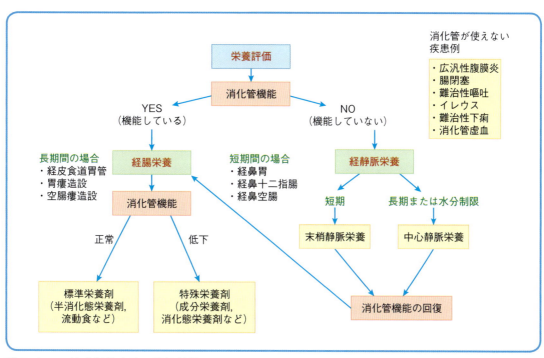

図Ⅱ-3-1 特殊栄養療法の選択基準

幽門を越えて十二指腸や空腸に置くか，腸瘻が検討される．

2）経皮経食道胃管

経皮経食道胃管挿入術（PTEG）とは食道内に非破裂型のバルーンを膨らませ，超音波下に穿刺をしてバルーン内にガイドワイヤーを挿入し，それを利用して頸部から胃内へチューブを挿入する方法．胃のない症例でも行うことができる．

PTEG：percutaneous trans-esophageal gastro-tubing

3）胃瘻

胃と腹壁に瘻孔を作成する方法である．外科的に作成する場合もあるが，経皮内視鏡的胃瘻造設術（PEG）が最も一般的である（p.117参照）．

PEG：percutaneous endoscopic gastrostomy

4）腸瘻

胃瘻からカテーテルのチューブの先端を空腸上部に置く方法と，外科的に直接作成する方法がある．

経腸栄養剤の種類と特徴

経腸栄養剤は濃厚流動食，半消化態経腸栄養剤，消化態経腸栄養剤，成分栄養剤の4つに大きく分類される（**表Ⅱ-3-2**）．

1）濃厚流動食

通常の食品を加工したもので，消化吸収機能が正常である必要がある．小児の経腸栄養剤として推奨されている．

表Ⅱ-3-2　経腸栄養剤の種類

		成分栄養剤	消化態経腸栄養剤	半消化態経腸栄養剤	濃厚流動食
	窒素源	アミノ酸	アミノ酸 ペプチド	タンパク質	タンパク質
	糖質	デキストリン	デキストリン	デキストリン	でんぷん デキストリン
	脂質	きわめて少ない	25%	20〜30%	20〜30%
繊維成分		なし	なし	少量	少量
消化		一部不要	一部不要	必要	必要
残渣		きわめて少ない	きわめて少ない	あり	あり
浸透圧		高い	高い	比較的低い	低い

2）半消化態経腸栄養剤

食品を処理した栄養剤であり，窒素源はタンパク質である．消化・吸収機能が保たれている場合の第一選択である．

3）消化態経腸栄養剤

糖質，アミノ酸，脂質，電解質，微量元素はすべて含んでいるが，窒素源はアミノ酸とペプチドであり消化しやすくなっている．消化管手術前後や消化吸収障害がある場合に用いる．

4）成分栄養剤

糖質，アミノ酸，電解質，微量元素は含むが，脂質はきわめて少なくなっている．窒素源はアミノ酸のみであり，腸管からの吸収は容易で残渣はなく，腸管の負担が最も少ない．消化吸収障害が著明な場合に有用である．

経腸栄養の方法

患者の体格，栄養状態，疾患の程度から栄養目標量を設定する．体重あたり 25〜30 kcal を基準とし，ストレス，活動状況の程度で増減する．水分は体重あたり 30〜40 mL/日を基準として病態に応じて増減する．

胃内に投与する場合は，ボーラス投与法*，間欠的投与法，周期的投与法あるいは持続投与法のどれでもよいが，ボーラス投与法または間欠的投与法が第一選択である．空腸内に投与する場合には持続投与が望ましい．初期は少量から開始して，大体 3〜7 日間で維持量にする（**図Ⅱ-3-2**）．

> *ボーラス投与法
> 一度に比較的多量に薬剤を投与する方法．

合併症と禁忌

合併症としては嘔吐，誤嚥性肺炎，下痢，腹部膨満感，電解質異常，カテーテルの誤留置，逸脱，閉塞，チューブによる潰瘍，瘻孔周囲の皮膚炎などがある．腸閉塞，腹膜炎，消化管出血の患者には禁忌である．

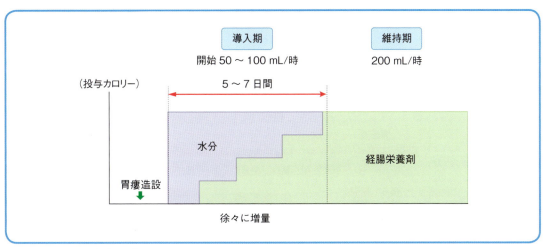

図Ⅱ-3-2　経腸栄養の導入

C　経静脈栄養

経静脈栄養は末梢静脈や中心静脈を利用して栄養素を経静脈的に投与する方法である．**末梢静脈栄養法**（PPN）と**中心静脈栄養法**（TPN）に分類される．

PPN：perioheral parenteral nutrition
TPN：total parenteral nutrition

1）末梢静脈栄養（PPN）

肘正中皮静脈や尺側・橈側皮静脈などの前腕の皮静脈を穿刺して点滴ルートを挿入し，栄養素を経静脈的に投与する．食事のできない期間が1週間〜10日ぐらいまでの短期間の場合に，水分・栄養補給目的で行われる．特別な手技を必要とせず合併症も少ないが，1日に投与できるエネルギーが1,000 kcal程度までであり，血管痛や静脈炎を生じるリスクが高い．

2）中心静脈栄養（TPN）

静脈栄養の期間が長期になる場合や，経静脈的に高カロリーの輸液を投与する必要がある場合に選択される．短腸症候群，消化管縫合不全や腸瘻，放射線腸炎，消化管通過障害，炎症性腸疾患，重症下痢，重症膵炎，熱傷や多発外傷の急性期，妊娠悪阻（つわり）などのときに適応になる．

カテーテルの挿入経路は，鎖骨下静脈から穿刺し先端を上大静脈に置く方法が一般的であるが（内頸静脈，外頸静脈，大腿静脈が使われることもある），心臓や肺の誤穿刺などの合併症が多かったため，最近では末梢挿入型の中心静脈カテーテルが第一選択と考えられている．3ヵ月以上留置される場合は皮下完全植込み式カテーテル（CVポート）が推奨される．留置後はX線画像でカテーテルの位置が適正であることを確認する必要がある．

合併症としてはカテーテルの誤留置，閉塞，破損，逸脱，感染症など．挿

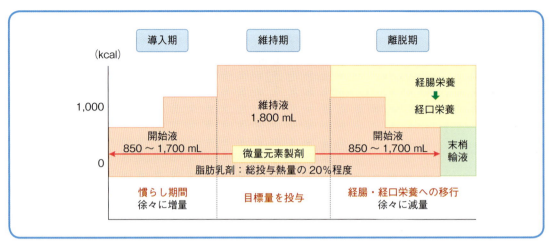

図Ⅱ-3-3　経静脈栄養の導入

入時の合併症としては気胸，血胸，皮下気腫，神経損傷などがある．また経静脈栄養開始後は高血糖，電解質異常，ビタミン欠乏症，代謝性アシドーシスなどに注意する．

　いきなりカロリーの高い維持液から開始するのではなく，まずは開始液から導入し徐々に増量して維持液に切り替える（図Ⅱ-3-3）．離脱時も同様に経腸もしくは経口栄養を併用しながら開始液に切り替えて徐々に減量する．

2　薬物療法

　消化器疾患には上部下部消化管から肝臓，胆膵疾患までが含まれており，使われる薬剤は胃腸機能に対するもの，消化性潰瘍に対するもの，消化管運動の調節，抗炎症，肝庇護，抗肝炎ウイルス，タンパク分解酵素阻害そして悪性腫瘍に対するものなどがあり非常に多岐にわたる．ここではとくに消化器疾患に使用される薬に関して記載する．

A　制吐薬，胃腸機能調整薬

　制吐薬は悪心，嘔吐のときに使用される．また胃腸機能調整薬は食欲不振，胃部不快感，胃もたれなどに使われる．

1）制吐薬（表Ⅱ-3-3）

　悪心・嘔吐は延髄の化学受容体もしくは嘔吐中枢が直接刺激されるか，もしくは内臓の炎症によって生じるセロトニン，サブスタンスPなどによって

表Ⅱ-3-3 制吐薬

薬剤の種類	作用機序
フェノチアジン系薬	脳のドパミン D_2受容体を遮断する.
抗ヒスタミン薬	嘔吐中枢もしくは内耳のヒスタミン H_1受容体に作用して機能を抑制させる.
抗ドパミン薬	主に胃や十二指腸に存在するドパミン D_2受容体を遮断する. 脳のドパミン D_2受容体に対しての効果は弱い.
5-HT$_3$受容体拮抗薬	化学受容体引金帯（CTZ）や嘔吐中枢のセロトニン 5-HT$_3$受容体を拮抗阻害する. 抗がん薬投与時の悪心・嘔吐に有効である.
胃腸機能調整薬 副交感神経遮断薬	消化管の動きを調節することで悪心, 嘔吐を抑える.

CTZ : chemoreceptor trigger zone

刺激されることで生じる. ムスカリン M_1受容体, ヒスタミン H_1受容体, ドパミン D_2受容体, ニューロキニン受容体, 5-HT$_3$受容体などが関与している.

2) 胃腸機能調整薬

消化管平滑筋細胞に存在するオピオイド受容体や 5-HT$_3$受容体, コリン作動性神経節に存在する 5-HT$_4$受容体やドパミン D_2受容体に作用して消化管の動きを調節する. また苦味や芳香の刺激によって唾液や胃液の分泌を促進し, 消化管運動を亢進させる健胃薬や消化を助ける消化薬も使用される.

B 消化性潰瘍治療薬

胃の粘膜は胃酸に対する防御機構を備えているが, そのバランスが崩れたときに粘膜障害が生じる. 攻撃因子としてはヘリコバクター・ピロリ感染と非ステロイド性抗炎症薬（NSAIDs）が粘膜障害の主因であり, 胃酸はそれを増悪させる因子として考えられている. したがって, 消化性潰瘍の治療としてはピロリ除菌, 胃酸分泌抑制, 粘膜防御因子増強が行われる.

NSAIDs : non-steroidal anti-inflammatory drugs

1) ヘリコバクター・ピロリ除菌療法

ヘリコバクター・ピロリは, プロトンポンプ阻害薬（PPI）＋アモキシシリン＋クラリスロマイシンの3剤併用療法で除菌できる. 成功率は約80％で, 失敗した場合はクラリスロマイシンをメトロニダゾールに変更して二次除菌を行う. 二次除菌まで施行されれば90％以上が除菌できる. 副作用として下痢, 軟便, 味覚異常, 口内炎, 発疹などがある（p.166 参照）.

PPI : proton pump inhibitor

2) 酸分泌抑制薬（表Ⅱ-3-4）

胃酸は胃の壁細胞から分泌されるが, 壁細胞の膜にはヒスタミン H_2受容体, ムスカリン M_3受容体, ガストリン受容体が存在する. それぞれの受容体にヒスタミン, アセチルコリン, ガストリンが結合するとシグナルがプロトンポンプに伝達されて胃酸が分泌される（図Ⅱ-3-4）.

表Ⅱ-3-4 酸分泌抑制薬

薬剤の種類	作用機序
プロトンポンプ阻害薬（PPI）	胃酸を分泌する最終段階のプロトンポンプを阻害するため，胃酸分泌抑制効果に優れる．PPIの中でもボノプラゾンが最も効果が高い．
ヒスタミンH_2受容体拮抗薬	胃の壁細胞のヒスタミン受容体に作用する．PPIが登場するまでは第一選択であった．
選択的ムスカリン受容体拮抗薬	胃の壁細胞のムスカリン受容体に作用する．粘膜増強作用もある．
抗コリン薬	アセチルコリンの作用を抑え胃腸の異常な運動を抑える．酸分泌抑制作用は弱い．
ガストリン受容体拮抗薬	胃の壁細胞のガストリン受容体に作用し胃酸分泌を抑える．単独では効果が弱い．

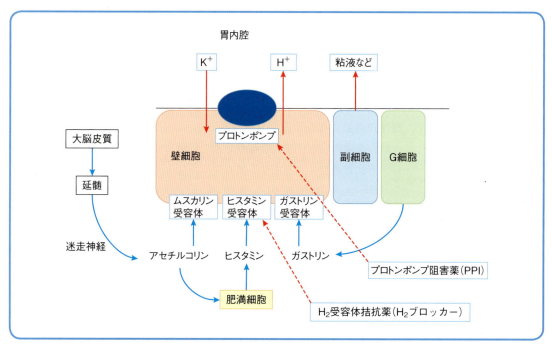

図Ⅱ-3-4 胃酸分泌のしくみと酸分泌抑制薬の作用点

これらのなかで，ヒスタミンH_2受容体拮抗薬，PPIが主に用いられる．そのほか，酸中和薬として，炭酸水素ナトリウム，酸化マグネシウム，乾燥水酸化アルミニウムが使用される場合がある．

3）粘膜防御因子増強薬（表Ⅱ-3-5）

病巣粘膜の被覆（ひふく），保護や粘膜の再生，粘液分泌の促進，粘膜血流の改善，内因性プロスタグランジン合成の促進などの作用をもつ薬が粘膜防御因子増強薬として存在する．NSAIDsによる粘膜病変に関してはプロスタグランジン製薬が有効である．

表Ⅱ-3-5 粘膜防御因子増強薬

薬剤の種類	作用機序
スクラルファート	ペプシンと結合し活性を抑制する．胃壁を保護する．
アルギン酸	胃粘膜を被覆することで潰瘍の治癒を促す．
ミソプロストール	プロスタグランジン製剤であり，胃粘膜の血流増加，組織保護作用がある．
テプレノン レバミピド	粘膜修復，粘液産生，内因性プロスタグランジン増加作用がある．
アズレンスルホン酸	組織修復効果，抗ペプシン作用，消炎作用がある．

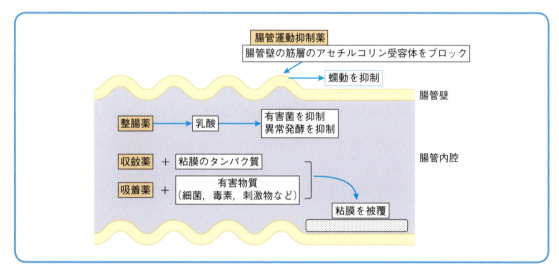

図Ⅱ-3-5 止瀉薬の作用機序

C 止瀉薬，整腸薬

便の水分含有量が増加して泥状または水様の糞便を排泄する状態を下痢という．原因は感染，吸収不良などによる腸内容物の腸粘膜に対する異常刺激，腸粘膜感受性の亢進，自律神経異常など多彩である．下痢を止める薬を止瀉薬といい，作用機序で図Ⅱ-3-5，表Ⅱ-3-6のように分類される．

D 下剤

排便頻度や量が低下したために大腸内に便が貯留し，腹部不快感を伴う状態を便秘という．便の排泄を促す薬を下剤といい，水分を吸収して便の体積を増加させて蠕動を亢進させる機械性下剤，腸粘膜を刺激して蠕動を亢進させる刺激性下剤，オピオイド受容体や自律神経に作用する下剤などがある

> **刺激性下剤の問題点**
> 大腸刺激性下剤は効果が強いが習慣性があり，徐々に必要量が増える問題がある．したがって，漫然と長期間服用するのではなく，一時だけの頓服として用いるべきと考えられている．

第Ⅱ章　消化器疾患の診断・治療

表Ⅱ-3-6　止瀉薬，整腸薬

薬剤の種類	作用機序
収斂薬	消化管粘膜に被膜を形成し感受性を低下させる．タンニン酸アルブミン，ビスマス製剤など．
吸着薬	水分や細菌毒素などを吸着することで腸管を保護する．天然ケイ酸アルミニウムやポリカルボフィルカルシウムなど．
腸管運動抑制薬	抗コリン作用をもち，腸管の副交感神経を遮断して平滑筋を弛緩させる．蠕動が亢進し，腹痛を伴う下痢に有効．メペンゾラート臭化物など．
殺菌薬	腸内で殺菌作用と腸内異常発酵抑制効果がある．ベルベリンなど．
整腸薬	腸内で乳酸菌を産生し，腸の pH を低下させ，病原腸内細菌の増殖を抑制する．抗菌薬投与下では抗菌薬耐性の乳酸菌製剤を投与する必要がある．
ロペラミドリン酸コデイン	腸管のオピオイド受容体に作用し，蠕動運動の抑制と分泌抑制作用示す．急激な止痢効果があり，感染性腸炎や炎症性腸疾患には使用しない．
ラモセトロン	セロトニン 5-HT$_3$受容体を選択的に阻害し，消化管運動亢進を抑制する．下痢型の過敏性腸症候群に有効である．

そのほか，界面活性作用や消泡作用をもつジメチコンも使用されることがある．

（表Ⅱ-3-7，図Ⅱ-3-6）．また，腸管粘膜上皮機能変容薬や胆汁酸トランスポーター阻害薬などの新しいタイプの下剤も存在している（表Ⅱ-3-7）．

E　炎症性腸疾患薬

IBD：inflammatory bowel disease

　潰瘍性大腸炎やクローン病などの炎症性腸疾患（IBD）に対する治療薬は，従来 5-アミノサリチル酸（5-ASA）製剤，副腎皮質ステロイド，免疫調整薬などが使用されてきたが，抗 TNF（腫瘍壊死因子）α 抗体製剤を代表とする生物学的製剤が登場したことで，治療法が大きく変化してきている．

1）5-ASA 製剤

　メサラジンは腸管の炎症細胞から放出される活性酸素を消去して炎症の進展と組織の障害を抑制する作用がある．サラゾスルファピリジン（サラゾピリン®）はメサラジンとスルファピリジンの複合体であり，大腸の腸内細菌で分解されてメサラジンが遊離して効果を表す．ペンタサ® はメサラジンをエチルセルロースで被膜したものであり，時間依存性にメサラジンが放出される．アサコール® は pH7 以上で溶解し回腸末端から大腸でメサラジンが放出されるようにコーティングされた薬品である．リアルダ® は，メサラジン放出の持続性をより高めて，1 日に 1 回の服用で済むようにしたものである．坐剤，注腸剤のタイプのものもあり，それらは，左側型の潰瘍性大腸炎に有用である．

3 消化器疾患の治療 97

表Ⅱ-3-7 下剤

	薬剤の種類	作用機序
機械性下剤	塩類下剤	非吸収性塩類は水分を腸管内に移行させるため，便が軟化増大しその刺激で効果が現れる．酸化マグネシウムなど．腎障害などに高マグネシウム血症を生じやすいため，注意が必要.
	膨張性下剤	親水性合成ゴムで作られ，多量の水分を含んで膨張し蠕動運動を亢進させる．弛緩性便秘に有効．カルボキシメチルセルロースなど.
	浸潤性下剤	界面活性作用により便の表面張力を低下させ，便を軟化膨張させて排便しやすくさせる．ジオクチルソジウムスルホサクシネートなど.
	糖類下剤	非吸収性の合成二糖類であり，浸透圧作用で大腸で効果を示す．また，腸内分解で有機酸を発生し，腸蠕動を亢進させる効果もある．ラクツロースなど.
刺激性下剤	大腸刺激性下剤	小腸より吸収され血行性に大腸に入り，粘膜とアウエルバッハ（Auerbach）神経叢を刺激する．アントラキノン系誘導体，麻子仁丸，乙字湯，大黄甘草湯など．ジフェノール誘導体は直接大腸の腸内細菌叢でジフェノール体となり大腸の粘膜を刺激する．レシカルボン坐剤は直腸内で二酸化炭素ガスを発生して腸を動かすため直腸型便秘に有効である．テレミンソフトも坐剤であるが，こちらは直接刺激作用だけでなく蠕動促進作用もある.
	小腸刺激性下剤	ヒマシ油など．小腸内でリパーゼにより分解され，産生したリシノール酸が小腸粘膜に作用して腸の蠕動運動を生じさせる.
その他	ネオスチグミン	副交感神経を刺激して腸の運動を促進する．弛緩性便秘に有効.
	腸管粘膜上皮機能変容薬	腸粘膜上皮細胞のクロライドチャネルを活性化し，水分の分泌を促進して緩下作用を示す. ルビプロストン，リナクロチドなど.
	胆汁酸トランスポーター阻害薬	回腸末端部にある胆汁酸トランスポーターを阻害して胆汁酸の再吸収を抑制する．大腸に流入する胆汁酸の量を増やし，大腸内に水分を分泌させると共に大腸の蠕動運動を促進させる．エロビキシバットなど.
	末梢性オピオイド受容体拮抗薬	消化管のオピオイド受容体結合しオピオイド（麻薬）による便秘を改善させる．ナルデメジンなど.
	ポリエチレングリコール	非吸収性のポリエチレングリコールに電解質を配合した下剤である．主に大腸内視鏡検査や大腸手術の前処置で用いられていたが，便秘症に対する治療薬として使用できるようになった．ニフレックなど.

2）副腎皮質ステロイド

炎症性腸疾患はその原因に異常な免疫応答があることが確認されており，ステロイドが有効である．重症度に応じて経口ないし経静脈的に投与される．また，注腸剤や坐剤があり局所投与も可能になっている．副作用の問題があり，初期に必要量を十分投与した後，漸減していき長期投与は避けるようにする．最近では局所作用型の副腎皮質ステロイドであるブデソニドを有効成分とする経口薬も発売されている.

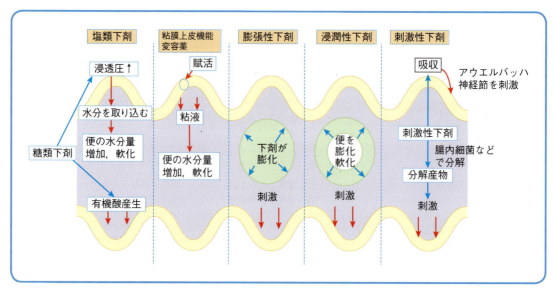

図Ⅱ-3-6 便秘薬の作用機序

3）生物学的製剤

炎症性サイトカインである抗TNFα抗体であるインフリキシマブ（レミケード®）やアダリムマブが代表的であり，これらの薬剤を使用すると症状を改善させるだけでなく，粘膜の状態を改善させることが可能である．これらの薬剤は，infusion reaction（急性輸液反応）というアレルギー反応を生じることがあり注意が必要である．現在では，ゴリムマブ（抗TNFα抗体薬），ベドリズマブ（抗$\alpha_4\beta_7$インテグリン抗体薬），ウステキヌマブ（抗IL-12/23抗体薬）など多数の抗体製剤やヤヌスキナーゼ阻害薬（トファシチニブ）なども使用できるようになっている．生物学的製剤は重篤な感染症，活動性結核，重度の心不全，脱髄性疾患には禁忌であり，またB型肝炎の再活性化にも注意する必要がある．

4）免疫調整薬

炎症性腸疾患ではTリンパ球の関与も明らかにされており，それらの活性を抑制するメルカプトプリン，そのプロドラッグであるアザチオプリン（イムラン®），シクロスポリンやタクロリムス（プログラフ®）なども使用される．

F 肝庇護薬

肝庇護薬とは，肝炎の活動性の指標であるAST，ALT値を低下させる目的で使用される薬である．AST，ALT値の上昇は肝臓の慢性炎症が持続していることを意味しており，これらの上昇は肝硬変への移行を早め，肝発がんのリスクを高めることが明らかになっている．ウイルス性肝炎に関しては

抗ウイルス治療を行うことが最良であるが，それらの治療ができない，または無効の場合に AST，ALT 値を基準値に維持する目的で使用される．非ウイルス性の慢性肝炎においても同様の目的で使用される．ウルソデオキシコール酸とグリチルリチン製剤が主に用いられる．

1）ウルソデオキシコール酸（ウルソ®）

胆汁酸は肝臓で作られて，胆管を通じて腸管に排泄され脂肪の吸収に関与しており，排泄された後は再び肝臓へ吸収されている（腸肝循環）．一部の胆汁酸（デオキシコール酸，ケノデオキシコール酸）は組織への障害性が強いことが知られている．ウルソデオキシコール酸は胆汁酸の一種であり，経口で投与されると，組織障害性の強い胆汁酸がウルソデオキシコール酸に置き換わり組織の障害が軽減される．また，ウルソデオキシコール酸には炎症性サイトカインを抑える働きがあることもわかってきている．

2）グリチルリチン製剤（強力ネオミノファーゲンシー®）

グリチルリチン酸は生薬である甘草に含まれている成分であり，細胞膜保護や抗炎症作用があるとされている．このグリチルリチン酸にシステインとグリシンを配合した注射剤が肝酵素を低下させるのに有効であり，慢性肝炎に対しては1日1回 40〜60 mL を週に 2，3回，静脈内もしくは点滴で投与される．経口薬も存在するが肝庇護効果は弱い．そのほかの肝庇護薬として小柴胡湯なども使用されていたが，インターフェロンとの併用が禁忌になったこともあり現在ではあまり使用されていない．

G　インターフェロン製剤

IFN：interferon

生体がウイルス感染を生じた際に免疫細胞が反応して作られるサイトカインの一種にインターフェロン（IFN）がある．この IFN を製剤化して多量に投与することで細胞性免疫を賦活化し，ウイルスの慢性持続感染や悪性腫瘍を治療する方法が IFN 治療である．とくに消化器分野では C 型，B 型慢性肝炎の治療に用いられている．

IFN 治療は宿主の免疫能を高めることによってウイルスや悪性腫瘍を排除するといういわば非特異的な治療法であり，その効果は個人差が非常に強い．また，投与によりインフルエンザなどのウイルス感染を生じたときと同じような状態変化を体にもたらすため副作用も多彩であり，重篤な副作用が出現する可能性もある．**表Ⅱ-3-8** に IFN 治療の副作用を示す．

1）C 型慢性肝炎に対する IFN 治療

DAA：direct acting anti-virals

C 型肝炎ウイルスが発見されて以降，その持続感染を治癒させることができる唯一の方法として1990年代から2014年まで広く行われてきた．しかし，上述したように副作用が多く，治療期間も 24 週以上と長いため，現在は直接作用型抗ウイルス薬（DAA 製剤）が主流となっている．

表Ⅱ-3-8　インターフェロンの副作用

時　期	副作用	具体的な症状
初　期	インフルエンザ様症状	発熱，悪寒，筋肉痛，食欲低下
中　期	神経症状 精神症状 皮膚症状 血液検査異常 循環器，腎疾患の症状 眼症状	知覚異常，手足のしびれ うつ症状 皮膚のかゆみ 白血球減少，貧血，血小板減少 不整脈，むくみ，腎障害 眼底異常
後　期	間質性肺炎 自己免疫疾患，甲状腺疾患 糖尿病，糖尿病の悪化	咳，息切れ 関節痛，皮疹，甲状腺機能低下 血糖値異常，高血糖

2）B型慢性肝炎に対するIFN治療

　B型慢性肝炎に対してもIFN治療は有効であり，核酸アナログ製剤が登場する以前は，ウイルスを減少させる唯一の方法として使用されてきた．C型肝炎ウイルスと異なり，完全にウイルスを消失させることはできないが，免疫賦活作用とウイルス増殖抑制効果が期待できる．後述する核酸アナログ製剤は長期間投与が必要なのに対して，IFN治療は治療期間が24～48週間に限定されるため若年者には使用しやすい．現在では抗ウイルス治療の適応があるB型慢性肝炎の初回治療時や，核酸アナログ製剤を中止する際の併用薬として使用されている（p.262,「治療」参照）．

H　核酸アナログ薬

　核酸アナログ製剤はB型肝炎ウイルスの複製過程において，核酸の合成を阻害してウイルスが増加することを抑制する薬である．2000年にラミブジンがはじめて登場したが，耐性ウイルスができやすい問題があり，その後改良され，現在ではエンテカビルとテノホビルが主に使用されている．
　核酸アナログ製剤は以下のような利点がある．
①経口薬である．
②副作用がほとんどなく，非常に強力にウイルス複製を阻害する．
③肝炎が沈静化し血中のウイルス量も感度以下にまで低下する．
④肝線維化を改善し，発がんを抑える．
　またデメリットは以下のとおりである．
①完全にウイルスの排除はできず，長期間服用し続けなくてはならない．
②途中で服薬を自己中断した場合にはウイルスの再増殖が生じて，急性肝炎や劇症肝炎を発症し致命的になることがある．

表Ⅱ-3-9　核酸アナログ製剤の種類と特徴

名　称	テノホビル (テノゼット®, ベムリディ®)	エンテカビル (バラクルード®)	ラミブジン (ゼフィックス®)
特　徴	●一番新しい ●抗ウイルス効果が高く, 耐性ができにくい ●妊婦にも投与可	●抗ウイルス効果が高く, 耐性ができにくい ●HIV患者, 妊婦には禁忌	●一番古くからある ●安全性が高い ●耐性ウイルスができやすい
選択の基準	●ほぼ全般に勧められる	●高齢者に最適	●急性肝炎のみ

表Ⅱ-3-10　主なDAA製剤とその特徴

名　称	グレカプレビル・ピブレンタスビル合剤 (マヴィレット®)	ソホスビル・ベルパタスビル合剤 (エプクルーサ®)
適　応	●慢性肝炎 ●代償性肝硬変	●慢性肝炎 ●代償性・非代償性肝硬変
特　徴	●慢性肝炎：8週間投与 ●代償性肝硬変：12週間投与 ●1日1回3錠同時に服用	●慢性肝炎, 肝硬変ともに12週間投与 ●1日1回1錠服用
副作用 注意点	●瘙痒感など, とくに重篤なものはない ●透析患者にも使用可能である ●非代償性肝硬変には使用できない	●腎障害, 心疾患には禁忌の場合がある ●透析患者には使用できない ●非代償性肝硬変にも使用できる

③催奇形の問題があり避妊が必要である(エンテカビル, ラミブジンの場合).

　表Ⅱ-3-9にB型肝炎ウイルスに対する核酸アナログ製剤の種類とその特徴を記載する. 核酸アナログ製剤は, 一度開始すると中止・中断がむずかしくなる薬である. 長期間の服薬における影響はまだ不明であり, B型肝炎患者のすべてに適応があるわけではない. 一般に, B型慢性肝炎で抗ウイルス治療適応がある場合, および肝硬変症例が適応になる(p. 262,「治療」参照).

┃ 直接作用型抗ウイルス薬（DAA製剤）

　C型慢性肝炎の治療は長年, IFNが中心であったが, C型肝炎ウイルスの増殖を直接阻害する薬が開発され, 直接作用型抗ウイルス薬（DAA製剤）と呼ばれている（表Ⅱ-3-10）.

　経口薬であり副作用はほとんどなく, 95％以上の患者でHCV感染を治癒できる非常に優れた薬である.

　複数のDAA製剤が登場したが, 現在はグレカプレビル・ピブレンタスビ

表Ⅱ-3-11　消化器がんにおけるがん化学療法の適応

がん	適応
食道がん	● stageⅡ，Ⅲに対する術前化学療法 ● stageⅣ，切除不能例に対する化学放射線療法
胃がん	● 術後補助化学療法（腫瘍再発予防目的） ● 根治切除不能進行・再発胃がんに対する化学療法
大腸がん	● 術後補助化学療法（治癒切除後の腫瘍再発予防目的） ● 根治切除不能進行・再発大腸がんに対する化学療法
胆道がん，膵臓がん	● 切除不能例（遠隔転移や局所進行）に対する化学療法
肝臓がん	● 肝外転移例，肝動脈塞栓術の不応例

ル合剤（マヴィレット®）とソホスブル・ベルパタスビル合剤（エプクルーサ®）が主に使用されている.

慢性肝炎から非代償性肝硬変までほぼすべてのC型肝炎患者に使用できる（**表Ⅱ-3-10**）.

J　抗がん薬

消化器疾患では，抗がん薬は，①進行・再発がんに対する薬物治療，②術前，術後の補助治療，③放射線治療などに組み合わせた集学的治療などに用いられる.消化器系の悪性腫瘍は，抗がん薬単独で治癒が期待できるものはあまり存在しないが，大腸がんでは延命が期待できる.抗がん薬の種類としては，細胞障害性抗がん薬（従来の抗がん薬），分子標的薬，免疫チェックポイント阻害薬などがある（p.103，「臨床で役立つ知識　抗がん薬の種類」参照）.

各消化器がんにおける化学療法の適応は**表Ⅱ-3-11**のとおりである.

消化器系の悪性腫瘍に限らず，抗がん薬の種類によって出現する副作用は異なるが，一般的には安全域が狭く副作用が不可避であり，投与後数ヵ月経ってから出てくる副作用もある（**表Ⅱ-3-12**）.したがって，治療するにあたり全身状態がよいことが条件であり，ECOGのパフォーマンスステータス（PS）基準でPS2よりもよい状態である必要がある.がんの進行状態や抗がん薬を使用する目的は各患者で異なるため，医師，看護師などの医療者と本人，家族が同席して情報を共有しながら治療方針が決定される（インフォームド・コンセント）.

ECOG：Eastern Cooperative Oncology Group

PS：performance status

表Ⅱ-3-12 抗がん薬の副作用の種類と発現時期

発現時期	種類
投与日	アレルギー反応，悪心・嘔吐，血管痛，発熱，血圧低下
投与後1週間以内	食欲不振，悪心・嘔吐，下痢，倦怠感
投与後1～2週間	白血球減少，血小板減少，口内炎，胃腸障害，倦怠感
投与後2～4週間	臓器障害，脱毛，皮膚の障害，手足のしびれ
投与後数ヵ月	間質性肺炎，うっ血性心不全

臨床で役立つ知識

抗がん薬の種類

分子生物学の進歩によりがん細胞の増殖や浸潤，転移などにかかわる特有の分子をターゲットに創薬された薬を分子標的薬という．従来の抗がん薬（細胞障害性抗がん薬）と比べて正常細胞への影響が少ないという特徴がある．分子標的薬には「小分子化合物」と「モノクローナル抗体」の2種類があり，小分子化合物は名称の最後にイブ（ib），モノクローナル抗体のほうはマブ（mab）と付けられる．免疫チェックポイント阻害薬は薬の種類としては分子標的薬と同類になるが，作用の標的が腫瘍細胞や患者自身のリンパ球上にある免疫チェックポイント分子であり，リンパ球を活性化させて腫瘍免疫を強化するという点が異なる．副作用も免疫関連の特殊なものが出現することがあるため，分子標的薬とは分けて分類されていることが多い．

従来の抗がん薬と分子標的薬，免疫チェックポイント阻害薬の違いを以下の表に示す．

表 従来の抗がん薬と分子標的薬，免疫チェックポイント阻害薬の違い

	作用標的	作用機序	生体への影響	対象
細胞障害性抗がん薬（従来のもの）	核酸，DNAタンパク合成	細胞障害	正常細胞にも影響する強い副作用が多い（表Ⅱ-3-12参照）	適応が認められているさまざまながん
分子標的薬	がん細胞の増殖や浸潤，転移にかかわる分子	細胞傷害増殖抑制	標的以外の影響は少ない標的する分子により異なる皮膚障害，手足症候群，下痢，口内炎，薬剤性肺炎，心機能障害など	乳がん，悪性リンパ腫，非小細胞肺がん，腎細胞がん，胃がん，大腸がん，肝がん，頭頸部がん，慢性骨髄性白血病，肉腫など
免疫チェックポイント阻害薬	腫瘍細胞やリンパ球に存在する分子（PD-1，PD-L1，CTLA-4など）	患者自身のリンパ球の活性化	免疫関連の副作用が出現することがある間質性肺炎，大腸炎，Ⅰ型糖尿病，肝炎，甲状腺機能障害など	悪性リンパ腫，非小細胞肺がん，腎細胞がん，胃がん，頭頸部がん，肝がんなど

3 手術療法

A 消化器手術とは

消化器疾患に対する手術療法はきわめて多岐にわたるため，内容別・方法別に整理するとわかりやすい（**表Ⅱ-3-13**，**表Ⅱ-3-14**）．ただし，1つの手術のなかで複数の手技が行われることも多い．

1）内容別

一般的には，消化器がんなどの悪性腫瘍に対する切除術がよく行われるが，悪性腫瘍の根治術としては，主病巣の切除に加えて転移（または転移疑いの）リンパ節の郭清も行う．良性腫瘍でも圧迫・出血・閉塞・破裂などの症状を有する症例では摘出術が適応になる．

腫瘍以外でも切除術が行われるが，なかでも，胆道結石症に対する胆嚢摘出術や胆管切開・胆管結石除去術が一般的である．腸閉塞では閉塞の原因となった癒着部の剥離や，重積や捻転部の解除などを行うが，壊死腸管の切除を要することも多い．腹部外傷では損傷部の修復術，摘除術が行われる．

IVR：interventional radiology

腹腔内出血や消化管出血では，インターベンショナルラジオロジー（IVR）（p.118参照）や内視鏡的治療が有効でない場合に外科手術が選択される．急性腹症のなかでも，腹膜炎や膿瘍に対しては，原因病巣の処理，膿瘍部の排膿，洗浄，ドレナージ（ドレーン留置を含む）が行われる．種々の原因による消化管や胆道の閉塞に対して，バイパスやストーマの造設が適応となることや，経口摂取障害に対して胃瘻・腸瘻を造設することも多い．

どのような手術を行うかについては，疾患の内容や検査結果，患者の状態などに応じて，術前に計画を立てて手術に臨むが，術中所見や状況に即して手術内容を変更することもあるため，注意が必要である．

消化器疾患の手術では，切除後に消化器再建を要することが多い．再建に用いる臓器は小腸をはじめ種々の臓器に及び，また再建方法も多様である．再建方法は術前に計画するが，やはり術中の所見によって変更されることがある．

2）方法別

予定された手術内容に応じて最適の手術方法が選択される（**表Ⅱ-3-14**）．

良性疾患では，整容性や疼痛軽減の目的から，鏡視下手術が選択されることが多い．悪性腫瘍のうち，早期がん症例では，鏡視下手術が選択されることが多くなっているが，進行がん症例では，根治性や手術難易度の点から，鏡視下手術でなく開腹術や開胸術が選択されることも多い．

手術方法についても，操作が困難になるなど手術中の状況に応じて変更される場合がある（例．コンバート）．

> **コンバートとは**
> 鏡視下手術の場合，病変の進行度や操作の困難さに応じて，手術中に開腹術や開胸術に切り替えられることがある．

表Ⅱ-3-13　主な消化器手術の種類（内容別）

切除術	病変部分を除去する．悪性腫瘍，良性腫瘍に対して行う場合が多い．
除去術	胆石などの結石や，異物（腹腔内，消化管内），血栓などを取り除く．
修復術	消化管穿孔や外傷の部分を修復する．大網による被覆などを併せて行うこともある．先天性消化管疾患やクローン病などに対して，胃腸の病的閉鎖部や狭窄部を修復する．各種ヘルニア（鼠径，腹壁，食道，横隔膜ヘルニアなど）の修復術も多い．
剝離術	癒着によるイレウスなどに対して癒着剝離を行う．
止血術	腹腔内出血，消化管出血などに対して，内視鏡的止血や IVR で止血できない場合に行う．
造設術	ストーマや胃瘻，腸瘻，バイパスなどを造設する．
ドレナージ術	腹膜炎や腹腔内膿瘍などに対して行う．腹腔内洗浄を併せて行う．
解除術	イレウスや腸捻転，腸重積などを解除する．
生　検	診断目的に病変の一部分を切除する．
切　開	膿瘍に対して排膿のために行う．痔瘻や肛門周囲膿瘍などでも行う．
再　建	切除後，臓器の欠損や欠失に対して，ほかの臓器を用いて補う．多数の種類・方法がある．
吻　合	通常，再建に際して行う．吻合の対象別に，消化管吻合，血管吻合などがある．吻合方法として，器械吻合，手縫い吻合などがある．
移　植	機能障害に陥った臓器を置換する．通常，罹患臓器の摘出後に再建を行う．肝臓移植，膵臓移植，小腸移植，多臓器移植などがある．

表Ⅱ-3-14　主な消化器手術の種類（方法別）

開腹術	消化器疾患の手術は，基本的に開腹下または腹腔鏡下で行う．
開胸術，開胸開腹術など	食道手術では，右開胸，左開胸，開胸開腹，頸部手術などが症例に応じて選択される．肝臓手術では右開胸を追加することがある．
鏡視下手術	ポート（またはトロッカー）を挿入し，腹腔鏡下や，食道手術では胸腔鏡下に行う．CO_2ガスを腹腔内に注入する気腹法が一般的（p. 108，「もう少しくわしく　鏡視下手術」参照）．
顕微鏡下（マイクロ）手術	臓器移植手術（肝・膵・小腸移植術など）など血管吻合を行う場合，咽頭がんで空腸を遊離移植する場合，形成外科による再建を要する場合などがある．
ロボット支援下手術	手術支援ロボットを用いて鏡視下に行う．精緻な手技が可能であるが，一部の施設，疾患に限定される．

第Ⅱ章　消化器疾患の診断・治療

表Ⅱ-3-15　目的・適応などからみた消化器手術の分類

手術適応からみた分類
- 絶対的適応：手術をしなければ生命の危険が予想される場合．悪性腫瘍や急性腹症など．
- 相対的適応：症状に対して内科的治療が有効でない場合，QOL改善目的に行う．炎症性腸疾患など．

腫瘍手術の根治性からみた分類
- 根治手術：腫瘍を完全に取り切ることを目指した手術．
- 姑息手術・緩和手術：腫瘍を取ることでなく，腫瘍による症状を緩和することを目指した手術．

腫瘍手術の切除度からみた分類
- 標準手術：ガイドラインなどであらかじめ定められている定型的な手術．幽門側2/3胃切除＋D2リンパ節郭清など．
- 拡大手術：腫瘍の広がりに応じて，広範囲に切除する手術．
- 縮小手術・機能温存手術：早期がんに対して，切除範囲を縮小する．同時に機能も温存する．

腫瘍手術による治癒度からみた分類
- 治癒切除：腫瘍が十分に取りきれていて，再発をきたす可能性が低いと見込める場合．
- 非治癒切除：腫瘍が完全には取りきれておらず，再発をきたす可能性が高い場合．
- 非切除：腫瘍がまったく切除できない場合．

手術の緊急性からみた分類
- 待機手術：予定手術ともいう．
- 緊急手術：緊急を要する手術．急性腹症など．
- 準緊急手術：早期の手術を要する場合．

手術野の汚染度からみた分類
- 清潔手術：術野の汚染がまったくない場合．
- 準清潔手術：術野の汚染が軽度の場合．術後感染を防ぐ目的で，予防的抗菌薬の投与を行う．
- 汚染手術：消化管内容などで術野が汚染された場合．抗菌薬の投与が必須となる．

手術の回数からみた分類
- 一期的手術：切除と再建などを1回で行う．
- 二期分割手術：上記が安全に行えない場合，切除と再建などを2回に分けて行う．

B　手術の目的・適応

　消化器手術は，手術の目的や適応，時期などからも分類される（**表Ⅱ-3-15**）．疾患の内容や重症度から，手術適応があるかどうか，絶対的適応か相対的適応かをまず決定する．また，緊急を要するのか，待機的に行うのかを判断する．時期に関しては，一度にすべての手術手技を行うのか，また分割して行うのかを決定する．

　悪性腫瘍の手術に関しては，根治術が可能かをまず判断し，根治が得られない場合，症状が強く保存的治療によっても改善が得られない場合は**姑息術**

3 消化器疾患の治療

もう少しくわしく｜ロボット支援下手術

内視鏡（腹腔鏡など）手術を支援するロボットを使用した手術．従来の内視鏡手術とアプローチ（皮膚に小孔を設けて器具を挿入する）は同じだが，本手術では術者が患部の3D映像を直接見ながら操作を行うため，従来の内視鏡手術ではむずかしい角度の視野確保や，ロボット専用の鉗子が人の手以上の可動域（360°）を備えていることから，より精緻な手術が可能となる．ロボットは3つの機器から成り立っており，術者はペイシェントカート（ロボット本体）についている鉗子やカメラをサージョンコンソール（操作台）で遠隔にて操作し，患者の脇に助手の医師や看護師がついて補助を行い，チームで協働しながら行う．

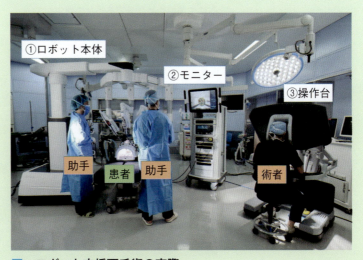

図　ロボット支援下手術の実際

> **胃がんの場合**
> 局所・領域にとどまっている胃がんが根治手術の適応となるが，全身に拡がった胃がんでも，閉塞や出血があれば，緩和手術の適応となる．

> **予防的抗菌薬**
> 施設ごとに投与方法の基準があるが，筆者の施設では，抗菌薬を皮膚切開時，その後は3～4時間ごとに術中追加投与し，24時間以内で終了している．

を考慮する．

　がんが通常の切除で取り切れる場合は標準手術を，切除範囲を拡大しなければ全切除できない場合は拡大切除を，切除範囲を縮小しても切除可能の場合は縮小切除を選択するが，おのおの利点と欠点があるので，標準手術以外を選択する場合は，慎重に手術内容を決定しなければならない．結果的に腫瘍が遺残なく切除できた場合は"治癒切除"，遺残がある（またはその可能性が高い）場合は"非治癒切除"と記述する．

　手術中に術野に細菌汚染が生じた場合，清潔手術でなく汚染手術となる．感染症など，術後の経過や管理に大きな差違が生じることが多いので，この区別は重要である．

　いずれの場合でも，手術は疾患の内容や患者の状態，予後，そのほかさまざまな因子を総合して判断する必要がある．また，術者の技量や施設の設備，患者の家庭環境（サポートの有無など）や社会的状況，その他の医学的状況

などの因子も考慮されなくてはならない．

> **もう少しくわしく　鏡視下手術**
>
> 消化器疾患に対する腹腔鏡・胸腔鏡下手術は，開腹術や開胸術に比較して，創部は小さいため（下図），術（直）後の疼痛は軽度であり，早期離床が可能であるなどの利点は多い．腹壁・胸壁破壊が軽度であるという点において低侵襲であり，開腹・開胸手技に伴う出血量や手術時間の面でも優れているとの報告は多い．しかし，鏡視下の手技は一般に高難度であり，術者の技量に左右されやすい．したがって，適応を厳密に選んだうえで，鏡視下手術の経験が豊かな術者が行えば，成績（とくに短期成績）は良好である．長期成績については，開腹術や開胸術と同等であるとの報告が多い．
>
>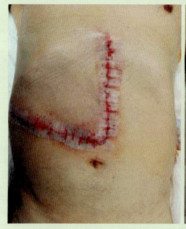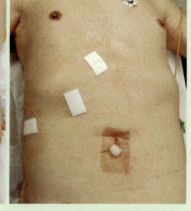
>
> 開腹下肝切除術における手術創　　　腹腔鏡下肝切除による小さな手術創

C 消化器手術の実際

1）共通する手技

　種々の手術が行われるが，ほとんどの臓器の手術に共通するのは下記の内容（進行順）である（表Ⅱ-3-16）．

　手術のステップごとにさまざまな手術操作が用いられる．

　手術の部位・内容・術式に応じて，皮膚切開の部位を選択し，同部位の皮膚消毒と術野のドレーピングを行う．開始前にタイムアウトを施行し，必要事項の確認を必ず行う．

　皮膚切開から開始して開腹または開胸を行い（鏡視下手術ではポート挿入を行う），腹腔内または胸腔内に到達するが，この際，再手術症例などでは壁側腹膜と臓側腹膜が癒着し，腹腔内などへの到達が困難な場合があるので，

表Ⅱ-3-16　一般的な消化器手術の手順

1. 手術に先立ち，タイムアウトを行う．
2. 皮膚切開：手術部位を消毒し，ドレープを貼付し，清潔野を保った状態で行う．
3. 術中検索：腹腔内の観察，病変部の確認，ほかの病変の有無を検索する．
4. 剝離・結紮・切除・切断：病変部を操作できるように必要な範囲の組織を露出し，血管を結紮・切離し，病変部臓器を切除・切断する．
5. リンパ節郭清：悪性腫瘍の場合，がんの転移（またはその可能性）のあるリンパ節の摘除も行う．
6. 止血：出血部位を確認し，結紮・凝固などにより行う．
7. 洗浄：温生理食塩水で術野を洗浄する．
8. 異物遺残の確認：閉腹前に，術野の直接確認と，器械・ガーゼカウントでの確認の両方を行い，閉腹後にX線検査で再確認．
9. ドレーン留置：出血の早期発見・貯留液のドレナージなどの目的に留置されることがある．
10. 創閉鎖：創洗浄も併せて行うことがある．
11. 創保護，ドレーンやチューブ類の固定．

内臓損傷をきたさないような注意が必要である．

　腹腔内に達したら，主病巣のみならず腹腔内全体にわたって検索を行い，術前の診断どおりであるかをまず確認し，続いて病変の状態・広がり，ほかの疾患の有無を確認する．

　続いて，手術操作に移るが，手術の各ステップでいくつもの手技が行われる．まず，すべての操作を行いやすくするために，最初に当該臓器を剝離，授動する．病変部を切除する際は，臓器に出入りする血管を結紮または凝固して切離した後に，臓器を切除する．切除操作は用手的に行う場合とステープラーなどの器械を用いる場合がある．切除の際に最も重要なのは，病変部を過不足なく切除することであり，腫瘍の遺残には十分に注意するとともに，一方で臓器機能の温存も図る必要がある．悪性腫瘍の際は，転移の可能性のあるリンパ節を郭清する必要があるが，広範囲のリンパ節をすべて摘除するのは困難であり，合併症の危険性もあるため，術前に画像診断などで郭清する範囲を決めておく．

　すべての操作において，止血はきわめて重要であり，操作ごとに出血部位を確実に止血することは，手術野をクリーンに維持し手術を正確に行い，また手術侵襲を抑えて後の合併症を予防するために必要である．

QOL：quality of life

　再建は多くの臓器切除操作に続いて行われるが，重要な点は，再建方法の適正な選択と，確実な再建操作である．患者の術後の生活の質（QOL）は，再建の良悪によって生涯にわたって影響を受けるためである．吻合・縫合不全の発生にはとくに注意する．

第Ⅱ章 消化器疾患の診断・治療

表Ⅱ-3-17 臓器ごとの主な術式

食道	食道亜全摘，食道部分切除，バイパス造設，食道離断
胃	幽門側・噴門側胃切除，胃全摘，胃部分切除，胃空腸バイパス，胃瘻造設
小腸	小腸切除，閉鎖部・狭窄部修復，バイパス・腸瘻造設，小腸移植
大腸	結腸（左・右）半切除，S状結腸切除，結腸部分切除，大腸全摘，直腸（低位・高位）前方切除，直腸切断，骨盤内臓全摘
肝臓	肝（左・右）葉切除，肝（外側・内側・前・後・3）区域切除，肝亜区域切除，肝部分切除，肝移植
胆道（胆嚢・胆管）	胆嚢摘出，胆管切開，胆管結石除去，胆管切除，膵頭十二指腸切除，胆管空腸バイパス，胆管ドレナージ
膵臓	膵頭十二指腸切除，膵体尾部切除，膵部分切除，膵全摘，膵管空腸吻合，膵移植

切除・再建が終了したら，腹腔内洗浄，ドレーン留置（必要な場合），異物遺残の確認をするとともに，術後出血をきたさないように再度止血を確認する．

最後に創閉鎖を行うが，術後に創部の離開や哆開，または腹壁瘢痕ヘルニアをきたさないような確実な閉鎖が求められる．そして，整容性にも留意すべきである．

2）臓器別術式

各臓器で行われる主な術式には**表Ⅱ-3-17**のものがあり，疾患や症例ごとに最適の術式が選択される．術式の名称は正式のものであり，カルテにはこれに沿った記載が行われる．

病変部位が複数臓器にまたがる場合は，それぞれの術式を組み合わせて行われる（例：進行胃がんに対する胃全摘＋横行結腸部分切除など）．また，おのおのの術式において，腹腔鏡下や胸腔鏡下で行われる場合，これを記載する（例：腹腔鏡下S状結腸切除など）．

D 手術の侵襲性・合併症・リスク・注意点

1）消化器疾患手術に共通する合併症

一般に術直後から疼痛，悪心，嘔吐などがみられることが多いが，表Ⅱ-3-18に示すような合併症が重要である．発症しやすい時期はおおよそ一定であるが，必ずしも時期のみでは判断できない．合併症の予防が最も重要であるが，発生した場合には早期発見と早期対処が肝要である．

2）各臓器手術に特有の合併症

上記の一般的な合併症に加えて，各臓器の手術に特有の合併症がある（**表Ⅱ-3-19**）．

一般に，拡大手術がなされた症例により多くみられる．肝不全や膵液漏，

表Ⅱ-3-18 主な合併症

術直後	
術中・術後出血	出血性ショックにいたることがある. 術中出血に対しては確実で愛護的な手術操作, 術後出血に対しては術中の確実な止血, 後出血の早期発見・早期対応が重要.
臓器損傷	術中の偶発的な臓器損傷による. 愛護的な手術操作による予防が肝要. 大腸切除時の尿管損傷など.

術後早期	
手術部位感染（SSI）*	創感染など. 汚染手術で高頻度に生じうる. ドレナージや洗浄, 創部再縫合などを行う. 創部哆開を合併することがある.
縫合不全	不完全な吻合などの機械的因子, 吻合部の血流不全（虚血, うっ血など）, 物理的な外力などが原因で生じる. 初期は保存的治療から開始するが, 重症度に応じて治療を選択する. 栄養管理も同時に行う.
腹膜炎, 膿瘍	縫合不全や胆汁漏, 膵液漏に続発して, または SSI として生じる. 治療はドレナージ術（経皮的または開腹下）が基本で, 抗菌薬投与も同時に行う.
術後イレウス・腸閉塞	術後は麻痺性イレウスを呈することが多い. 腸閉塞に対しては, イレウス管挿入など保存的治療から開始するが, 複雑性腸閉塞の場合は緊急手術を要する.
肺塞栓・血栓症	骨盤内手術・直腸手術で起こりやすい. 術前の深部静脈血栓症の存在に注意. 早期発見・早期治療がとくに重要.
感染症（SSI 以外）	とくに肺炎, 尿路感染, 血流感染（カテーテル関連感染）が多い. 敗血症にいたることがある. カテーテル類の早期抜去に努める.
消化性潰瘍	周術期ストレスによる. H_2ブロッカーやプロトンポンプ阻害薬などで予防する.
循環器合併症	心不全, 不整脈など.
呼吸器合併症	肺炎（誤嚥性を含む）, 無気肺, 胸水, 肺水腫など.

術後晩期	
機能障害・欠落症状	臓器の欠落や, 切除や剝離に伴う神経損傷による.
栄養障害	栄養の吸収や合成が阻害され, 体重減少や浮腫, 体力低下を生じる.
吻合部狭窄	消化管吻合, 血管吻合, 胆管吻合などで生じる. 通過障害で発症する. 拡張術を行うが, 再吻合を要することもある.
原病の再発	合併症ではないが, 鑑別診断として重要.

その他	
創部哆開, 褥瘡, 術後せん妄, 尿閉, 菌交代性下痢（薬剤関連性腸炎）, 皮下気腫（腹腔鏡下手術の場合）など.	

---

*手術部位感染（surgical site infection：SSI）とは？

SSI は手術後 30 日以内に手術操作の直接および部位に発生する感染と定義される. SSI はさらに発生する深さに応じて, 表層切開創 SSI, 深部切開創 SSI, 臓器/体腔 SSI に分けられる.

腹腔内出血, 肺炎などは重篤化しやすいため, 早期の対処が必要である.

3）管理の注意点

治療の成否において, 周術期の管理は手術と同程度に重要である.

①術 前

■手術リスクのチェック

● 循環器・呼吸器・糖尿病・腎機能障害などのリスクをチェックする. 高齢者が増加し, 全身の併存疾患が増加している.

表Ⅱ-3-19 臓器に特有の術後合併症

食道手術後	反回神経麻痺（誤嚥，嗄声，呼吸困難），肺炎
胃手術後	吻合部狭窄，ダンピング症候群などいわゆる"胃切除後症候群"，吻合部潰瘍，膵液漏，逆流性食道炎
小腸手術後	短腸症候群（残存小腸が短く十分な栄養吸収が困難になる）
大腸手術後	神経障害による排尿・排便障害，性機能障害
肝臓手術後	胆汁漏（ときに難治化），肝不全（ときに致命的になる），胸腹水貯留
胆道（胆嚢・胆管）手術後	胆汁漏，胆管狭窄（閉塞性黄疸），胆管炎，胆石発生
膵臓手術後	膵液漏，腹腔内出血（前者に続発することが多く，ときに致命的になる），膵内・外分泌不全（糖尿病や下痢など）

■患者情報
- アレルギーなど患者情報を確実に共有する．とくに，近年増加している抗凝固薬の服薬チェックは重要である．

■術前全身状態
- 術前の全身状態を手術までに可及的に改善させる．患者指導は個別化（禁酒・禁煙・栄養・運動など）が重要である．高齢者では術前の呼吸器リハビリテーションは有用である．

②手術中

■術前の確認
- 手術のインフォームド・コンセントの内容や手術同意書を確認しておく．手術計画のなかで，術式の選択のプロセスを理解する．

■直前のチェック
- 術直前に再度，手術部位を確認する．また，術中出血が予想される場合は輸血の準備や確認も行う．

■術中注意事項
- 術中は愛護的操作に努める．術中偶発症の発見に努める．異物遺残にはとくに注意する．

③術 後

■術後管理のポイント
- 合併症の予防，早期発見，早期対処・治療が最重要．適切なドレーンの管理を心がける（p.113,「もう少しくわしく 術後のドレーン管理」参照）．
- 早期離床や，カテーテル（血管内，尿道）の早期抜去に努める．近年は，ERAS*を活用することが多い．
- 高齢者は予備能が低いので，合併症を生じると重篤になりやすい．
- 手術療法ががんの集学的治療*の一環として行われている場合，ほかの治

---

*ERAS（early recovery after surgery）とは？

術後の早期回復，入院期間の短縮を目指して，エビデンスをもとに作成した，周術期管理のプロトコールをさす．

高齢者に多い合併症

術後精神障害（とくにせん妄），呼吸器合併症，心不全，腎障害，電解質異常，感染症．

---

*がんの集学的治療

がんの手術療法の前や後に放射線療法や化学療法を行うなど，複数の治療法を組み合わせて根治性を高めようとする方法．

療により術後の回復が障害されることがあるので注意する.

> **もう少しくわしく　術後のドレーン管理**
>
> ドレーンの目的によって管理は異なるが，ドレーンが有効に作動しているか，屈曲や閉塞，目詰まり，逸脱，抜去，接続の不具合などはないか，排液の量や性状に変化はないか，ドレーン挿入に伴う疼痛や運動制限，挿入部皮膚の異常はないかを観察する．逆行性感染や臓器損傷，離床の妨げなどのリスクがあるため，不要と判断された時点で可及的早期にドレーン抜去することが重要．

4　内視鏡治療

A　内視鏡的止血術

　内視鏡を用いて消化管の出血部位を止血する方法である．一般的には改変フォレスト（Forrest）分類のⅠ，Ⅱa型（**表Ⅱ-3-20**）が適応になる．以下のような方法があり，出血している状況により使い分けられている．治療法による効果に大きな差はないとされているが，クリッピング止血法は再出血の予防に有用で，局注法は単独ではなくほかとの組み合わせがよいとされる．

1）局注法

- 純エタノール局注法：出血血管の周囲に純エタノールを局注することでその脱水，固定作用を利用し，血管を収縮させ血栓を形成し止血させる．

表Ⅱ-3-20　改変フォレスト分類

Ⅰ	活動性出血 a　噴出性出血 b　湧出性出血
Ⅱ	出血の痕跡を認める潰瘍 a　非出血性露出血管 b　血餅付着 c　黒色潰瘍底
Ⅲ	きれいな潰瘍底

［Kohler B, Riemann JF：Upper GI-bleeding—value and consequences of emergency endoscopy and endoscopic treatment. Hepatogastroenterology **38**：198, 1991 より引用］

HSE：hypertonic saline–epinephrine

- 高張食塩水エピネフリン（HSE）局注法：エピネフリンの血管収縮作用と高張食塩水による組織の膨化作用にて血栓を形成させて止血する．

2）機械的止血法
- 内視鏡的クリッピング止血法：出血している部位を特殊なクリップで挟んで止血する方法．出血している血管が存在している場合などに有効．

3）熱凝固法
- 高周波焼灼止血法：出血している血管を鉗子で挟んで，高周波で焼灼する方法．潰瘍などの表面に血管が露出している場合に行われることが多い．
- ヒータープローブ法：発光ダイオードを内蔵したプローブを出血部位に接触させて止血する．

APC：argon plasma coag-lation

- アルゴンプラズマ凝固法（APC）：イオン化されたアルゴンガス（アルゴンプラズマ）と同時に高周波数を放電することにより，広範囲に浅く表面を焼くことで止血する．粘膜からのじわじわした出血などに有効．

4）薬剤散布法
　トロンビン液，アルギン酸ナトリウム粉末，フィブリノーゲン液などの散布，噴霧を行う．広い粘膜面からのびまん性出血やほかの内視鏡的止血処置の補助，併用で行う．

B　消化管がんに対する内視鏡的治療，粘膜切除術

　消化管がんに対する内視鏡的治療の基本原則は，リンパ節転移の可能性がほとんどなく，腫瘍が一括で切除できることである．絶対的適応は「2 cm 以下の肉眼的粘膜内がんと診断される分化型がんで，肉眼型は問わないが潰瘍病変はない」場合である．

1）ポリペクトミー
　隆起性病変に対して，スネアを用いて病変の茎部を絞扼して，高周波電流にて摘除する方法である．

EMR：endoscopic muco-sal resection

2）内視鏡的粘膜切除術（EMR）
　粘膜下層に専用液を局注し，膨隆させてからスネアで病変を摘除する（**図Ⅱ-3-7**）．局注液としてヒアルロン酸ナトリウム（ムコアップ®）が使用される．一括切除できるのは 2 cm 程度までの病変である．

ESD：endoscopic submu-cosal dissection

3）内視鏡的粘膜下層剥離術（ESD）
　高周波ナイフを用いて病変の周囲を切開，その後病変の粘膜下層を剥離して切除する方法である．病変の大きさや場所を問わず確実に一括切除ができる．出血や穿孔などのリスクは高まる．胃がんに関してはリンパ節転移のリスクがきわめて低いと考えられる条件が明らかとなってきており，適応が拡大されてきている．適応拡大の条件としては，粘膜内がんであれば，①分化型で潰瘍所見がない 2 cm より大きい病変，②分化型で潰瘍所見を伴うが 3

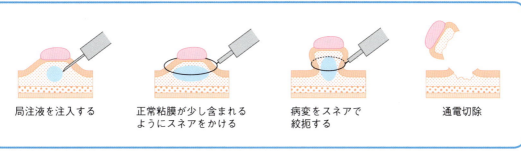

図Ⅱ-3-7　EMRの手技

cm以下の病変, ③未分化型で潰瘍所見がない2cm以下の病変などである. また, 粘膜下浸潤がんであれば, 浸潤の深さが500μmまでの3cm以下の病変では, ESDが適応される場合がある.

食道がんもESDが施行されるが, 切除後の狭窄が問題となるため, 切除範囲が食道壁の3/4周までの病変の場合に適応になる. 十二指腸がんは内視鏡の操作性と粘膜下層のスペースの問題がありESDの適応は限定的である. 大腸は屈曲やヒダを伴っており, 壁も薄いため手技的難易度が高く, 慎重に適応が検討される.

LECS: laparoscopy endoscopy cooperative surgery

4）腹腔鏡内視鏡合同胃局所切除術（LECS）

内視鏡治療と腹腔鏡下手術の合同手術のことで, 内科と外科で協力して行う手術のことである. 全身麻酔下で腹腔鏡を挿入した状況で, 胃の中に内視鏡を挿入して腫瘍の周囲を切開し, 腹腔鏡側から切除と縫合を行うことで切除範囲を最小限にすることができる. 胃の粘膜下腫瘍や十二指腸の腫瘍などによく行われている.

C 食道・胃静脈瘤に対する内視鏡的治療

肝硬変の死因の3大原因の1つは食道静脈瘤破裂であったが, 内視鏡的予防治療の発達によって吐血例は減少してきている（p.141参照）.

1）内視鏡的食道静脈瘤硬化療法（EIS）

EIS: endoscopic injection sclerotherapy

EO: ethanolamine oleate

AS: aethoxysklerol

内視鏡を用いて食道静脈瘤に直接薬剤を注入する方法である. 注入液として静脈瘤の血管内に注入する5％エタノールアミンオレアート（EO）と周囲に注入する1％エトキシスクレロール（AS）がある. 一般的にはEOを血管内に注入し静脈瘤と供血路を閉塞させる. その後残存する細血管をASの血管外注入で消失させる方法で行われる. 供血路まで治療できるため再発が少ないが, 肝機能に影響を与えるため, 高度肝障害を有する症例には適応外となる（図Ⅱ-3-8）.

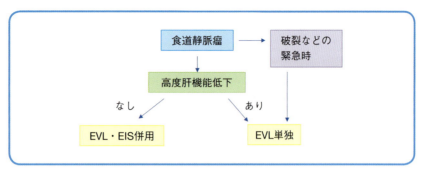

図Ⅱ-3-8　食道静脈瘤の内視鏡治療選択基準

2）内視鏡的食道静脈瘤結紮術（EVL）

EVL：endoscopic variceal ligation

内視鏡を用いて，食道静脈瘤を弾性バンド（Oリング）で結紮することで血行を遮断し，静脈瘤を縮小，消失させる方法である．手技が容易であり，破裂時の緊急止血に用いられる．また肝機能への影響も少ないため高度肝障害症例でも施行可能である．しかし，EVL単独では高率に再発するため，肝機能が許せばEISとの併用が行われている．

3）組織接着剤注入法

胃静脈瘤に対しては，出血症例には組織接着剤（ヒストアクリル）を直接穿刺して注入する方法が行われている．止血率は90％と高く，出血例に関しては第一選択である．待機・予防例ではバルーン下逆行性経静脈的塞栓術（BRTO）が行われている．

BRTO：balloom occluded retrograde transvenous obliteration

D　胆・膵疾患に対する内視鏡的治療

ERCP：endoscopic retrograde cholangiopancreatography
EST：endoscopic sphincterotomy

当初は診断手技として行われていた内視鏡的逆行性胆管膵管造影（ERCP）が治療目的として行われるようになり，内視鏡的乳頭括約筋切開術（EST）が導入されて以後は，胆管結石の排石や胆管ドレナージの手技として一般的になっている．

1）総胆管結石治療

通常のERCPに準じて胆管造影を行い，胆石の大きさ・数・位置を確認し，ESTなどの乳頭処置を行う．その後バスケットカテーテルやバルーンカテーテルを用いて結石を除去する．

2）胆管ドレナージ

ERCPを行い狭窄の部位，長さを評価し，ガイドワイヤーを入れて狭窄部を越える．ガイドワイヤーに沿わせて狭窄部を越えてチューブを挿入する．

胆管炎の場合は，経鼻的に体外へ胆汁を排泄する．また，ステントを留置する場合にはプラスチックと金属があり，メタリック（金属）ステントのほ

表Ⅱ-3-21　PEG の適応

1．嚥下・摂食障害
● 脳血管障害，認知症などで自発的に摂食できない．
● 神経・筋疾患で摂食できない．
● 頭部・顔面外傷で摂食困難
● 咽喉頭，食道，噴門部狭窄や食道穿孔

2．くり返す誤嚥性肺炎

3．炎症性腸疾患

4．減圧治療（幽門狭窄や上部小腸狭窄）

うが開存期間が長いがいったん挿入すると抜去は不可能になるため，一般的には切除不能の悪性腫瘍の場合に用いられる．

3）慢性膵炎に対する治療

膵石除去，膵管狭窄に対するステント留置などが行われる．

これらの手技は ERCP 下で行われるため，偶発症として膵炎が重要である．重症化すると致死的になる可能性があるため，術後 3，4 時間後の膵酵素の上昇を評価する．また必要に応じて CT を行い，早期診断・治療に努める．

PEG：percutaneous endo-
scopic gastrostomy

E　経皮内視鏡的胃瘻造設術（PEG）

腸管機能が保たれている場合には経腸栄養が望ましいが，経鼻胃管は鼻腔から咽頭を通過するため，苦痛を伴い自己抜去の原因となる．一般的には 4 週間以上の経腸栄養が必要な場合には胃瘻を造設する方法が検討される．外科的な開腹胃瘻造設術に比べて手技が簡便で侵襲が少なく，経済性も優れている．

①適　応

嚥下・摂食障害，くり返す誤嚥性肺炎，炎症性腸疾患で長期経腸栄養が必要な場合，幽門や小腸の狭窄症例などに適応になる（**表Ⅱ-3-21**）．

②方　法

pull/push 法や introducer 法などがあるが，pull/push 法はカテーテルが咽頭部を通るため感染を生じやすい．introducer 法は挿入できるカテーテルの径が細い，逸脱の危険性があるなどの欠点がそれぞれ存在する．現在は introducer 変法が主流である（**図Ⅱ-3-9**）．

introducer 変法は，内視鏡を挿入し胃を膨らませてから胃瘻を造る場所を確認し，胃壁固定を行った後に皮膚切開を行い，ガイドワイヤーを胃内に挿入する．ガイドワイヤーを残して針を抜去し，ガイドワイヤーに沿わせてダ

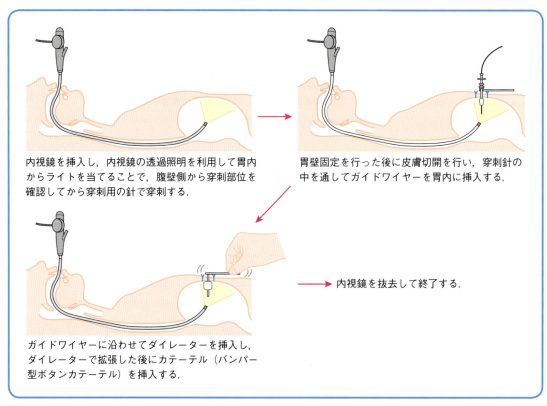

図Ⅱ-3-9　胃瘻の造設術：introducer 変法

イレーターを挿入する．その後ダイレーターを抜去しガイドワイヤーに沿わせてカテーテルを胃内に挿入する．

③偶発症

急性期には瘻孔周囲の炎症，腹膜炎，出血，誤挿入，チューブの逸脱，自己抜去，胃潰瘍，胃食道逆流による誤嚥性肺炎など．慢性期では皮膚潰瘍，自己抜去，バンパー埋没症候群，カンジダ性皮膚炎，不良肉芽，チューブ交換時の腹膜炎など．

IVR：interventional radiology

5　インターベンショナルラジオロジー（IVR）

IVR とは放射線診断技術を治療に応用したものであり，X 線透視像や血管造影像または超音波画像や CT 像などをみながら体内にカテーテルや針などを入れて，外科的手術なしで病気を治療する方法の総称である．

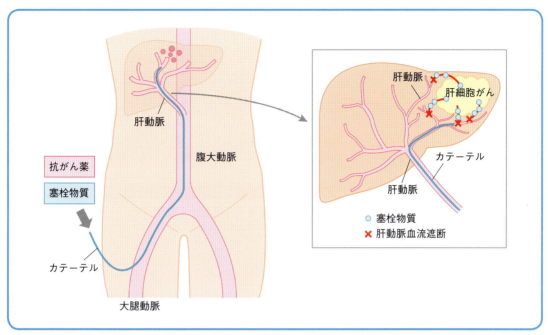

図Ⅱ-3-10　経皮的肝動脈化学塞栓術（TACE）

TACE：transcatheter arterial chemoembolization

A　経皮的肝動脈化学塞栓療法（TACE）

　肝細胞がんに対する標準治療法の1つであり，肝動脈から栄養血管を引き込んで増大する肝細胞がんの特徴を利用して，抗がん薬を塞栓物質とともに動注する．抗がん薬による抗腫瘍効果と栄養血管の塞栓による阻血効果を狙った治療法である（図Ⅱ-3-10）．

①適　応

　肝臓内に3個以上，もしくは3 cm以上の腫瘍が存在し，肝切除ができない場合に選択されることが多い．治療前に最低限の肝機能が保たれている必要があり，肝障害度（またはチャイルド-ピュー［Child-Pugh］分類）AまたはBであることが条件である．肝障害度とチャイルド-ピュー分類に関してはp.269，p.278を参照．

> **臨床で役立つ知識**
> **肝障害度とチャイルド-ピュー分類**
>
> どちらも肝予備能の指標である．肝障害度は日本の独自の指標であり，判定にはインドシアニングリーン（ICG）試験をする必要がある．欧米ではチャイルド-ピュー分類を使うのが一般的である．原発性肝がんの治療選択の際にはどちらを使用してもよいとされている．

ICG：indocianine green

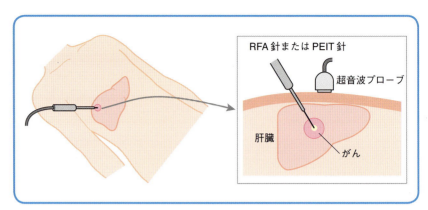

図Ⅱ-3-11 経皮的局所療法（肝細胞がんに対する）

②方　法

　大腿動脈を局所麻酔下に穿刺してガイドワイヤーを挿入し，それに沿わせた形でカテーテルを挿入する．カテーテルを肝動脈に進め，造影して腫瘍の栄養血管を同定し，さらにその栄養血管内に選択的に細径カーテルを挿入する．抗がん薬は一般的にはリピオドール®（造影剤）と混和してカテーテルから栄養血管内に動注し，続いてゼラチンスポンジの細片を入れてその血管を塞栓させる．近年ではリピオドール®とゼラチンスポンジの代わりに抗がん薬を含浸することのできる薬剤溶出性ビーズ（DEB）＊を用いる方法も普及してきている．

*DEB-TACE (drug-eluting beads-transarterial chemoembolization)
薬剤溶出性ビーズを用いたTACEのことを従来のTACEと区別するためにDEB-TACEと呼ぶ．抗がん薬をあらかじめこのビーズに含浸させてから塞栓に使用する．がんの部分に溜まったビーズから抗がん薬が徐放性に放出されるしくみである．

RFA：radiofrequency ablation

B 肝細胞がんに対する経皮的局所療法

　超音波ガイド下に肝細胞がんに直接針を穿刺し，薬物（エタノール）を注入したり，マイクロ波やラジオ波を照射して治療する方法である．

1）経皮的ラジオ波焼灼療法（RFA）

①適　応

　一般的には，腹部超音波で検出可能な3cm，3個以内の肝細胞がんで，肝障害度（またはチャイルド-ピュー分類）AまたはBである場合に適応になる．また，腫瘍が肝内の太い脈管や心臓，胃，腸などに隣接していない場合が望ましい．胆管拡張がある場合は胆管炎を生じるリスクが高く禁忌である．マイクロ波の電極を刺入して治療する場合は，マイクロ波凝固療法という．

②方　法

　超音波画像で穿刺部位を決め，局所麻酔を施行後にRFAの電極針を肝内に刺入する（図Ⅱ-3-11）．通電し焼灼した後に止血し，抜去する．周囲臓器の損傷リスクがある場合には人工的に腹水や胸水を注入して施行する．

③偶発症

局所麻酔のアレルギー，出血，肝膿瘍，肝梗塞，門脈血栓，腸管などの隣接臓器の損傷など．

PEIT：percutaneous ethanol injection therapy

2）経皮的エタノール注入療法（PEIT）

経皮的に細い注射針を肝細胞がんに直接刺入し，エタノールを注入することでがん組織を凝固壊死させる治療法である．マイクロ波やラジオ波の電極が登場するまではこの治療法が主流であった．手技がより簡便であるが一度に治療できる範囲が小さく，日を変えてCTなどで残存部位を確認しながら何回もくり返し行わなければならない点と，エタノールの注入では十分壊死が得られず再発しやすい点があり，現在では血管の近傍などRFAが困難もしくはリスクの高い部位に行われることが多い．

PTGBD：percutaneous transhepatic gallbladder drainage
PTCD：percutaneous transhepatic cholangio drainage

C 経皮経肝的胆嚢ドレナージ（PTGBD）・経皮経肝的胆管ドレナージ（PTCD）

急性胆嚢炎や閉塞性黄疸などで内視鏡的に胆道ドレナージが不可能な場合に，経皮経肝的に胆嚢もしくは胆管を超音波ガイド下で穿刺して，ドレナージチューブを挿入する方法である．体外にドレナージチューブが出る形となり，QOLの問題や自己抜去の問題がある．

6 放射線治療

固形がんに対する治療の基本は手術，放射線治療，薬物療法であり，とくに根治を目的とする場合は手術か放射線治療が中心になる．一般的には腫瘍を完全に照射範囲に収めて，1回2Gy前後で総線量が60〜70Gyで行われることが多い*．各種固形がんで照射方法は異なっており，主に消化器がんに対する方法を記載する．

*Gy（グレイ）
放射線の吸収線量を示す単位であり，放射線から与えられたエネルギー量を表している．そのほかには，Sv（シーベルト）という単位も用いられるが，これは人体組織に対する影響を表している．一般に放射線治療の際にはGyが用いられる．

1）食道がん

従来は切除不能症例に放射線療法が行われていたが，近年では表在がん，局所進行がんにおいて薬物療法との併用で行われることも多い．一般には放射線単独で60〜70Gy/30〜35回/6〜7週，化学放射線療法では60Gy/30回/6週で行われることが多い．

合併症として放射線皮膚炎，放射線食道炎，放射線肺臓炎など．食道炎はほぼ必発である．晩期には食道穿孔，出血，甲状腺機能低下症などが生じることもある．

2）直腸がん

直腸がんの第一選択は手術であるが，①術前，術後の補助療法，②切除不

能，局所再発例における除痛や延命，などを目的として放射線治療が行われる．薬物療法との同時併用が標準的である．

術前照射の場合40〜50 Gy/20回/4〜5週，術後照射の場合50 Gy/25回/5週が標準的な照射方法である．肉眼的病変の残存や局所再発の場合には，50 Gyの時点で極力腸管を照射体積から外し，60 Gy程度まで追加することがある．

合併症として下痢，膀胱炎，肛門痛，皮膚炎，晩期合併症として頻尿，頻便，瘻孔形成，腸閉塞，潰瘍形成など．

3）肛門がん

扁平上皮がんであり放射線の感受性が良好であるため，化学放射線療法が欧米では第一選択となっている．肛門括約筋を温存できるメリットがある．化学放射線療法の場合は，36 Gy/20回/4週程度，放射線単独治療の場合には45 Gy/25回/5週程度の照射を行う．

合併症として急性期には皮膚炎，粘膜炎など．晩期合併症は便失禁，腸管狭窄，慢性下痢，骨盤痛，瘻孔形成，膀胱障害など．

4）肝細胞がん

肝細胞がんの標準治療は手術切除，経皮的局所治療，肝動脈化学塞栓療法である．放射線治療は切除不能肝細胞がんにおける局所療法として，もしくはほかの治療法で制御困難な場合の集学的治療法の1つとして行われることが多い．

通常は50 Gy/25回/5週程度の分割照射が行われる．最近では定位放射線療法が発達し，40 Gy/5回の照射でRFAや手術に匹敵する局所コントロールが得られる場合もある．

急性期の合併症は放射線肝障害，胆道狭窄によるうっ滞性胆管炎など．

5）胆道がん・膵がん

胆道がんでは手術が唯一の根治的治療であるが，手術不能例に対して行われることがある．膵がんではフルオロウラシル（5-FU®）と併用した化学放射線療法が切除不能進行例に行われることがある．線量はいずれも50 Gy程度であることが多い．

臨床で役立つ知識

定位放射線治療と粒子線治療

定位放射線治療とは，少ない線量の放射線を多方向から病巣に対して照射し，病巣部にピンポイントに集中させる方法である．通常の放射線治療よりも周囲の正常組織の放射線被曝を減少させることができる．

粒子線治療（陽子線治療や重粒子線治療）とは，陽子や重粒子（炭素イオン）などの粒子放射線のビームを病巣に照射する治療である．これらの粒子線は放射線と異なり，エネルギーを放出する場所を調整することができるため，病巣のみに効率よく線量を集中することができる．

4 消化器系の機能障害を有する患者の看護

1 嚥下機能が障害された患者への看護

嚥下機能が障害された患者は十分な食事の摂取ができず必要な栄養が不足する，誤嚥による呼吸器合併症を引き起こすなど身体的な影響を受ける．また，患者は食事を味わう楽しみがなくなったり，食事に対する恐怖心をもつこともある．さらに，食事を介した家族・知人との交流やコミュニケーションが減少するなど，心理・社会的な影響を受ける．そのため，嚥下機能の障害が患者の生活に及ぼす影響について身体面，心理・社会面から理解し，生活の質の維持・向上を目指して支援することが求められる．

嚥下機能が障害される要因は**表Ⅱ-4-1**に示すとおり，食物の通過障害，食道の蠕動運動の低下，嚥下にかかわる神経の障害など多岐にわたる．看護師は患者の嚥下機能障害の要因とその程度をアセスメントし，嚥下機能に合わせて支援する．

嚥下機能が障害された患者への看護のポイントとして，嚥下機能の回復を促す支援，嚥下機能に合わせた食形態と食べ方の調整，栄養管理，心理・社会的支援が挙げられる．その具体的方法および根拠・理由を**表Ⅱ-4-2**に示す．また，胃瘻（**図Ⅱ-4-1**）を造設した患者への看護のポイントは，多職種からなるチームによる栄養管理方法の検討，胃瘻カテーテル挿入部および瘻

表Ⅱ-4-1 嚥下障害の要因

要因	原因となる疾患・治療
食物の通過障害	**疾患**：舌がん，咽頭がん，喉頭がん，食道がん，口内炎など **治療**：手術療法（舌がんによる舌の欠損，咽頭・喉頭がんの喉頭摘出，食道がんの吻合部狭窄），放射線療法（粘膜炎）など
蠕動運動の低下や変化	**疾患**：食道アカラシア，胃食道逆流症など
神経や筋肉の働きの低下	**疾患**：脳血管疾患による麻痺，重症筋無力症，筋萎縮性側索硬化症など **治療**：手術療法（喉頭がんや食道がんの術後反回神経麻痺）など

表Ⅱ-4-2 嚥下機能が障害された患者への看護のポイント

看護のポイント	具体的な方法	根拠・理由
嚥下機能の回復を促す支援	●術前（診断後から手術までの間）に，手術で予測される機能障害に応じた嚥下機能訓練を開始する [食道がんや頭頸部がんの手術] 舌骨上筋群など喉頭挙上にかかわる筋の強化を目的とした訓練を行う[1]	手術後は手術創の疼痛などで効果的に訓練が実施できないため 術式により喉頭挙上不全が予測されるため
	●術後は，新たな食行動の獲得に向けた取り組みを患者とともに検討する ●取り組みによる変化を患者と共有し，継続する意欲や自信をもてるようにかかわる	継続的な機能訓練への取り組みには，患者が自分の行動に自信をもてるように自己効力感を高めることが重要であるため[2]
嚥下機能に合わせた食形態と食べ方の調整	●嚥下に関するどの機能が障害されているか（口腔や咽頭の障害か，食道の障害か）により食形態を選択する [舌がん，下咽頭・喉頭がんやその手術] ポタージュ程度の流動物から開始する [食道がんの手術] とろみをつけ咽頭への流入速度を下げる	口腔や咽頭の機能が障害され，食塊形成や食道への送り込みが困難となるため 喉頭挙上不全が生じるため
	●嚥下機能に合わせた食べ方について指導する [食道がんの手術や放射線療法] 嚥下時につかえ感や痛みが生じる場合は，通過しやすいように，少量ずつ十分に咀嚼して食べる，軟らかい食材を選ぶなど工夫する ●必要な栄養素を摂取できるように分割した食べ方や栄養補助食品の活用などを説明する	術後は吻合部狭窄や瘢痕狭窄など食道内腔狭窄によるつかえ感が生じる場合や，放射線治療では粘膜の炎症に伴う痛みが生じる場合があるため よく咀嚼する，むせやつかえ感が生じて食事を中断するなどの嚥下機能障害により1回の食事時間が延びると，少量の食事で満腹感を感じて食事を中止することから栄養摂取量が低下するため
栄養管理	●体重の変化，食事摂取量，身体所見，血液検査データから栄養状態を評価する ●嚥下機能障害が改善するまでの間の栄養投与経路を検討する	必要な栄養素が摂取できないと，創傷治癒遅延や感染症の発症リスクが高まるため
心理・社会的支援	●患者の食事に伴う苦痛や食事への思いを確認し，苦痛が生じている場合は食形態や食べ方の調整などタイムリーに対応する	飲水や摂食によるむせや痛みなどの症状は苦痛の感覚や病状の悪化を想起し，食事への恐怖感から摂取を控えることがあるため
	●家族にも情報を提供し，患者に必要な取り組みを共有する	患者の食事にかかわる家族も，患者の食事や療養生活に関する情報を必要としているため

［出典：[1]安藤牧子：日本リハビリテーション医学会誌, **58**：884-889, 2021, [2]Bandura A：Health promotion by social cognitive means. Health Educ Behav **31**（2）：143-164, 2004］

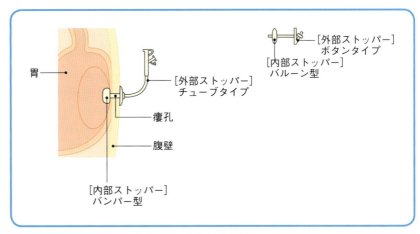

図Ⅱ-4-1　胃瘻の構造とカテーテルの種類
胃瘻とは体外から胃に連結する瘻孔のことである．
胃瘻カテーテルには種類があり，体表側（外部ストッパー：ボタンタイプ/チューブタイプ）と胃内腔側（内部ストッパー：バルーン型/バンパー型）の構造が異なる．

表Ⅱ-4-3　胃瘻を造設した患者への看護のポイント

看護のポイント	具体的な方法	根拠・理由
多職種からなるチームによる栄養管理方法の検討	●医師，看護師，薬剤師，管理栄養士，言語療法士など多職種で嚥下機能と栄養状態のアセスメントを行い，栄養投与経路を検討する	異なる専門性をもつ職種がかかわり，それぞれの専門性を活かした多角的な視点で患者に適した支援を選択するため
胃瘻カテーテル挿入部および瘻孔部周囲の皮膚障害の予防と早期発見	●1日1回，胃瘻カテーテルを回転させ，可動性と外部ストッパーと皮膚との間の適度な緩み（1 cmほど）を確認する ●瘻孔部周囲の皮膚を観察する ●栄養剤の漏れがある場合は栄養剤投与速度の減速や半固形栄養剤への変更を検討する	造設後の瘻孔からの感染，栄養剤の漏れによる皮膚炎が生じることがあるため
消化器合併症の予防と対処	●栄養剤や投与器具は適切に消毒，交換を行う ●下痢が生じた場合は，栄養剤の投与量，投与速度，温度，濃度を調整する	不衛生は細菌感染による下痢の原因となるため

孔部周囲の皮膚障害の予防と早期発見，消化器合併症の予防と対処が挙げられる．その具体的方法および根拠・理由と詳細を**表Ⅱ-4-3**に示す．

第Ⅱ章 消化器疾患の診断・治療

2 消化・吸収機能が障害された患者への看護

　消化・吸収機能が障害された患者は，腹痛や下痢などの症状が食事やストレスといった日常生活と密接にかかわって出現するため，治療上，生活習慣や生活スタイルの変更を余儀なくされる．これまでの生活を変更することは患者にとって決して容易なことではなく，困難や負担を伴う．看護師は患者の抱える困難や負担を理解したうえで，変更の必要性を患者が理解，納得できるように説明する．また，症状がいったんは治まっても再発・再燃する場合が多いため，継続的に患者の状態や状況を観察し，異常の早期発見・早期対処に努める．また，患者が自身の生活の中に療養を組み込み継続していく必要があるため，一方的な指導ではなく，患者とともに生活を振り返り，継続可能な方法を検討する．若年の患者も多いため，症状や療養のために人とのつきあいを避けたり，就学や就労，結婚や妊娠などのライフイベントを諦めたりすることのないように患者の社会生活の維持に向けて支援する．

A 心因性による消化器系の機能障害のある患者への看護

　心因性による消化器系の機能障害を引き起こす疾患の代表例として，**機能性ディスペプシア**と**過敏性腸症候群**が挙げられる．いずれも器質的病変がないにもかかわらず，機能性ディスペプシアでは食後のもたれ感や早期の満腹感，心窩部痛などの上部消化器症状，過敏性腸症候群では腹痛や下痢，便秘などの下部消化器症状がみられる（p.166，p.213参照）．いずれも症状の出現には心理的・社会的因子が関与することが知られている．心因性による消化器系の機能障害のある患者への看護においては，心理的支援に加え，生活習慣改善に向けた支援，合併症の早期発見・早期対処が重要である．それぞれの看護のポイントとその根拠・理由を**表Ⅱ-4-4**に示す．

B 難治性の炎症性腸疾患のある患者への看護

　難治性の炎症性腸疾患には主に**クローン病**と**潰瘍性大腸炎**が含まれる（p.181，p.186参照）．いずれの疾患も消化管に炎症があり症状の強い**活動期**と，炎症が治まり症状が落ち着いている**寛解期**をくり返す特徴がある．活動期にある患者には，脱水の予防，静脈栄養法や経腸栄養法の合併症予防，口腔ケア，食上げ*時に病状悪化がみられないかの観察，退院に向けた食事支援が重要である．寛解期にある患者には，セルフモニタリング支援，治療継続の支援，社会生活維持に向けた支援が重要である．病期ごとの看護のポイントとその根拠・理由を**表Ⅱ-4-5**，**表Ⅱ-4-6**に示す．

> **＊食上げ**
> 医師の指示のもと，流動食から三分粥，五分粥と徐々に形状，エネルギー，タンパク質，脂質，使用食品数を増やしていくこと．

4 消化器系の機能障害を有する患者の看護 127

表Ⅱ-4-4 心因性による消化器系の機能障害のある患者への看護のポイント

看護のポイント	具体的な方法	根拠・理由
心理的支援	●症状に対する器質的病変はなく，生命予後に影響する可能性は低いことを医師から患者へ説明し，理解の状況を確認する ●患者と信頼関係を築き，患者が不安な気持ちを抱え込まずに表出できるようにかかわる	不安や緊張，ストレスによって症状が増悪するため
	●直面している出来事を患者がどのように評価しているかをアセスメントする ●患者の苦しい気持ちに共感しながら，不快な出来事は何か，なぜその出来事を不快と評価しているのか，その評価は妥当なのかなど，出来事に対して患者が行っている認知的評価について再吟味するように促す ●患者がどのようなコーピングを用いているか，そのコーピングは対処に有効かをアセスメントする	心理学的ストレスは直面している出来事をその人が脅威であると評価してはじめて生じる[1]ため
	●患者がリラックスし身体エネルギーを温存できる環境を整える	ストレス・コーピングのプロセスを進めるには身体的エネルギーが必要[1]なため
	●薬物療法や心理療法（弛緩法，催眠療法，認知行動療法など）の効果や副作用を観察する	不安やストレスが強い場合は，医師の指示のもと抗不安薬や抗うつ薬が処方され，心理療法が行われる場合もある[2]ため
生活習慣改善に向けた支援	●生活リズムを整え，食事バランスに注意し，睡眠・休養を十分にとるように説明する ●消化器症状を誘発しやすい食品がある場合は，それらの食品を控えるように説明する	不規則な生活，睡眠不足，暴飲暴食や偏食（炭水化物や脂質を多く含む食事），嗜好品（コーヒー，アルコール，香辛料など）により自律神経の変調を生じると症状が増悪するため
	●運動不足の患者に対しては，継続可能な運動を行うことを勧める	適度な運動によって症状の改善効果が期待できる[3]ため
合併症の早期発見・早期対処	●消化器症状の出現時期や程度，症状を増強させる要因について患者にていねいに確認する ●発熱や体重減少，幻覚・妄想などの消化器症状以外の症状についても観察し，合併症の早期発見・早期対処に努める	不安やうつなどの気分障害や神経症性障害をしばしば伴うため 機能性ディスペプシア患者の25～50％は胃食道逆流症，過敏性腸症候群，慢性便秘を合併するといわれており，胆嚢や膵臓の病気が隠れている場合もある[4]ため 過敏性腸症候群の患者では，機能性ディスペプシア，胃食道逆流症を合併する人は健康な人と比べて2倍以上多いと推定されており，過敏性腸症候群から炎症性腸疾患となる確率も高いことが報告されている[5]ため

［出典：[1]佐藤まゆみ：ストレス・コーピングを支える．成人看護学 成人看護学概論，改訂第4版（林直子，鈴木久美，酒井郁子，梅田恵編），p.174-180，南江堂，2022，[2]日本消化器病学会（編）：機能性消化管疾患診療ガイドライン2020—過敏性腸症候群（IBS），改訂第2版，p.xxi-xxii，南江堂，2020，[3]日本消化器病学会（編）：機能性消化管疾患診療ガイドライン2020—過敏性腸症候群（IBS），改訂第2版，p.40-42，南江堂，2020，[4]日本消化器病学会：患者さんとご家族のためのガイド 機能性ディスペプシア（FD）ガイド，〔https://www.jsge.or.jp/guideline/disease/pdf/01_fdr.pdf〕（最終確認2024年4月1日），[5]日本消化器病学会：患者さんとご家族のための過敏性腸症候群（IBS）ガイド2023，〔https://www.jsge.or.jp/committees/guideline/disease/pdf/ibs_2023.pdf〕（最終確認：2024年7月4日）］

第Ⅱ章　消化器疾患の診断・治療

表Ⅱ-4-5　活動期の難治性の炎症性腸疾患のある患者への看護のポイント

看護のポイント	具体的な方法	根拠・理由
脱水の予防	●患者の水分出納を把握し，バイタルサインや皮膚・粘膜の状態を観察して脱水徴候の早期発見に努める ●経口での水分摂取が可能な場合は，少量ずつ頻回に経口補水液やスポーツドリンク，すまし汁などで失われた水分と塩分を補給する	下痢や発熱がある場合は，排泄物や発汗とともに大量の水分が体内から失われ，脱水を起こしやすいため
静脈栄養法の合併症予防	●血糖値などの値を確認するとともに高血糖症状，低血糖症状が現われていないかを観察する ●血栓症，肝機能障害，微量元素欠乏症の出現に注意し血液データや症状を観察して，異常の早期発見・早期対処に努める ●カテーテル刺入部の発赤や腫脹，疼痛の有無を観察する ●ドレッシング材や輸液バッグの交換，三方活栓などの接続部の取り扱いは清潔操作で行う	病状が重篤な場合は，基本的に入院・絶食のうえ，完全静脈栄養法を行う．完全静脈栄養法では，高浸透圧かつ大量の栄養素が静脈内に直接かつ継続的に投与されることで，代謝合併症を起こしやすいため その他，完全静脈栄養法の合併症として，血栓症，肝機能障害や脂肪肝，亜鉛やセレンなどの微量元素欠乏症があるため 静脈内カテーテルを挿入した部位や接続部から細菌や真菌などが血管内に入り，敗血症をきたすことがあるため
経腸栄養法の合併症予防	●経腸栄養法は，はじめは低濃度少量から開始し，少しずつ濃度と投与量を増やし，数日以上かけて維持量に移行する．1日の維持量は理想体重1kgあたり30 kcal以上が目安となる[1] ●成分栄養剤投与中は医師の指示のもと脂肪乳剤の点滴を行い，必須脂肪酸欠乏症の症状（皮膚の弾力性低下，脱毛，乾燥した鱗状発疹，乳幼児の発育遅延，易感染性など）の出現に注意する	経腸栄養法では栄養剤の濃度や浸透圧が高い場合や投与速度が速い場合は下痢を起こしやすいため 成分栄養剤は必須脂肪酸欠乏症に陥りやすく，必須脂肪酸が不足すると血液中のコレステロールが増加し，高脂血症，高コレステロール血症，動脈硬化症を引き起こすため
口腔ケア	●経口摂取をしていなくても毎日，口腔ケアを行う	絶食中は唾液分泌量の減少に伴い口腔内が乾燥し，自浄作用が低下し，口腔内に細菌が繁殖してう歯や上気道感染，肺炎を起こしやすくなるため
食上げ時の病状の観察	●食上げの途中で腹痛や下痢，発熱などの症状の悪化や炎症反応（CRP値の上昇など）がみられた場合は，医師の指示のもと再度絶食または食事内容を1ランク下げて様子をみる	病状が回復すると，食事が再開され，流動食から三分粥，五分粥と徐々に形状，エネルギー，タンパク質，脂質，食品数を増やして食上げするが，その過程で炎症が再燃するリスクがあるため
退院に向けた食事支援	●腸管に負担をかけないよう消化のよい食品を基本に，香辛料，油の多い食品，脂肪の多い肉類や乳製品の摂りすぎに注意するように説明する ●活動期や狭窄がある場合は，不溶性食物繊維は控える必要があるが，寛解期で狭窄がない場合は，積極的に水溶性食物繊維を多く含む食品（野菜や果物）を摂取するように説明する ●単に知識を提供するだけでなく，日常生活の中で無理なく継続する工夫を患者とともに考える	適切な脂質量の明確なエビデンスはないが，病院食では一般的に20〜30 g/日の低脂肪食が提供される[2]ため 食物繊維摂取量の少ないクローン病患者は，食物繊維摂取量の多い患者に比べ再燃率が高いことが報告されている[3]ため

［出典：[1]難治性炎症性腸管障害に関する調査研究（久松班）：潰瘍性大腸炎・クローン病診断基準・治療指針　令和5年度改訂版，p.38-39，2024，〔http://www.ibdjapan.org/pdf/doc15.pdf〕（最終確認：2024年7月4日），[2]杉原康平，宮崎拓郎，中東真紀，ほか：第5章 IBDにおける食事療法，潰瘍性大腸炎とクローン病の栄養管理 IBDにおける栄養学の科学的根拠と実践法，p.90-97，講談社，2021，[3]Brotherton CS, Martin CA, Long MD, et al.：Avoidance of fiber is associated with greater risk of Crohn's disease flare in a 6-month period. Clinical gastroenterology and hepatology 14（8）：1130-1136, 2016］

4 消化器系の機能障害を有する患者の看護 **129**

表Ⅱ-4-6 寛解期の難治性の炎症性腸疾患のある患者への看護のポイント

看護のポイント	具体的な方法	根拠・理由
セルフモニタリングの支援	●普段から腹痛や発熱の有無，排便の回数・性状などの症状をセルフモニタリングする必要性と方法を説明する ●患者が自分にとっての病状悪化につながる食品・食材を見出せるように，食事の記録をつけながら，体調がよいときに少しずつ新しい食品やメニューにチャレンジし，その後の症状をセルフモニタリングし，判断するように説明する	病気の再燃徴候に患者自身で早期に気づき対処することができるように，症状のセルフモニタリングが重要であるため 同じ炎症性腸疾患患者でも病状を悪化させやすい食品・食材は異なるため
治療継続の支援	●症状が治まっても自己判断で治療を中断することのないように，患者が治療継続の必要性を理解できるように医師とともに説明する ●外来において治療の継続状況を確認する．継続できている場合は，患者の努力や取り組みを認め，肯定的フィードバックを行う．継続がむずかしい場合は，患者とともにその理由を振り返り，具体的な改善策を一緒に検討する	寛解を維持するためには，5-ASA製剤や免疫調整薬，生物学的製剤などの薬物療法を継続する必要があるため クローン病では寛解維持や術後の再発予防として経腸栄養法[1]が適応となる場合があるため
社会生活維持に向けた支援	●看護師は，医師や管理栄養士らと連携し，疾患や病状に応じた食事や栄養療法の正しい知識を提供する．この際，制限を強調するのではなく，摂取可能なものや代用品を紹介しながら，患者が食事への楽しみを失わずに，前向きに取り組めるように説明する ●患者が食事や排泄を気にして人とのつきあいを避けたり，社会的孤立に陥ったりしないように，個々の患者が抱える気がかりを明確にして，具体的で実施可能な対策（たとえば，外食先として消化管に負担の少ないメニューが豊富な店を選択する，外出時に利用できるトイレの場所を事前に確認しておく，下着やパッドを準備しておくなど）を患者とともに考える	炎症性腸疾患患者は「好きなものものを食べることができない」「食べると病気が悪くなりそうで不安」などの精神面への影響や，「食事を通じた人とのつきあいが制限される」「ほかの人と食べる楽しみを分かち合えない」などの社会生活への影響が報告されている[2]ため 炎症性腸疾患が好発する10〜20代は就学や就労に伴い社会的活動の幅も広がる年代であるが，外出先での急な便意や頻回の下痢，においや腹鳴を気にして外出や人とのつきあいを避ける患者もいるため

［出典：[1]難治性炎症性腸管障害に関する調査研究（久松班）：潰瘍性大腸炎・クローン病診断基準・治療指針　令和5年度改訂版，p.39-41，2024，〔http://www.ibdjapan.org/pdf/doc15.pdf〕（最終確認：2024年7月4日），[2]富田真佐子，高添正和，近藤健司，ほか：炎症性腸疾患患者のQuality of Lifeと食事に関する問題―潰瘍性大腸炎とクローン病との比較―．静脈経腸栄養 **20**（2）：57-65，2005］

3 | 排泄（排便）機能を喪失した患者への看護

　排泄（排便）機能を喪失した患者では肛門からの随意的な排便が困難になり，排泄機能を維持するために排泄経路を肛門から腹壁に変更するストーマを造設する．ストーマは，直腸がんの根治手術やがんの腹膜播種に伴う腸閉塞，潰瘍性大腸炎など炎症性疾患で腸管の保護が必要な場合などに造設される（p.202参照）．ストーマ造設には患者の疾患や病状，全身状態により一時

第Ⅱ章　消化器疾患の診断・治療

表Ⅱ-4-7　排泄機能を喪失する患者への看護（診断〜術前）

看護のポイント	具体的な方法	根拠・理由
ストーマ造設に対する意思決定支援	●ストーマ造設の必要性を伝えられた患者の心理状態をアセスメントする	がんなどの疾患に加えて，ストーマ造設の必要性を伝えられた患者はショックを受け，危機的な状況に置かれている場合があるため
	●患者に伝える情報の量やタイミングを調整し，患者に必要な最小限の情報から伝える ●患者の不安や気がかりに的確に，ていねいに対応する	強いショックを受けている時期は思考の混乱により情報の理解がむずかしい場合があるため
	●患者が疾患を理解し，ストーマの造設に納得して手術に望めるように，病状や治療に対する受け止めと理解の状況を確認し，患者の状況に合わせて説明を補足する	必要十分な情報に基づく意思決定では結果に納得しやすく，後悔が少ないため[1]
ストーマ造設後の生活に向けた準備を促す支援	●診断後早期から，ストーマとケアについて具体的なイメージをもてるようにストーマのしくみや装具，装着・交換方法について説明する	術前からストーマ管理について指導することにより，術後の皮膚障害や漏れの頻度が低下するため[2]
	●ストーマサイトマーキング（ストーマを造設する位置に印をつけること）により，患者とともに術後の生活を具体的にイメージしながら，ケアしやすい位置を検討する	ストーマサイトマーキングを実施することにより，ストーマ関連合併症の減少，セルフケアやQOLの維持・向上が報告されているため[3]

[出典：[1]中山和弘，岩本貴（編）：患者中心の意思決定支援，p.13，中央法規，2017，[2]He D, Liang W, Yao Q, et al.：The effect of stoma education class on peristomal dermatitis in colorectal cancer patients with defunctioning ileostomy–a retrospective study of 491 patients. Transl Cancer Res 10（2）：581-588, 2021, [3]Kim YM, Jang HJ, Lee YJ：The effectiveness of preoperative stoma site marking on patient outcomes：A systematic review and meta-analysis. J Adv Nurs 77（11）：4332-4346, 2021]

的な造設と永久的な造設がある．

　手術前の患者はがんなどの疾患に罹患した衝撃や，腹壁から不随意に便が出るという排泄経路の変更に対する不安や抵抗を感じている．手術後は造設されたストーマと対面して排泄経路の変更に戸惑いながら，セルフケアを習得し，ストーマを保有した生活に適応する必要がある．しかし，ストーマ造設によるボディイメージの変化や不随意に排泄される便の管理，便のにおいにより社会生活に影響を生じやすい．そのため，患者がストーマによる新たな排泄方法を習得して患者にとっての普通の生活を送れるように，診断後から継続した支援が重要である．

　排泄（排便）機能を喪失しストーマを造設した患者への看護について，診断から術前までは，ストーマ造設に対する意思決定支援，ストーマ造設後の生活に向けた準備を促す支援が重要である．また，術後には，心理的支援，セルフケアの確立に向けた段階的な支援，ストーマ周囲皮膚障害およびストーマ合併症への対応，ストーマ外来などによる継続的支援が重要である．その具体的方法および根拠・理由を表Ⅱ-4-7 と表Ⅱ-4-8 に示す．

表Ⅱ-4-8　排泄機能を喪失した患者への看護（術後）

看護のポイント	具体的な方法	根拠・理由
心理的支援	●患者の表情や行動，言動とその変化を注意深く観察し，心理状態を評価したうえで，心理状態に合わせた対応と確実なストーマケアを行う	術直後は造設されたストーマと対面して衝撃を受け，危機的状態にあるため
セルフケアの確立に向けた段階的な支援	●看護師がストーマケアを行う際は，便による漏れやにおいに配慮し，安全で確実に排泄物の処理を行う ●順調な経過であることを伝えるなど肯定的なフィードバックを行う ●看護師主体のストーマケアから段階的に患者にケアを移行してセルフケアが確立できるように指導を進める	術直後から数日間の看護師のスムーズなストーマケアは，患者のストーマの受け入れやセルフケアに対する意欲に影響するため 患者は実際にストーマを造設したことで，排泄経路の変更への戸惑いや現実味を帯びたストーマ管理への不安を感じているため 自分でできたという成功・達成経験は自己効力感を高め，ストーマの受容プロセスを促進するため
	●患者の理解度や手指巧緻性に合わせて装具やケア方法を検討する ●家族への協力依頼，社会資源の活用，訪問看護師といった医療サービスの導入など支援体制を調整する	高齢者やがん薬物療法に伴う末梢神経障害を有する患者では手指巧緻性が低下している場合があるため
ストーマ周囲皮膚障害およびストーマ合併症への対応	●ストーマの状態と周囲の皮膚の観察方法を指導する ●皮膚障害およびストーマ合併症の原因や誘因をアセスメントし，それらを患者と共有しながら，症状に応じてケア方法を変更する	便の刺激，ストーマの面板の皮膚保護剤の接触による化学的刺激，剥離刺激などにより，皮膚障害が起こることがあるため ストーマ周囲の皮膚障害は，予防的スキンケアと発症後の適切なケアにより予防や重症化を防ぐことができるため
ストーマ外来などによる継続的支援	●患者の日常生活に合わせて無理なく実践できる装具やケア用品を提案する ●ストーマによる社会生活への影響を最小限にしながら生活を徐々に拡大できるように，患者とともにケア方法を検討する	一般的に術後6ヵ月で有形便になる ストーマを造設した患者のQOLは術後3〜6ヵ月で改善するとの報告から[1]，生活を拡大していく時期にも支援が必要であるため

［出典：[1]Pittman J, Kozell K, Gray M : Should WOC nurses measure health-related quality of life in patients undergoing intestinal ostomy surgery? J Wound Ostomy Continence Nurs **36**（3）: 254-265, 2009］

> **メモ**
>
> 肝臓の代謝機能が障害される原因には，ウイルス感染，アルコールの摂取，薬剤の副作用，免疫機能の異常がある．また，食生活や運動など生活習慣の乱れやストレスが原因で脂肪肝となり，非アルコール性脂肪肝炎に進行する場合がある．
> 膵臓の代謝機能が障害される原因はアルコールの摂取が最も多く，その他，脂質異常症や副甲状腺機能亢進症，原因がわからない特発性膵炎がある．

4　代謝機能が障害された患者への看護

　肝臓や膵臓などの代謝機能が障害された患者は，慢性的に肝臓や膵臓に炎症が生じることで組織内の線維化が進展し，長期にわたる治療と代謝機能に合わせた療養生活が必要になる．患者は肝臓や膵臓に負担をかけないように飲酒や食事の制限，禁煙や病態に合わせた運動など生活習慣の改善を求められるが，その取り組みの継続は容易ではない．看護師は患者の生活背景や価値観を理解しながら，継続できる方法を患者と検討するとともに，家族や多職種の協力を得られるように調整する．また，患者は病気の進行や発がんへの不安，感染性の疾患に罹患した苦悩や孤独感を感じているため，看護師

第Ⅱ章　消化器疾患の診断・治療

表Ⅱ-4-9　代謝機能（肝臓や膵臓）が障害された患者への看護

看護のポイント	具体的な方法	根拠・理由
長期にわたるセルフマネジメントへの支援	●疾患とその原因，治療やアルコール・食事などの制限の必要性について，患者の理解の様子に合わせて説明する ［慢性肝炎］ アルコール性肝炎では禁酒を，非アルコール性脂肪肝炎では脂質の制限など食事と運動療法による体重管理を行う ［慢性膵炎］ アルコール性慢性膵炎では断酒と禁煙について指導する ●患者の生活背景やさまざまな制限に対する患者の思い，患者の価値観を理解したうえで，どのように取り組むかを患者とともに考える ●代謝機能の評価に基づき，患者が無理なく取り組める方法を検討する ●取り組みの状況および取り組みの結果を患者とともに評価する	非アルコール性脂肪肝炎では，食生活や運動など生活習慣が原因となるため 肝細胞の変性や壊死が持続し，線維化が進行すると肝硬変に進展する場合があるため 飲酒や喫煙が膵炎の進行に関与することが明らかになっているため[1] 慢性肝炎の患者は医師の説明や自ら得た知識をもとに，自分なりの療養方法に取り組んでいるものの，その取り組みへの自己効力感は低いことが報告されているため[2]
	●ウイルス性肝炎では抗ウイルス治療の完遂が重要であることを説明する ●自覚症状の有無にかかわらず定期的な受診による代謝機能のチェックが必要であることを説明する ●病状進行のリスクを予測して，療養場所の希望を話し合う場を設け，往診医や療養施設の情報を提供する	抗ウイルス治療で多くの患者がウイルス排除にいたるが，B型肝炎ウイルスに対する核酸アナログ製剤は休薬により急激に悪化する場合があるため 慢性肝炎では自覚症状がない場合でも肝機能の悪化を認める場合があるため
心理・社会的支援	●病気の進行や発がん，ウイルス性肝炎に対する偏見への不安や恐怖を抱きながら生きていることを理解する ●患者の表情や言動に注意を払い，機会を逃さず患者の気がかりや不安にていねいに対応する	ウイルス性肝炎患者におけるスティグマ（偏見）と抑うつや病状の受け入れがむずかしいこととの関連が報告されているため[3]
	●食事を共にする家族にも制限の必要性について説明し，協力を得る ●必要に応じて断酒のための専門外来や精神科医，医療ソーシャルワーカと連携して対応を検討する	アルコール依存症では多職種および多機関での協働による働きかけが不可欠になるため
	●治療に伴う経済的な負担を軽減する情報を提供する	肝炎治療に関する医療費助成が設けられているため

［出典：[1]Masamune A, Kikuta K, Kume K, et al.：Nationwide epidemiological survey of chronic pancreatitis in Japan：introduction and validation of the new Japanese diagnostic criteria 2019. J Gastroenterol 55（11）：1062-1071, 2020, [2]平松知子，泉キヨ子：C型肝炎由来のがん患者が辿る肝炎診断から現在までの心理と療養行動．日本看護研究学会雑誌 28（2）：31-40, 2005, [3]Golden J, Conroy RM, O'Dwyer AM, et al.：Illness-related stigma, mood and adjustment to illness in persons with hepatitis C. Soc Sci Med 63（12）：3188-3198, 2006］

　　　は外来通院中も機会を逃さず不安や気がかりを話せる場を設けるなど，きめ細やかなかかわりが求められる．

　　　　慢性肝炎では組織の線維化が進行すると肝硬変に移行する場合がある．肝

4　消化器系の機能障害を有する患者の看護　　133

表Ⅱ-4-10　肝硬変の患者への看護のポイントと詳細

看護のポイント	具体的な方法	根拠・理由
栄養管理	●患者の1日のエネルギー量やタンパク質，食塩といった栄養を，日々の食事に取り込めるように支援する	栄養量は肝性脳症や腹水・浮腫などを考慮して個々に設定されるため
	●BCAA（分岐鎖アミノ酸）製剤が処方されている場合は確実に内服できるように，飲み方の工夫なども合わせて指導する	アルブミン値を維持するため
	●欠食時間が長くならないようにし，分割食や必要に応じて夜食療法を導入する	食事の間隔を空けすぎると肝臓に蓄えられているグリコーゲンが枯渇するため
肝機能に応じた運動管理	●肝機能に応じた運動を継続するよう指導する	肝硬変では筋肉が肝臓の働きを代償することに加え，倦怠感や腹水などの症状により活動量が低下しやすく，筋肉量や筋力が急速に低下するため
	●坐位や臥床時間が長くならないようにし，短時間の歩行などにより筋力低下を防ぐ[1]	筋肉量および筋力が低下すると身体能力が低下したサルコペニアに陥りやすいが，サルコペニアは肝疾患の予後不良因子であるため[2]
	●黄疸，腹水，肝性脳症が出現している場合は肝機能と体力，安全性を慎重に評価する必要がある	
症状マネジメント	●腹水により息苦しさや腹部の張りを感じる場合は，腹部の圧迫を軽減させる体位や締め付けの少ない寝衣など工夫する	腹水により横隔膜が押し上げられると呼吸が抑制されるため
		腹水により伸展した皮膚への負担を避け，安楽に過ごすため
	●下肢浮腫では転倒に注意が必要である	足関節が動かしにくく，歩行が不安定になるため
	●清潔と保湿を保つスキンケアを行う	浮腫に加えてビリルビン代謝異常による瘙痒感が生じ，搔破による皮膚の損傷から感染症を起こす場合があるため
	●肝性脳症を予防するために排便コントロールを行う	便秘によるアンモニアの産生は肝性脳症の誘因になりうるため
	●家族や看護師による便秘症状の早期発見が重要である	患者は意識が混濁しており，便秘症状の把握がむずかしいため

［出典：[1]日本消化器病学会，日本肝臓学会（編）：肝硬変診療ガイドライン2020，改訂第3版，南江堂，2020，[2]白木　亮，華井竜徳：肝疾患とサルコペニア―臨床と研究の最前線―，日本消化器病学会雑誌115（5）：424-429，2018］

硬変が進行すると，腹水や浮腫，肝性脳症，瘙痒感などの症状が出現するため，症状に伴う苦痛の緩和や肝性脳症を予防するための排便コントロールなどの症状マネジメントを行う．

　肝臓や膵臓などの代謝機能が慢性的に障害された患者への看護のポイントは，長期にわたるセルフマネジメントへの支援，心理・社会的支援が重要であるが，その具体的方法および根拠・理由を表Ⅱ-4-9に示す．また，肝硬変に進行した患者への看護のポイントは，栄養管理，肝機能に応じた運動の維持，症状マネジメントが重要であり，その具体的方法および根拠・理由を表Ⅱ-4-10に示す．

第Ⅲ章 消化器疾患　各論

第Ⅲ章　消化器疾患 各論

1 上部消化管疾患

1 食道アカラシア

A 病態

食道アカラシアとは

　食道アカラシア（esophageal achalasia）は，食道胃接合部の**下部食道括約筋（LES）***の弛緩不全と食道体部の蠕動の消失により食道運動機能が低下し，嚥下障害と食道からの逆流を主症状とする疾患である．食道X線造影の形状より拡張度分類と拡張型分類が存在する．

疫学

　発症頻度は年間10万人に約7人であり，男女差や好発年齢はない[1]．

発症機序

　食道胃接合部の**神経叢**の変性と考えられているが，原因はまだ不明である．

症状

　嚥下困難と嘔吐，胸部痛，体重減少など．食物などの口腔内逆流や胸やけ，咳嗽が出ることもある．嚥下困難は初期には固形食，進行すると流動食も喉につかえるようになる．誤嚥性肺炎を生じることもある．

B 診断

どのような症状から疑われるか

　つかえ感はほとんどのアカラシア患者に認められる．また食道内の唾液，食物の逆流が特徴であるため，つかえ感と胃酸などの酸味を認めない食物の逆流症状がある場合にはアカラシアを強く疑う．就寝中に食物が含まれているような涎を認める場合もある．逆に，酸味のある逆流を認める場合には胃食道逆流症を考える．

診断の進め方・確定診断の方法

　まず，嚥下困難があるにもかかわらず上部食道内視鏡で腫瘍病変などが存在しないことと，酸味を認めない食物の逆流という特徴的な症状経過より本症を疑う．

***下部食道括約筋 (lower esophageal sphincter：LES)**

食道胃接合部に存在する胃から食道への胃酸逆流防止機構の機能のこと．食道壁には括約筋はなく，いくつかの機能が合わさって逆流を防止している．

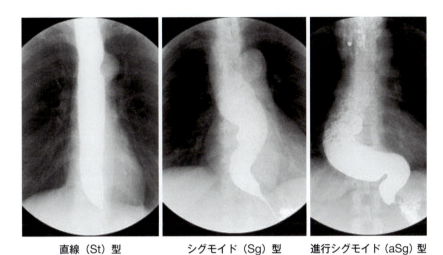

| 直線（St）型 | シグモイド（Sg）型 | 進行シグモイド（aSg）型 |

図Ⅲ-1-1　食道アカラシアの拡張度分類（日本食道学会）

診断のためには，食道X線造影検査や食道内圧検査が必要になる．

食道X線造影検査では，下部食道に特徴的な狭窄像や食道の拡張，バリウムの排出遅延が認められ，食道下部の拡張形態により直線（St）型，シグモイド（Sg）型，進行シグモイド（aSg）型に分類されている（**図Ⅲ-1-1**）．また，拡張の程度より食道の横径が3.5 cm未満をⅠ度，3.5 cm以上6.0 cm未満をⅡ度，6.0 cm以上をⅢ度と分類する[2]．

食道内圧検査＊で正常な蠕動運動の波形の消失とLESの不完全弛緩を認めれば確定診断となる．

> ＊食道内圧検査
> 食道の内圧を調べることができる検査．食道から胃の入り口までの一連の動きを持続的に記録することができる．

C 治療

主な治療法

軽症の場合は薬物治療であり，食道括約筋の弛緩作用をもつカルシウム拮抗薬などが用いられる．薬物治療で効果が乏しい場合は内視鏡的バルーン拡張術が第一選択となる．バルーン拡張術で再燃をくり返す場合には手術療法が選択されることがある．手術療法としては開腹におけるヘラー（Heller）の筋層切開術から腹腔鏡を用いる低侵襲手術へと変わってきており，現在では腹腔鏡下ヘラー–ドール（Heller–Dor）術が標準術式とされている（**図Ⅲ-1-2**）．最近ではより低侵襲であり治療効果も優れている**内視鏡的筋層切開術（POEM）**が普及しつつある．

POEM：per-oral endoscopic myotomy

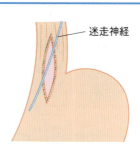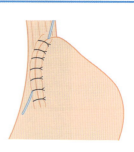

図Ⅲ-1-2 腹腔鏡下ヘラー-ドール術
腹腔鏡下に食道壁の筋層を切開し，食道を牽引して固定し，直線化する．迷走神経の本幹は温存して胃底部を切開部に縫合することで噴門形成を行う．

> **もう少しくわしく　内視鏡的筋層切開術（POEM）**
>
> 内視鏡で粘膜を切開し，粘膜の下を剝離してトンネルを作成し，そのなかで筋層を切開する方法．腹腔鏡下手術では10 cm程度ぐらいまでしか筋層を切開できないが，この方法では最大25 cmまで切開可能である．体に傷が残らず，低侵襲であることに加えて，短時間で施術可能であることや長い距離の筋層を切開する必要のある患者に対しても有効であることなど手術療法より優れている点が多い．2016年4月より保険適用となっている．

治療経過・予後

食道がんの合併（1〜3％）や誤嚥性肺炎，肺膿瘍などを生じやすい．バルーン拡張術は約半数に有効である．

退院支援・患者教育

冷たい食べ物や，急いで食事をすると誘発されるので注意する．誤嚥が問題になることがあり，就寝時の上半身挙上が予防に有効である．

2　食道静脈瘤

A　病態

食道静脈瘤とは

肝硬変症などの門脈圧亢進に伴い，食道に側副血行路を生じた状態である．食道の粘膜下の静脈がこぶのように拡張しており，破れると大出血をきたし，出血性ショックを生じることがある．また，いったん食道静脈瘤が破裂すると，止血されたとしても腸管内へ流れた血液成分はタンパク質を含

> **食道静脈**
> 食道の粘膜下や壁内の静脈は，通常は左胃静脈，後胃静脈，短胃静脈を介して門脈系に流入している．門脈圧が亢進すると，それが逆流し食道静脈瘤になる．食道静脈瘤へ発達していく病態は門脈圧亢進症（p.272）を参照．

1 上部消化管疾患 139

んでいるため，腸内細菌の作用によりアンモニアが上昇し，肝性脳症や肝不全を助長する．肝硬変の3大死因の1つである．

疫 学

肝硬変の合併症として発症するため，疾患の頻度は肝硬変の原因となる肝炎ウイルス感染者，アルコール多飲者などの数の影響を受ける．破裂症例に関しては，内視鏡的予防治療が発達してきたため減少している．

発症機序

門脈圧亢進に伴い，左胃静脈，脾静脈，短胃静脈経由に側副血行路が形成される（p.272，「門脈圧亢進症」参照）．

症 状

破裂しなければ無症状，破裂すると吐血（大量），下血，意識レベルの低下などの症状が現れる．また，出血後には前述したとおり，血中アンモニアが上昇しやすい状態となるため，高率に肝性脳症を発症する．大量に出血した場合は吐血するが，少量ずつ出血した場合はチョコレート様残渣物の嘔吐や黒色便などの症状しか示さないこともある．また，最初に肝性脳症で発症し，原因の精査にてこの疾患が判明することもある．

> **肝硬変の原因疾患の今後**
>
> 肝硬変の原因疾患のなかで最多であったC型肝炎ウイルス感染症は，抗ウイルス薬治療の進捗にてほぼ治癒できるようになったため，今後はウイルス性肝炎による肝硬変は減少すると見込まれている．しかし一方で，生活習慣病による脂肪性肝炎由来の肝硬変は増加すると考えられている．

B 診 断

どのような症状から疑われるか

肝疾患患者（とくに肝硬変）が吐血，下血，黒色便などを生じた場合には，本疾患をまず疑う必要がある．肝硬変患者は通常は無症状であることも多い．肝疾患をいままで指摘されていなくても，肝疾患の既往，家族歴，輸血歴，刺青，アルコール摂取歴，肥満，そして肝硬変の身体症状の有無に注意し，それらが認められれば本疾患を念頭に置く．

診断の進め方・確定診断の方法

無症状であり，肝硬変患者は定期的に上部消化管内視鏡検査が勧められる．静脈瘤が存在し，発赤点を認める場合（**RCサイン陽性**）は破裂のリスクが高く，予防的治療の適応となる．

また，吐血患者においては，まずバイタルサインを確認し，肝疾患の既往や肝硬変の身体所見を認めれば食道静脈瘤破裂の可能性を念頭に置き，緊急内視鏡の際には同時に止血処置（内視鏡的食道静脈瘤結紮術）ができるように準備をしておく．

1）上部食道内視鏡検査

確定診断のため必要な検査である（**図Ⅲ-1-3**）．食道胃接合部から上行性に食道粘膜下層の静脈がこぶ状に拡張しているのが確認される．主に静脈瘤が存在する位置，形状，色で分類される（**表Ⅲ-1-1**）．

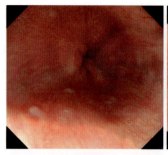
F_1：直線状

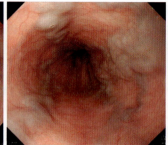
F_2：連珠状

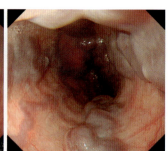
F_3：結節状

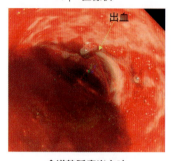
出血

食道静脈瘤出血時

図Ⅲ-1-3 食道静脈瘤の内視鏡像

表Ⅲ-1-1 食道胃静脈瘤内視鏡所見記載基準（1991年）

判定因子	記号	細分
1．占居部位：(location)	L：	Ls：上部食道まで認める静脈瘤 Lm：中部食道に及ぶ静脈瘤 Li：下部食道に限局した静脈瘤 Lg：胃静脈瘤
2．形態：(form)	F：	F_0：静脈瘤として認められない F_1：直線的な細い静脈瘤 F_2：連珠状の中等度の静脈瘤 F_3：結節状あるいは腫瘤状の太い静脈瘤
3．基本色調：(color)	C：	Cw：白色静脈瘤 Cb：青色静脈瘤
4．発赤所見：(red color sign)	RC：	発赤所見 RC（−）：発赤所見をまったく認めない RC（＋）：限局性に少数認める RC（＋＋）：（＋）と（＋＋＋）の間 RC（＋＋＋）：全周性に多数認める

［日本門脈圧亢進症研究会：食道・胃静脈瘤内視鏡所見記載基準（1991年）．肝臓 33：271-281，1992を参考に作成］

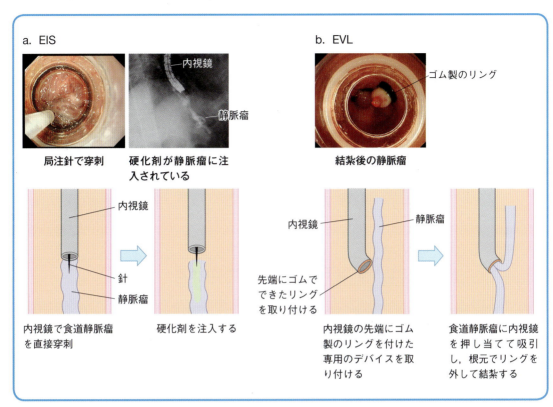

図Ⅲ-1-4 食道静脈瘤の内視鏡治療

2）腹部造影 CT 検査
静脈瘤への側副血行路全体の状態を把握する場合に必要である．

3）超音波内視鏡検査
静脈瘤の血行状況，血行動態を調べるのに有用である．

C 治療

主な治療法

1）予防的治療（p.115 参照）

EIS：endoscopic injection sclerotherapy

①内視鏡的静脈瘤硬化療法（EIS）（図Ⅲ-1-4a）
　内視鏡下に食道静脈瘤を直接穿刺し，硬化剤を注入する．硬化剤の流入部位を確認するためにX線透視下で行われることが多い．術後の肝機能の低下に注意が必要であるが治療後の再発はしにくい．

EVL：endoscopic variceal ligation

②内視鏡的食道静脈瘤結紮術（EVL）（図Ⅲ-1-4b）
　内視鏡の先端に輪ゴムをかけたフードを被せて，静脈瘤を吸引しその根元を輪ゴムで結紮する．EISより簡便であるが再発しやすい．

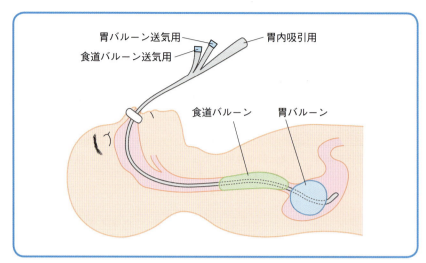

図Ⅲ-1-5　S-Bチューブの留置時のしくみ

2）破裂時の治療

まずは補液を行い，バイタルサインの安定を図る．その後に緊急上部消化管内視鏡検査を行い，EVLで止血する．内視鏡検査ができない場合は，救急処置として **S-Bチューブ**（Sengstaken-Blackmoreチューブ）を挿入して止血する（図Ⅲ-1-5）．止血が確認された後に，待機的にEISまたはEVLを追加していく．

治療経過・予後

内視鏡的な予防的治療が普及し，破裂症例は減少している．病態上，再発をくり返すことが多いが，その度にEISもしくはEVLを追加する．破裂の予防ができていれば全体的な予後は肝硬変の状態に左右される．

退院支援・患者教育

1）自己管理の支援

背景に存在する肝硬変の程度が再発，破裂に関連する．栄養療法が破裂を予防する報告もあり，炭水化物を中心としたバランスのよい食事を心がける．カロリーの摂りすぎは逆効果である．また硬いものを摂取することは避ける．詳細はp.266，「肝硬変」の項およびp.87，「食事・栄養療法」の項を参照．

2）家族への支援

p.266，「肝硬変」参照．

食道静脈瘤破裂に対するケア

吐血時にはバイタルサインのチェックと変動に注意する．S-Bチューブ留置中であれば，その固定や止血がきちんとできているかどうかを，バイタルサインやチューブの排液より把握する．内視鏡治療後であれば術後の出血や合併症に注意する．また，治療後数日間は嚥下時の違和感や痛みが続くことがあるためケアが必要である．

1 上部消化管疾患 143

3 食道がん

A 病 態

食道がんとは

　食道上皮由来の悪性腫瘍で大部分が扁平上皮がんである．好発部位は胸部中部食道であり，次いで胸部下部，上部食道，頸部食道となる（p.8，図Ⅰ-1-2参照）．がんが粘膜内にとどまる場合を早期食道がん，がんの深達が粘膜下層までの場合を表在食道がんという．近年は食生活が欧米化し，逆流性食道炎が増加していることに比例して，食道胃接合部のバレット（Barrett）上皮由来の食道腺がんが増加してきている．また，食道がんはほかのがんが同時発生したり，別の時期に発生したりすることがある．重複するがんとしては胃がんや頭頸部がんが多い．

疫 学

　罹患者数は2019年の統計で男性約21,000人，女性約4,600人であり，男性に多い．男性は横ばいから少し減少傾向，女性は横ばいから緩やかに上昇傾向である[2]．平均年齢は65歳であり，50歳代以上が全体の90%以上を占めている[2]．死亡者数は2020年の統計で男性約8,900人，女性約2,000人であり，全体的に少し減少傾向である[2]．

発症機序

　はっきりした病因は明らかになっていないが，アルコール，喫煙，温熱刺激（熱い食事）などが関与していると考えられている．その機序から耳鼻科領域のがん（喉頭がん，下咽頭がんなど）の合併も多い．

　食道腺がんは，長期間の胃酸の刺激により食道胃接合部の粘膜がバレット上皮化し発がんすると考えられている．

症 状

　早期，表在がんはほとんど無症状．進行がんはつかえ感，嚥下時違和感，嚥下困難，嚥下痛，嗄声など．固形物がつかえるようになり，しだいに軟らかいものや液体も通過しなくなるのが特徴である．食道壁から大動脈や気管などに浸潤すると胸部痛，背部痛，血痰，肺炎，膿胸などが出現する．また，反回神経に浸潤すると嗄声の原因となる．

B 診 断

どのような症状から疑われるか

　嚥下時の違和感，とくに固形物がつかえるような症状がある場合で，男性，喫煙，飲酒歴がある場合に本疾患を疑う．早期がんや進行がんでも初期は無

表Ⅲ-1-2 食道がん肉眼型分類

基本分類	表在型（0型）の亜分類
0型　表在型	0-Ⅰ型　表在隆起型
1型　隆起型	0-Ⅰp　有茎性
2型　潰瘍限局型	0-Ⅰs　無茎性（広基性）
3型　潰瘍浸潤型	0-Ⅱ型　表面型
4型　びまん浸潤型	0-Ⅱa　表面隆起型
5型　分類不能型	0-Ⅱb　表面平坦型
5a　未治療	0-Ⅱc　表面陥凹型
5b　治療後	0-Ⅲ型　表在陥凹型

［日本食道学会（編）：臨床・病理食道癌取扱い規約，第12版，p.8，金原出版，2022より許諾を得て転載］

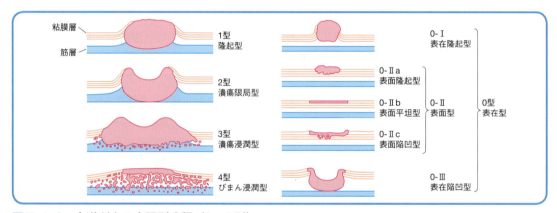

図Ⅲ-1-6　食道がんの肉眼型分類（0〜4型）
［日本食道学会（編）：臨床・病理食道癌取扱い規約，第12版，p.9，金原出版，2022より許諾を得て改変し転載］

症状であるため，症状から診断された場合は進行していることが多い．

診断の進め方・確定診断の方法

　通常は無症状であるため，嚥下時の違和感などで上部食道内視鏡を受けて発見されることが多い．確定診断は生検による病理検査でなされる．食道壁の浸潤度は超音波内視鏡検査で判定される．進行がんの場合には，造影CTや食道X線造影検査などで近接臓器への浸潤や多臓器への転移の有無を調べる．食道がんの粘膜の肉眼型分類を**表Ⅲ-1-2**，**図Ⅲ-1-6**に，進行度分類を**表Ⅲ-1-3**に示す．

1）上部消化管内視鏡検査

　進行がんは隆起性の病変であり，食道内腔は狭窄し出血しやすい（**図Ⅲ-1-7b**）．早期食道がんの場合は平坦であるため，粘膜の変化を注意深く観察する必要があり，場合によってはヨード染色やトルイジンブルー染色を用いる．ヨード染色では正常粘膜は茶褐色であり，がんの部分は白い不染域となる．トルイジンブルー染色では逆にがんの部分が染色される．最近では**狭帯**

表Ⅲ-1-3　食道がん進行度（ステージ）：TNM分類

壁深達度＼転移	N0	N1	N (2-3) M1a	M1b
T0, T1a	0	Ⅱ	ⅢA	ⅣB
T1b	Ⅰ			
T2	Ⅱ	ⅢA		
T3r				
T3br	ⅢB			
T4	ⅣA			

T：腫瘍因子
T1a…浸潤が粘膜内にとどまるもの
　T1a-EP　　浸潤が粘膜上皮内
　T1a-LPM　粘膜固有層にとどまる
　T1a-MM　　粘膜筋板に達する
T1b…粘膜下層にとどまるもの
　T1b-SM1　粘膜下層の上 1/3 にとどまる
　T1b-SM2　粘膜下層の中 1/3 にとどまる
　T1b-SM3　粘膜下層の下 1/3 にとどまる
T2…固有筋層にとどまるもの
T3…食道外膜に浸潤したもの
T4a…切除できる臓器に浸潤
T4b…切除できない臓器に浸潤

N：リンパ節
N0…リンパ節転移のないもの
N1…所属リンパ節に 1-2 個
N2…所属リンパ節に 3-6 個
N3…所属リンパ節に 7 個以上

M：遠隔転移
M0…遠隔転移なし
M1a…切除により根治が期待できる遠隔
　　　転移あり
M1b…切除できない遠隔転移あり

［日本食道学会（編）：臨床・病理食道癌取扱い規約，第 12 版，p.31，金原出版，2022 より許諾を得て改変し転載］

NBI：narrow band imaging

域光法（NBI）や拡大内視鏡検査がよく用いられている（図Ⅲ-1-7a）．

臨床で役立つ知識

拡大内視鏡と NBI

拡大内視鏡とは約 100 倍の高解像度拡大画像が得られる内視鏡である．NBI はヘモグロビンに吸収されやすい波長の光を照らして観察する内視鏡システムのことであり，粘膜表層の毛細血管と微細な模様が強調して表示される．表在食道がんの発見は比較的困難といわれてきたが，NBI や拡大内視鏡を用いることで診断精度が向上している（p.82，p.86 参照）．

---

2) 食道 X 線造影検査

食道壁の伸展の程度を調べるのに有効である．

3) 超音波内視鏡検査，胸腹部造影 CT 検査，PET 検査

がんの進行度の評価のためにその深達度，周囲臓器への広がり，遠隔転移の有無をこれらの検査で調べる．

4) 腫瘍マーカー

食道がんは SCC，CEA などが上昇する場合がある．

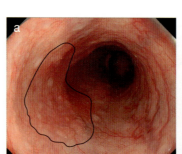
通常画像

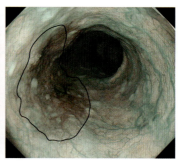
NBI画像

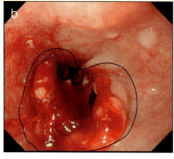

図Ⅲ-1-7　食道がんの内視鏡像
囲み内ががんの部位
a：表在（早期）食道がん．通常画像ではよく観察しないとわかりにくいが，NBI画像にすると病変の範囲がより鮮明になる．
b：進行食道がん．不整な隆起性病変で，食道の内腔が狭まっている．出血もみられる．

C 治療

主な治療法

　食道がんの治療は，大別して内視鏡的治療，手術療法，放射線治療，薬物療法の4つが存在する．それぞれの治療法には特徴があり，病期をもとに単独または組み合わせて治療が行われる．

1）内視鏡的治療

　早期がんで深達度が粘膜筋板を越えていない場合，リンパ節転移はきわめてまれであり，内視鏡的治療（粘膜切除術もしくは粘膜下層剥離術）が選択される（p.114,「消化管がんに対する内視鏡的治療，粘膜切除術」参照）．粘膜下層に浸潤している場合は50%ほどにリンパ節転移を認めるため，原則として手術となる．

2）手術療法

　進行がん（固有筋層以上に浸潤した場合）は手術が第一選択である．食道は喉頭部から縦隔内に存在する臓器であり，手術の際にはがんの部位により

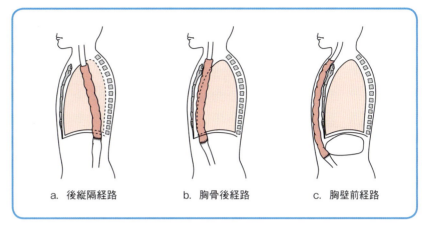

図Ⅲ-1-8 食道がんの再建経路
a：切除した食道と同じ場所に再建する．[長所] 経路が短い（縫合不全を生じにくい），嚥下が生理的で嚥下障害を生じにくい．[短所] 縫合不全の際に重症化しやすい．再発した場合に治療しにくい．
b：胸骨の裏側に再建する．[長所] 縫合部が縦隔より上になるため，縫合不全の場合も重症化しにくい．再発の際の処置が容易．[短所] 経路が長く狭い，屈曲しやすい．心臓を圧迫する．
c：皮膚と胸骨の間に再建する．[長所] 縫合不全の際の処置が容易．吻合操作がしやすい．再発の際の処置が容易．[短所] 経路が最も長い．縫合不全を生じやすい．美容上の問題がある．

喉頭を摘出したり，開胸，開腹を同時に行う場合がある．また食道の再建には胃や大腸，小腸を用いるため，非常に侵襲が多くなることを知っておく．

①頸部食道がん

喉頭温存術もしくは喉頭合併切除術．喉頭，気管に浸潤がなく，食道入口部よりも腫瘍が下方の場合は，QOLを考慮し喉頭温存術が行われる．

②胸部食道がん

右開胸にて食道を全部摘出し，頸部，胸部，腹部，縦隔のリンパ節を郭清する．術後の再建は通常は胃が用いられ，不可能な場合には空腸，結腸が用いられる．再建ルートは胸壁前，胸骨後，後縦隔がある（**図Ⅲ-1-8**）．

再建ルートは個々の症例で検討されるが，最近は後縦隔経路の再建が増加している．

③腹部食道がん

左開胸，開腹にて下部食道胃切除術．術前に抗がん薬にて薬物療法を施行した後に切除される場合もある．

3) 薬物療法，放射線療法

食道がんにおける薬物療法は，術前の補助化学療法や放射線療法との併用で使用されることが多い．遠隔転移を認める場合には単独で行われる．ステージⅡ，Ⅲの切除可能食道がんに関しては術前化学療法＋根治手術が標準治療として位置づけられている．抗がん薬としてはシスプラチンとフルオロウラシル（5-FU®）が用いられる．

また，放射線療法との併用で行われる化学放射線療法は根治も期待できる場合がある．

治療経過・予後

5年生存率は内視鏡治療の場合，全体で87.1％，外科手術が行われた場合は59.3％である[3]．ステージ別では，0，Ⅰ，Ⅱ，Ⅲ，ⅣA，ⅣBでそれぞれ，83.4％，82.6％，64.2％，43.8％，30.4％，21.5％である[3]．一方，異所性再発や異時性再発*，ほかの臓器の重複がんなどが多いため，経過観察において注意が必要である．術後合併症としては，縫合不全，肺炎，嗄声*，肝臓や腎臓，心臓などの多臓器の障害などがある．とくに，縫合不全は再手術が必要になることがある．術後の痛みなどで臥床状態が続くときに痰をうまく出せない場合や，食道の近くを走る反回神経の麻痺などで誤嚥を生じた場合には，肺炎を生じることがある．

退院支援・患者教育

食道がん患者は喫煙者が多いため，<u>禁煙の徹底</u>が必要である．通過障害が存在する場合は食事の内容，摂取方法を検討する．また，異時性再発や多臓器に重複がんを生じやすいため定期的な受診ができるようにサポートする．術後は臥床が長い場合には，排痰をスムーズにするような指導やケアが必要であり，また反回神経の機能低下から嗄声を生じている場合には誤嚥を予防するように食事の指導をする必要がある．

---

4 | 胃食道逆流症（GERD）

A 病態

胃食道逆流症（GERD）とは

食道胃接合部（ECジャンクション）の逆流防止機構の減弱のため，胃酸が食道へ逆流することにより発生する疾患の総称．内視鏡で粘膜障害（びらん）が認められる場合は逆流性食道炎，内視鏡的に異常が認められない場合は非びらん性胃食道逆流症（NERD）と分類される（**図Ⅲ-1-9**）．

原因の1つとして下部食道括約筋部のゆるみがあり，食道裂孔ヘルニア*がその代表である．また肥満者に多く認められ，生活習慣病の一種と考えられている．食生活の欧米化に伴う肥満者の増加により本疾患は増加傾向にあり，現在は内視鏡検査を受けた患者の約10％に逆流性食道炎の所見がみられるとの報告がある．良性疾患であるが患者のQOLを低下させる疾患の1つとして重要である．

＊異所性再発と異時性再発
ある臓器において，治療を行った腫瘍とは異なる場所に腫瘍が出現する場合を異所性再発といい，初発腫瘍と後発腫瘍の間隔が一定の時期（6ヵ月）を超える場合を異時性再発という．

＊嗄声
声がかすれる状態を嗄声という．声帯の炎症や浮腫，甲状腺機能低下，口腔内の乾燥，反回神経の障害などで生じる．嗄声を生じる悪性腫瘍は食道がんのほかには，甲状腺がん，肺がん，縦隔腫瘍などがある．

GERD：gastro esophageal reflux disease

NERD：non-erosive reflux disease

＊食道裂孔ヘルニア
横隔膜の食道が通る部分を食道裂孔というが，その部分に胃の一部が挙上して入り込んでいる状態．

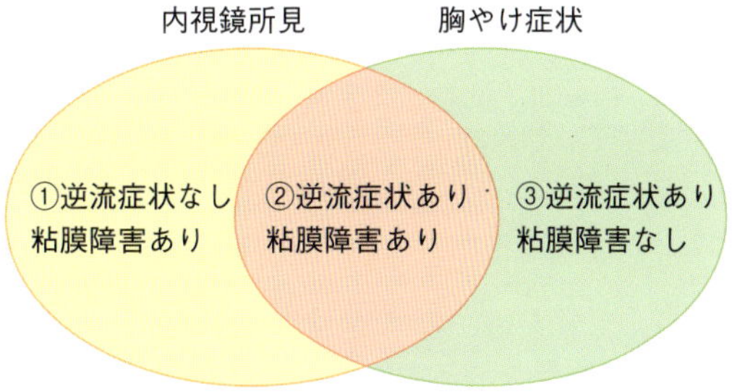

内視鏡所見　　　胸やけ症状

①逆流症状なし
粘膜障害あり

②逆流症状あり
粘膜障害あり

③逆流症状あり
粘膜障害なし

胃食道逆流症（GERD）＝①＋②＋③
逆流性食道炎‥内視鏡で粘膜障害あり＝①＋②
非びらん性胃食道逆流症（NERD）＝③

図Ⅲ-1-9　GERD の分類

PPI：proton pump
inhibitor

> **コラム**
>
> # NERD とプロトンポンプ阻害薬(PPI)抵抗性 GERD
>
> NERD は，従来は逆流性食道炎の軽いタイプと考えられていたが，女性や体重の軽い人，ヘルニアのない人，非喫煙者に多いなど逆流性食道炎と異なった特徴があり，別の病態であると考えられている．現在では食道知覚過敏や食道運動能の異常，心理的要因が原因と考えられている．また，酸分泌抑制薬を投与しているにもかかわらず胸やけ症状が改善しない GERD 症例も存在する．24時間 pH モニターでは弱酸の逆流が存在することがわかってきている．また，胆汁酸やペプシンなどの影響も考えられている．

疫 学

　食生活の欧米化，肥満の増加などより 1990 年代後半より著明に増加したが，最近は穏やかな増加となっている．GERD 症状の有症状者率は平均17.7％，逆流性食道炎の有病率は平均 10〜12％である[4]．

発症機序

　下部食道括約筋の一過性の弛緩により，胃酸が逆流することで食道胃接合部の食道粘膜に炎症を生じると考えられている．ストレス，高脂肪食，飲酒，喫煙などの食事，および肥満や腰が曲がっているなどの腹圧が上がりやすい体形などが誘因となる．

症 状

　胸やけ（灼熱感），呑酸，つかえ感が定型的症状である．非定型的症状として咽頭部症状，胸痛，咳，耳痛，睡眠障害などがみられることがある．

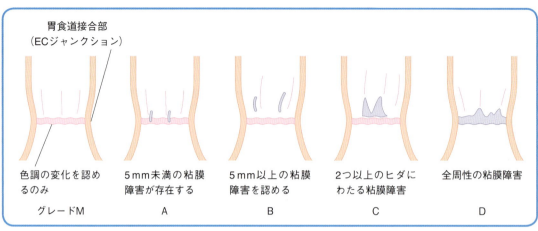

図Ⅲ-1-10　ロサンゼルス分類

B　診断

どのような症状から疑われるか

一般には，胸やけと酸っぱいものが口まであがってくる感じ（呑酸）があればこの疾患を疑う．胸やけは胸が締め付けられるような感じの痛みとして出てくる場合もある．酸っぱいもの（胃酸）があがってくるという点で食道アカラシアとは異なることわかる．口内炎や咽頭炎，咳などの症状の際にも本疾患を鑑別のために念頭に置いておく必要がある．

診断の進め方・確定診断の方法

血液検査などでは異常所見は出ないため，一般的には問診票（Fスケール*やGerdQ*）で疑い，上部消化管内視鏡検査で確定診断となる．また内視鏡的に食道炎が認められない場合は，食道内にカテーテルを留置して逆流した胃酸を測定（pHモニター）することで確定診断される場合がある．

1）自覚症状に基づく問診票（Fスケール，GerdQ問診票）

GERDのスクリーニングのための患者記入式の問診票である．胸やけ症状や逆流症状，つかえ感などの質問項目があり，高スコアであればGERDの可能性が高くなる．GerdQ問診票はわずか6項目の設問のみの簡単な問診票であり，Fスケールよりも特異度がやや高いのが特徴である．

2）上部消化管内視鏡検査

胃食道接合部にびらんを認めた場合，逆流性食道炎と診断される．びらんの程度でグレードMからDまで分類される（ロサンゼルス分類）（図Ⅲ-1-10）．

---

*Fスケール
FスケールはFrequency Scale for the Symptoms of GERD（FSSG，胃食道逆流症状頻度尺度）の略で，GERDの症状を評価するための簡便な質問票である．12項目の質問から構成され，スコア総和はGERDの症状の頻度や重症度を示す．

*Gerd Q問診票
GerdQは，GERD患者の症状に基づく診断と治療効果の評価を改善・標準化するツールとして開発された問診票である．6項目の質問から構成されている．

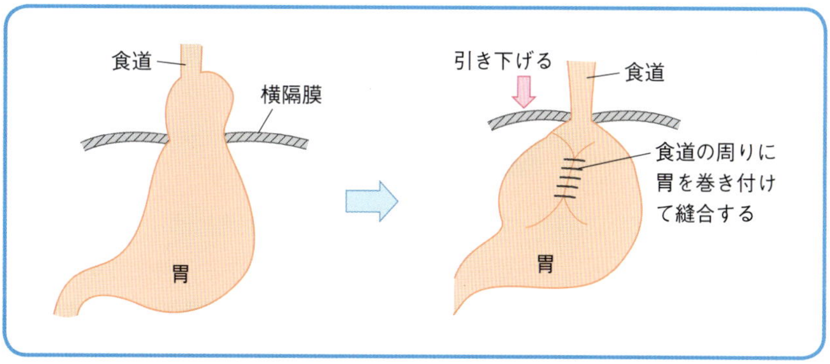

1 上部消化管疾患 151

図Ⅲ-1-11　ニッセン噴門形成術

C 治 療

主な治療法

1）生活指導

　胃酸の逆流防止対策（食直後の臥位，就寝前の食事を避ける）．体重を減量する．腹部を圧迫する服装は避ける．就寝時に頭部から上半身を挙上する．長時間の前かがみの姿勢は避ける．禁酒，禁煙，カフェインや高脂肪食は避け胃酸の分泌抑制を図る．

2）薬物療法

　酸分泌抑制薬（プロトンポンプ阻害薬［PPI］または H_2受容体拮抗薬）が第一選択である．ほかに消化管運動促進薬，制酸薬，粘膜保護薬などが使用される．また，カルシウム拮抗薬，抗コリン薬，亜硝酸薬などの LES圧（下部食道括約筋圧）を低下させる薬剤の変更，中止も必要になることがある．

LES：lower esophageal sphincter

治療経過・予後

　PPI などの酸分泌抑制薬にて，多くの症例は自覚症状の改善と食道粘膜の治癒がみられる．これらの薬の長期服用における問題点はまだ明らかになっていないところもあるが，肺炎や胃腸感染症，骨粗鬆症のリスクが高まるといわれている．生活指導や薬物療法の効果が不十分な場合は内視鏡的治療や手術療法（ニッセン［Nissen］噴門形成術など）が考慮される（**図Ⅲ-1-11**）．近年では腹腔鏡下手術が導入されており，術後の長期成績では 80%以上の有効率を認めている．

退院支援・患者教育

　逆流性食道炎は酸分泌抑制薬の中止によって非常に再発しやすいため，生活習慣の改善が重要である．過食，高脂肪食は避け，肥満の改善を促す．アルコールや柑橘類は LES圧を低下させるため摂取制限が必要である．また，就寝時には頭部の挙上や左側臥位が有効であるため，それらの指導と支援も有効である．

> **GERD の内視鏡治療**
>
> 内視鏡で胃食道接合部の粘膜を切除して修後過程で狭窄するのを利用して逆流を阻止する治療（ARMS）．内服薬などの治療で症状が改善しない場合を対象に，2022 年 4月より保険適用になった．今後普及していくと考えられる．

ARMS：Anti-reflux mucosectomy

5 バレット食道

A 病態

バレット（Barrett）食道とは

　胃から連続性に食道に伸びる円柱上皮のことをバレット粘膜といい，それが存在する食道をバレット食道という．逆流性食道炎，GERD との関連が証明されている．全周性に 3 cm 以上認める場合をロングバレット（LSBE），3 cm 未満はショートバレット（SSBE）と呼ぶ．ロングバレットは食道腺がんの発がんリスクと考えられている．

LSBE：long segment Barrett esophagus

SSBE：short segment Barrett esophagus

疫学

　厳密な調査報告がなく報告者によって頻度が変わるが，平均すると SSBE の頻度は 15.8％，LSBE は 0.3％である[4]．

発症機序

　遷延する胃液の逆流とそれによる炎症にて，食道粘膜が扁平上皮から円柱上皮に置き換わって発症する．

症状

　胃食道逆流症（GERD）と同じ．無症状の場合もある．

B 診断

どのような症状から疑われるか

　本疾患は GERD などが疑われて，上部消化管内視鏡検査が行われた際に診断されるものであり，この疾患特有の初期症状はない．上部消化管内視鏡検査でバレット粘膜が確認されれば診断される（**図Ⅲ-1-12**）．

C 治療

主な治療法

　酸分泌抑制薬が有効とされている．また，バレット食道内に異型上皮が存在する場合は高い発がんリスクを有するため，治療としてアルゴンプラズマレーザーで焼灼する場合がある．

治療経過・予後

　欧米では長さ 3 cm 以上のロングバレットにおいては食道腺がんの発生リスクが年間 0.4％と報告されているが，日本においてははっきりしたデータはまだない．

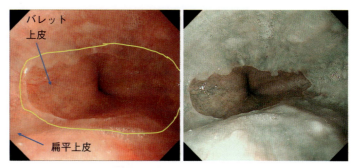

a．通常内視鏡像　　　　b．NBI内視鏡像

図Ⅲ-1-12　バレット食道の内視鏡像
a：黄色で囲った部分より内側の赤い部分がバレット上皮．
b：NBIを用いるとより明瞭になる．

退院支援・患者教育

GERD症状を認める場合はその自己管理の仕方と同様である．ロングバレットで腸上皮化生を認める場合は，発がんのリスクが高まるため定期的な内視鏡検査が望まれる．

6 マロリー-ワイス症候群

A 病態

マロリー-ワイス症候群（Mallory-Weiss syndrome）とは

嘔吐反射をくり返すことにより，食道胃接合部付近の粘膜に裂創が生じた状態をいう．激しい嘔吐をくり返した後に新鮮血を吐血して発症する．保存的治療でほとんど自然止血するが，まれに大量出血する場合がある．

疫学

好発年齢は30〜50歳で，男性に多く，上部消化管出血の約2〜6%を占める[5]．

発症機序

嘔吐反射による急な腹圧の上昇にて，食道胃接合部の粘膜に縦走する裂創を生じる．誘因の多くは過度のアルコール摂取であることが多い．

症状

くり返す嘔吐の後に続く新鮮血吐血．

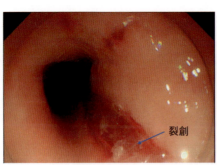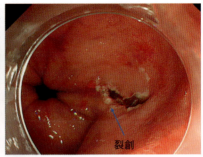

図Ⅲ-1-13 マロリー-ワイス症候群の内視鏡像

B 診断

どのような症状から疑われるか

嘔吐（とくに飲酒後）をくり返した後に新鮮血を吐血した場合は，本疾患を強く疑う．

診断の進め方・確定診断の方法

診断には問診（医療面接）が重要であり，先行する嘔吐などの急激な腹圧上昇をきたす状況の有無が確認できた場合は，できるだけ早期に上部消化管内視鏡検査を施行する．噴門部に粘膜裂創が確認できれば診断が確定する（図Ⅲ-1-13）．

C 治療

主な治療法

1）すでに止血している場合

絶食，補液，酸分泌抑制薬，粘膜保護薬など．

2）出血を認める場合

内視鏡的止血術（クリッピングなど）．内視鏡的止血術が無効で出血が続く場合には，カテーテルによる動脈塞栓術や緊急手術の適応になることがある．

治療経過・予後

一般的には予後は良好である．しかし，大量に出血する場合や，食道破裂を生じている場合には，予後が不良となることがある．

退院支援・患者教育

過度の飲酒や腹圧が上昇するような行動は避けるように指導する．

7 急性胃炎・急性胃粘膜病変（AGML）

A 病 態

AGML：acute gastric mucosal lesion

急性胃炎・急性胃粘膜病変（AGML）とは

　胃の粘膜に急性炎症を生じた状態である．粘膜上皮層のみが欠損した状態をびらんといい，欠損が粘膜筋板を越えると潰瘍という（p.163，**図Ⅲ-1-17**参照）．粘膜の状態により出血性胃炎，びらん性胃炎などと呼ばれることもある．びらん・潰瘍はしばしば多発するが，潰瘍は浅いものが多い．また，突発する上腹部痛を伴い，早期の内視鏡検査で胃粘膜を中心に異常所見を認める場合は急性胃粘膜病変（AGML）と呼ばれている．

疫 学

　急性胃炎はさまざまな背景で生じるため，個々の発生頻度は異なる．一般に男性に多く，ストレスによるものは若年者に，薬剤や基礎疾患によるものは中高年に多い．以前は AGML は上部消化管出血の 10%ほどを占めていたが，最近は減少している[6]．

発症機序

NSAIDs：non-steroidal anti-inflammatory drugs

　ストレス，暴飲暴食，ヘリコバクター・ピロリ感染，非ステロイド性抗炎症薬（NSAIDs）などにより胃粘膜に白血球などの炎症細胞が浸潤し，出血やびらん，潰瘍をきたす．近海の回遊魚（サバ，サンマなど）に寄生しているアニサキスも激しい急性胃炎を発症する．

症 状

　突然生じる心窩部痛，上腹部痛，悪心，嘔吐．腹痛はときに激しく，また吐下血を伴うときがある．精神的ストレス，薬剤，飲食物によるものは短期間で発症する場合がある．高齢者は自覚症状が軽い場合がある．

B 診 断

どのような症状から疑われるか

　急に発生した上腹部痛で，ストレス，薬剤服用歴，飲酒歴などがある場合には本疾患を疑う．吐血を伴う場合もある．また，刺し身など魚の生食後の場合はアニサキスによる急性胃炎を疑う．

診断の進め方，確定診断の方法

　病歴聴取でストレス，薬剤服用歴，飲酒歴，魚の生食などのリスクの存在を確認する．バイタルサインを確認してできるだけ早期に上部消化管内視鏡検査を施行する．粘膜の発赤，浮腫，びらん，潰瘍などが確認されれば診断される（**図Ⅲ-1-14a**）．アニサキスの場合は虫体が確認できる（**図Ⅲ-1-14b**）．

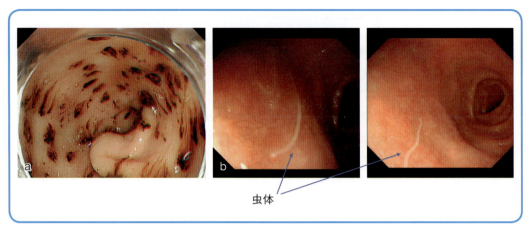

図Ⅲ-1-14　急性胃炎の内視鏡像
a：AGML（NSAIDsによる）．小さな潰瘍病変が多発している．
b：アニサキス．

C　治療

主な治療法

　誘因があればその除去．酸分泌抑制薬（PPIやH₂受容体拮抗薬）の投与．自覚症状が強い場合は絶食とする．出血がある場合には内視鏡的止血術が行われることもある．アニサキスの場合は内視鏡で除去すれば症状は改善する．

治療経過・予後

　保存的治療で予後は良好である．基礎疾患に併発した場合は出血のコントロールが困難な症例があり予後にかかわる場合がある．

退院支援・患者教育

　誘因が自己管理で対応できるようなものであれば積極的に支援する．たとえば，暴飲暴食や発生要因となりうるような食品は控える．ストレスが原因の場合は，過度のストレスを避ける生活が送れるように支援する．

8　慢性胃炎

A　病態

慢性胃炎とは

　慢性胃炎には，①症状から診断する症候性胃炎，②内視鏡の所見から診断する形態的胃炎，③生検所見から診断する組織学的胃炎の3つの概念が存在する．近年は，上腹部症状を認めるにもかかわらず上部消化管内視鏡検査で

器質性疾患は認められない場合は機能性ディスペプシアと診断する．慢性胃炎の原因の大部分は**ヘリコバクター・ピロリ感染**によると考えられており，表層性胃炎，萎縮性胃炎，腸上皮化生（鳥肌胃炎）と進展していく．萎縮が高度になるとピロリ菌自体も生存できなくなり，この状態は胃がんの高リスク群とされている．

疫 学

慢性胃炎の大半はヘリコバクター・ピロリ感染が原因である．ヘリコバクター・ピロリの感染率は加齢とともに増加し，60歳以上では60％以上とされているが，10歳代では10％前後と報告されている[7]．除菌治療が一般的となり，今後は日本の慢性胃炎は減少していくと考えられている．

発症機序

数十年間慢性的にヘリコバクター・ピロリに感染することで，胃粘膜に炎症細胞の浸潤が持続し，粘膜の防御能の低下や萎縮を引き起こす．その結果として萎縮性胃炎から腸上皮化生を生じる．そのほかに，自己免疫疾患，NSAIDs，クローン（Crohn）病なども胃炎の原因となっていることがある．

症 状

胃痛，胃もたれ，胃部の不快感，胃部膨満感，胸やけなど．

B 診 断

どのような症状から疑われるか

特有の症状はないが，胃痛，胃もたれ，胃部膨満感，げっぷなどがある場合には本疾患を念頭に置く．

診断の進め方・確定診断の方法

1）血清診断

ペプシノーゲンⅠは胃底腺の主細胞から分泌されるが，ペプシノーゲンⅡはほかに噴門腺，幽門腺，十二指腸腺にも存在する．胃粘膜の萎縮が進むと胃底腺領域が減少し，ペプシノーゲンⅠが低下するためペプシノーゲンⅠ/Ⅱの比率が低下する．これにヘリコバクター・ピロリ抗体を組み合わせることで胃がんのハイリスク健診が行われている（p.158，「臨床に役立つ知識 胃粘膜萎縮と ABC 検診」参照）．

2）上部消化管内視鏡検査

内視鏡にて胃粘膜の蒼白，血管透見像，発赤，腸上皮化生（**図Ⅲ-1-15**）などにより形態診断できるが，確定診断は生検による病理組織診断となる．

3）分 類

胃体部の萎縮性胃炎の広がりは，内視鏡所見で粘膜の萎縮が胃角上部から胃体下部〜小彎にみられ，境界が噴門に達しないものを closed type といい，C-1（前庭部のみ），C-2（胃角部から胃体下部まで），C-3（胃体上部まで）

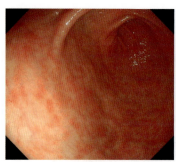
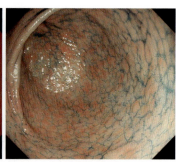

通常画像　　　　　　　　色素内視鏡画像

図Ⅲ-1-15　慢性胃炎の内視鏡像

に分類される．萎縮が噴門を越えて大彎側に進展している場合は open type と呼ばれ，同様 O-1（噴門周囲のみ），O-2（O-1 と O-3 の中間），O-3（胃全体に広がる）に分類される．open type に行くほど萎縮が進展している．この分類は日本独自であり，胃がんや胃潰瘍のリスクを評価できる点が優れているが，国際的なコンセンサスはまだ十分ではない．

> **臨床で役立つ知識**
>
> ### 胃粘膜萎縮と ABC 検診
>
> ペプシノーゲン I は胃底腺の主細胞から分泌されるため，胃粘膜の萎縮が進むと胃底腺領域が減少しペプシノーゲン I が低下する．ペプシノーゲン I の値，ピロリ感染の有無を組み合わせたものが ABC 検診である．
> A 群：ペプシノーゲン値は保たれており，ヘリコバクター・ピロリ陰性
> B 群：ペプシノーゲン値は保たれているが，ヘリコバクター・ピロリ陽性
> C 群：ペプシノーゲン値は低下し，ヘリコバクター・ピロリ陽性
> D 群：ペプシノーゲン値は低下し，ヘリコバクター・ピロリ陰性
> このなかで C，D 群は胃がんの発生率が高いため，毎年内視鏡検査を受けることが望ましい．

もう少しくわしく 改訂シドニー分類

胃炎の成因，局在性，病理組織像，内視鏡所見をすべて加えて，世界共通の診断基準を目的として作られた分類である．組織学的には成因，局在，形態の3項目に分類し，局在性では幽門部胃炎，体部胃炎，汎胃炎に分け，形態では炎症，活動性，萎縮，腸上皮化生，ヘリコバクター・ピロリ感染の有無の5項目で分類している．胃の内部を5点生検して，なし，軽度，中等度，高度の4段階で評価し定量化する（図）．また，内視鏡分類としては図の7つのカテゴリーに分類される．

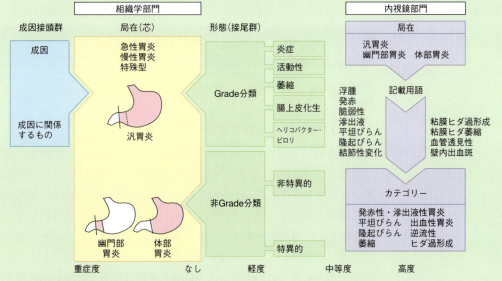

図 慢性胃炎の改訂シドニー分類
[Dixon MF, Genta RM, Yardley JH, et al.：Classification and grading of gastritis. The updated Sydney System. International Workshop on the Histopathology of Gastritis, Houston 1994. Am J Surg Pathol 20：1161-1181, 1996 より引用]

C 治療

主な治療法

ヘリコバクター・ピロリが陽性であれば，2種類の抗菌薬と酸分泌抑制薬を用いて除菌することができる（p.93参照）．除菌することにより胃炎の進行を止め，胃がんの予防につなげることができる．症状の改善には胃運動機能調節薬や酸分泌抑制薬が用いられる．

治療経過・予後

ヘリコバクター・ピロリの除菌により，胃の粘膜は正常に近い状態まで回復する．慢性胃炎を治療することで胃がんのリスクは約1/3に低下する．

退院支援・患者教育

　ヘリコバクター・ピロリ感染が判明している患者に対しては，除菌ができるようにサポートする．また，除菌後は胃の胃酸分泌が回復し，胃酸過多の症状が出やすいため，暴飲暴食や香辛料は避けるように指導する．塩分濃度の高い食品（味噌汁，漬物，たらこ，いくら，めざし，塩鮭など）の摂取は胃がんのリスクになるということが明らかになってきており，控えるほうが望ましい．

9 ｜ ヘリコバクター・ピロリ感染症

A 病態

ヘリコバクター・ピロリ感染症とは

　らせん状のグラム陰性桿菌（かんきん）であるヘリコバクター・ピロリは，1982年にワーレン（Warren）とマーシャル（Marshall）によって，ヒト幽門前庭部粘膜より分離培養された．一方の極に4〜7本の有鞘鞭毛（べんもう）を有し，鞭毛を回転させて移動する．ウレアーゼ活性をもち，胃内にある尿素を分解してアンモニアを産生し，胃酸を中和することで酸から身を守っている．

　ヘリコバクター・ピロリは常在菌であり，井戸水や糞便（ふんべん）などより経口的に感染する．ピロリに感染すると急性胃炎や慢性胃炎を発症し，粘膜を障害して胃・十二指腸潰瘍の原因となり，また粘膜の萎縮や腸上皮化生を生じさせて胃がんの原因となる．また，悪性リンパ腫の一種である胃MALT（マルト）リンパ腫，胃ポリープ，機能性胃腸症，特発性血小板減少性紫斑病，未分化胃がんの発症とも関連しているといわれている（**図Ⅲ-1-16**）．

MALT：mucosa associated lymphoid tissue

疫学

　ヘリコバクター・ピロリの感染率は加齢とともに増加し，10歳代では10%前後，50歳代では50%，70歳以上では70%以上と，ほぼ年代と一致するといわれている[6]．

発症機序

　ヘリコバクター・ピロリの感染により，胃粘膜上皮に白血球などの炎症浸潤が生じる．また，ピロリが産生するアンモニアなども上皮障害の原因になる．

症状

　初感染時には急性胃炎と同様の症状を生じることがある．慢性胃炎では胃部の不快感，胸やけなど．

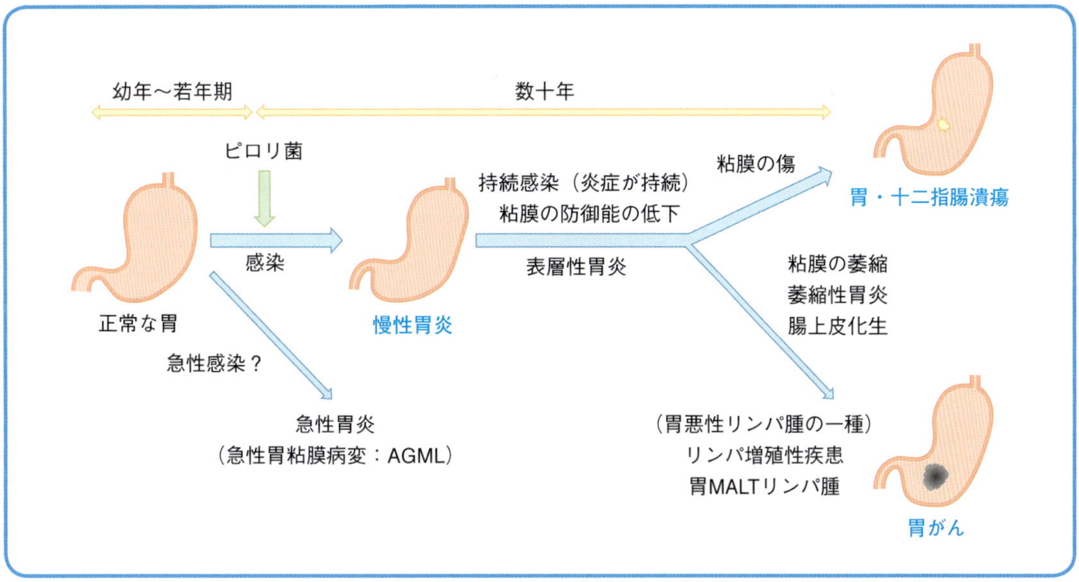

図Ⅲ-1-16　ヘリコバクター・ピロリ感染後の経過

B 診断

どのような症状から疑われるか

　ヘリコバクター・ピロリ感染症の特有な症状ではないが，初感染の場合には上腹部痛，嘔吐，下痢などの症状がある．健康診断で抗ヘリコバクター・ピロリ抗体が陽性となるか，または，胃痛や胃部不快感などで上部消化管内視鏡検査が施行され，内視鏡所見で感染が疑われて診断されることが多い．

診断の進め方・確定診断の方法

　上部消化管内視鏡検査にて胃粘膜の萎縮を認めた場合に，以下の方法にてヘリコバクター・ピロリ感染を確認する．

1）点診断（侵襲的）

　内視鏡検査による生検組織を用いる．直接組織を検鏡する，培養する，ウレアーゼを迅速で測定するなどの方法がある．侵襲的であるが，内視鏡で慢性胃炎が診断された際に同時に検査できる．

2）面診断（非侵襲的）

　最も非侵襲的な方法として^{13}C尿素呼気試験法があり，主にヘリコバクター・ピロリ除菌後の判定に用いられる．そのほか，血液もしくは糞便中の抗ヘリコバクター・ピロリ抗原，抗体測定なども行われる．

C 治 療

主な治療法

　プロトンポンプ阻害薬と2種類の抗菌薬を組み合わせた内服治療で除菌できる．耐性菌も存在するため一次除菌の成功率は約80％であり，抗菌薬を変更して二次除菌を行うことで90％以上の除菌成功率となる．

治療経過・予後

　ヘリコバクター・ピロリを除菌することで胃炎の進行は止まり，胃粘膜は修復され酸分泌能は改善してくるといわれている．また，胃がんの発生リスクは約1/3に低下する．除菌後の酸分泌の増加による逆流性食道炎の発症には注意する必要がある．

退院支援・患者教育

　除菌後には胃酸分泌亢進がみられることがあるため，逆流性食道炎の予防が必要である（p.148,「胃食道逆流症」参照）．また，ヘリコバクター・ピロリは常在菌であり，経口感染するので再感染を避けるよう生活指導を行う．

10 胃・十二指腸潰瘍

A 病 態

胃・十二指腸潰瘍とは

　粘膜上皮が，粘膜下層以上の深さまで欠損した状態を潰瘍という．びらん状態から潰瘍まで粘膜障害の深さでUL-ⅠからUL-Ⅳまで分類されている（図Ⅲ-1-17）．漿膜を越えると，腹腔内に胃の内容物が漏れて腹膜炎を発症し，緊急手術の適応となる（穿孔）．また，漿膜の穴が周囲臓器や大網にて被覆されている場合は穿通という．合併症としては上記の穿孔，穿通のほかに消化管出血があり，これが最多である．胃潰瘍は胃角部小彎側に，十二指腸潰瘍は十二指腸球部に好発する．

疫 学

　厚生労働省の調査では，2020年の胃潰瘍の患者数は12,000人，十二指腸潰瘍は2,000人となっており，1996年と比べてともに1/10以下に減少してきている[8]．ヘリコバクター・ピロリの除菌治療が普及し，感染者が減少したためと考えられる．

　十二指腸潰瘍は20～40歳代の若年に，胃潰瘍は40～60歳代の中高年に多いとされていたが，最近はどちらも好発年齢は60歳以上である．以前は再発をくり返す疾患であったが，ピロリ除菌後の再発はほとんどない．

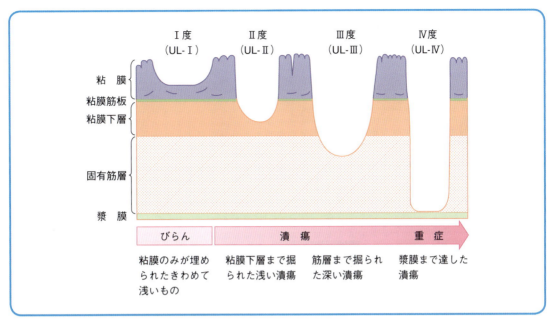

図Ⅲ-1-17 胃・十二指腸潰瘍の分類

発症機序

以前は胃粘膜の攻撃因子である胃酸，ペプシンなどと，防御因子である粘液，重炭酸イオン，粘膜血流，ペプシノーゲン，セクレチンなどのバランスが崩れて発症するといわれていたが，最近はヘリコバクター・ピロリの感染とNSAIDsが原因の大部分であると考えられている．

症状

心窩部痛，腹部膨満感，悪心，食欲不振など．胃潰瘍は食後痛が多いが，十二指腸潰瘍は空腹時痛が多い．高齢者は無症状のことがある．出血がある場合は，コーヒー残渣様の突然の吐血もしくは黒色便（タール便）として症状に現れる．

B 診断

どのような症状から疑われるか

空腹時の胃の痛みや背中の痛み，食欲の低下，胃もたれ，食後の胃痛などを認める場合に本疾患を疑う．若年者で空腹時に痛みが出現し食後に改善する場合は十二指腸潰瘍の可能性が高くなる．黒色便がみられるときには早急に対応する必要がある．

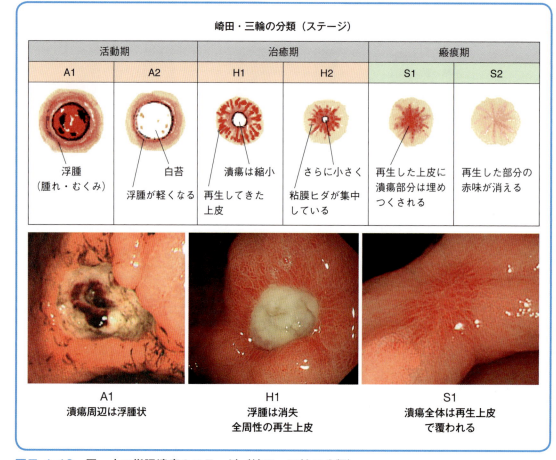

図Ⅲ-1-18 胃・十二指腸潰瘍のステージ（崎田・三輪の分類）

診断の進め方・確定診断の方法

上部消化管内視鏡検査にて潰瘍病変が確認できる．活動期（A1, A2），治癒期（H1, H2），瘢痕期（S1, S2）に病期分類されている（**図Ⅲ-1-18**）．早期胃がんとの鑑別が重要であるが，潰瘍周囲の再生上皮の均一性や陥凹周辺のヒダの状態で鑑別できる．

C 治療

主な治療法

出血時にはショック症状があれば，まずそれに対応（輸血，輸液）することを優先する．状態が安定すれば緊急内視鏡検査を施行し内視鏡的止血術が行われる．止血が得られた場合，もしくは出血がない場合は酸分泌抑制薬，胃粘膜防御因子増強薬による薬物療法が中心となる（**図Ⅲ-1-19**）．

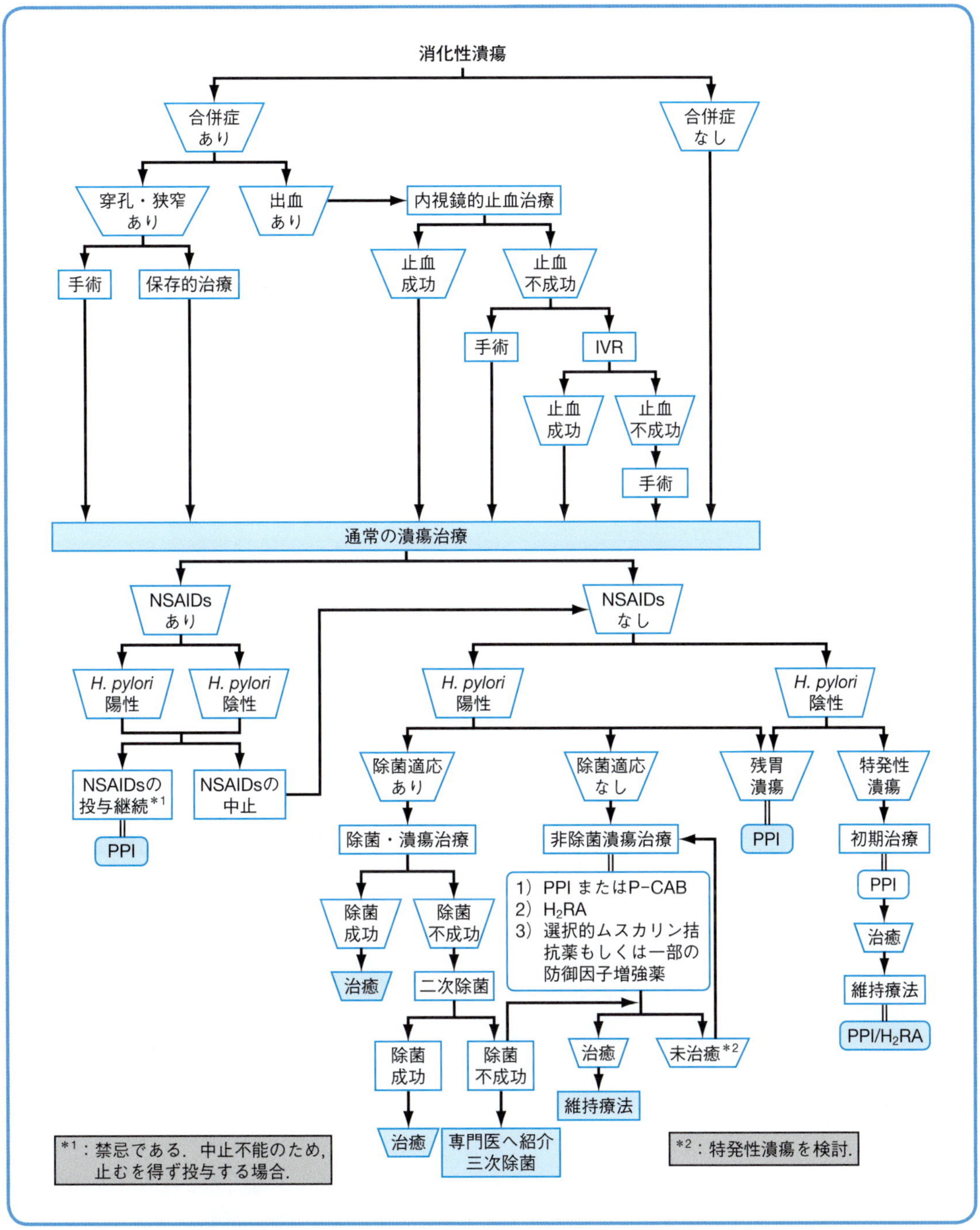

図Ⅲ-1-19　消化性潰瘍治療の基本方針

［日本消化器病学会（編）：消化性潰瘍診療ガイドライン 2020, 改訂第 3 版, p. xvi, 南江堂, 2020 より許諾を得て転載］
PPI：プロトンポンプ阻害薬, P-CAB：カリウム競合型アシッドブロッカー, H_2RA：ヒスタミン H_2 受容体.

そのほか，原因除去

ヘリコバクター・ピロリが陽性であれば除菌療法が，NSAIDsの服用があれば中止が検討される．NSAIDsの中止ができない場合には，酸分泌抑制薬や粘膜防御因子増強薬と併用する（**図Ⅲ-1-19**）．

治療経過・予後

PPIなどの酸分泌抑制薬によってほとんどが治癒する．ヘリコバクター・ピロリ陽性の場合には，除菌成功により再発も大幅に抑制される．ピロリ陰性潰瘍や除菌ができなかった場合は，酸分泌抑制薬を中心とした再発抑制目的の維持療法が行われる場合がある．

退院支援・患者教育

原因となるストレス，暴飲暴食などを避ける．NSAIDsの中止ができない場合には，酸分泌抑制薬や粘膜防御因子増強薬の必要性を理解してもらい，併用する．

11 | 機能性ディスペプシア（FD）

A 病 態

FD：functional dyspepsia

機能性ディスペプシア（FD）とは

胃・十二指腸領域から発すると考えられる上腹部症状が1つ以上認められ，これらを説明できる可能性のある器質性，全身性あるいは代謝性疾患がない状態を機能性ディスペプシア（FD）という．GERDや過敏性腸症候群との合併も多い．

疫 学

日本の有病率は11～17%であり，欧米と比較して同等かやや低値とする報告が多い．近年のヘリコバクター・ピロリの感染率の低下により内視鏡検査などで器質的病変のない上部消化管疾患の割合が増加してきているが，本疾患が増加しているかどうかはまだ不明である[9]．

発症機序

胃の排出機能や貯留機能の障害，胃の伸展知覚過敏，十二指腸の酸刺激知覚過敏などが原因と考えられている．ストレスなどの心理的要因や感染などが関係しているという説もあるが，まだ不明な点が多い．

症 状

数週間～数ヵ月にわたる食後のもたれ感，早期満腹感，心窩部痛，心窩部灼熱感など．発熱，貧血，黒色便などは認めないことが多い．

B 診断

どのような症状から疑われるか

つらいと感じる食後のもたれ感や早期の膨満感，心窩部痛などが持続する場合に，鑑別疾患の1つとして本疾患を疑う．本疾患の診断の際には，血液検査，画像検査などで異常がないことが条件であるため，症状のみで本疾患を一番に疑うことはむずかしい．

診察の進め方・確定診断の方法

診断のためには上部消化管内視鏡検査は必須である．また，消化管以外の器質的疾患を否定する必要があるため，血液生化学検査，腹部超音波検査，腹部CT検査，検尿，便潜血検査なども行う．それらがすべて異常を認めない場合において，下記の基準を満たせばFDとして治療を開始し，反応をみて検査を追加していく（**図Ⅲ-1-20**）．

● FDの診断基準（ローマⅣ診断基準）

内視鏡などで異常がないにもかかわらず，つらいと感じる食後のもたれ感，つらいと感じる早期満腹感，つらいと感じる心窩部痛，つらいと感じる心窩部灼熱感の4つの症状のうち1つ以上を有し，6ヵ月以上前から症状があり，最近3ヵ月間は上記の症状を認めるもの．

もう少しくわしく **日本人におけるローマⅣ診断基準の妥当性**

ローマⅣ診断基準は，日本における日常診療では適さない場合も多いといわれている．その理由は，日本では皆保険制度と良好な医療機関へのアクセスのため，症状が出れば短期間で受診する場合が多いためと考えられている．したがって，症状を説明しうる器質的疾患がなければFDとして治療を開始しつつ，反応をみながら継続し最終的に診断する方法がとられることが多い．

C 治療

主な治療法

まずは生命予後に影響する可能性は低いことを伝えて安心させたうえで，酸分泌抑制薬，消化管運動改善薬で治療を開始し，効果により漢方薬（六君子湯），抗不安薬，抗うつ薬などを併用する．

治療経過・予後

治療期間は数ヵ月〜1年余りになる場合がある．また再発することもある．

退院支援・患者教育

症状出現にさまざまな心理・社会的因子が関与することが知られており，ストレスを避けるなど生活の改善を支援する必要がある．

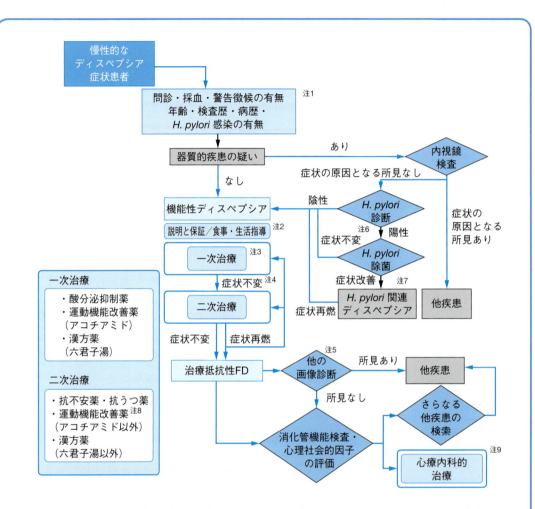

注1：警告徴候とは以下の症状をいう．①高齢での新規症状発現，②体重減少，③再発性の嘔吐，④出血，⑤嚥下障害，嚥下痛，⑥腹部腫瘤，⑦発熱，⑧食道癌や胃癌の家族歴．
注2：説明と保証→患者に機能性ディスペプシアが，上部消化管の機能的変調によって起こっている病態であり，生命予後に影響する病態の可能性が低いことを説明する．主治医が患者の愁訴を医学的対応が必要な病態として受け止めたこと，愁訴に対して治療方針が立てられることを説明することで，患者との適切な治療的関係を構築する．内視鏡検査前の状態にあっては，器質的疾患の確実な除外には内視鏡検査が必要であることを説明する．
注3：ここではエビデンスレベルAで推奨度の高いものを一次治療とした．それ以外を二次治療とし，使用してもよい薬剤とした．
注4：4〜8週を目処として治療し効果がなければ次のステップへと進む．
注5：腹部超音波検査，腹部CT検査，消化管造影検査などが含まれる．内視鏡検査を行っていない場合には内視鏡検査を行うこと．
注6：症状が不変の場合には他の画像診断の必要性も考慮する．
注7：*H. pylori* 除菌後，6ヵ月から1年後に症状が消失または改善した場合に *H. pylori* 関連ディスペプシアと診断する．
注8：アコチアミドはAChE阻害薬である．ドパミン受容体拮抗薬，セロトニン5-HT₄受容体作動薬が含まれる．
注9：心療内科的治療（自律訓練法，認知行動療法，催眠療法など）などが含まれる．

図Ⅲ-1-20　機能性ディスペプシアの診断と治療の流れ
［日本消化器病学会（編）：機能性消化管疾患診療ガイドライン2021—機能性ディスペプシア（FD），改訂第2版，p. xvi，南江堂，2021 より許諾を得て転載］

12 | 胃がん

A 病態

胃がんとは

　胃粘膜から発生する上皮性の悪性腫瘍である．粘膜下層，固有筋層，漿膜下層，漿膜へとしだいに深部浸潤する．ほとんどが腺がんであり，粘膜下層までの浸潤を早期胃がん，固有筋層から先に浸潤している場合は進行胃がんと分類する．浸潤に伴いリンパ節，静脈を通じてリンパ節転移，肝転移，肺転移を生じる．喫煙や塩分の多い食生活，およびヘリコバクター・ピロリの持続感染がリスク因子である．とくにピロリ菌との関連は強く，除菌治療後には発がんリスクが約1/3に減少する．

疫学

　日本の罹患率は男女ともに大きく減ってきているが，全体数は横ばいである．2019年の全国集計では罹患者数は男性約8.5万人，女性約3.9万人で，男女比は約2対1で男性に多く，好発年齢は60〜80歳代と高齢化してきている．2020年の時点で死亡数は4.2万人で全がんのなかで男性3位，女性5位である．罹患率，死亡率はともに減ってきている[10]．

発症機序

　主にヘリコバクター・ピロリの慢性感染により，胃の粘膜上皮に慢性炎症，萎縮，腸上皮化生を生じ，発がんする．そのほかには高塩分食，不規則な食事などの環境的な要因もある．

症状

　早期胃がんでは無症状，進行胃がんでは無症状のときもあるが，上腹部症状，体重減少，通過障害，食欲不振，全身倦怠感などが出現することもある．また，胃がん部位からの出血があれば吐血，貧血などを生じることもある．

B 診断

どのような症状から疑われるか

　特有の症状はない．上腹部痛，胃の不快感，胸やけ，吐き気などの症状の際に，胃潰瘍や胃炎などとともに鑑別疾患として念頭に置く．とくに，体重減少や腹水，鎖骨上リンパ節腫大などを伴うときには本疾患の可能性が強くなる．

診察の進め方・確定診断の方法

　早期胃がんはほとんど症状がないため，内視鏡検査で粘膜面の異常部位からの生検で診断される．粘膜面の観察のために内視鏡検査時にインジゴカル

ウィルヒョウのリンパ節転移

消化器がんなどが，左鎖骨上リンパ節に転移したもの，胃がんでとくに有名である．

表Ⅲ-1-4　胃潰瘍と陥凹型早期胃がんの鑑別

		胃潰瘍	早期胃がん
	内視鏡像の特徴		
潰瘍	形状	整	不整形
	境界	鮮明	不鮮明
	潰瘍底	白苔が全面に付着	白苔の付着が一部欠ける
潰瘍周囲	びらん	ほとんどない	認める場合がある
	発赤	幅の均一な柵状発赤	不均一な発赤
	ヒダの特徴	滑らかに細くなる	癒合，やせ，中断などがみられる
	出血	少ない	潰瘍周囲にみられる

ミン液の散布や拡大内視鏡検査が行われることがある．陥凹病変は良性潰瘍との鑑別がむずかしい場合がある（**表Ⅲ-1-4**）．また，粘膜内の深達度は超音波内視鏡検査にて，リンパ節や多臓器の転移の有無は造影CTを用いて評価され，最終的な病期（ステージ）が決定される（**表Ⅲ-1-5**）．

1）上部消化管内視鏡検査

存在確認，深達度診断は内視鏡検査が中心であり，生検にて確定診断される．深達度は超音波内視鏡で，存在範囲は拡大内視鏡，NBI検査などで調べる．浸潤が粘膜下層までにとどまるものは早期がんと呼び，肉眼的形態から0-Ⅰ型（隆起型），0-Ⅱa型（表面隆起型），0-Ⅱb型（表面平坦型），0-Ⅱc型（表面陥凹型），0-Ⅲ型（陥凹型）に分けられ，0-Ⅱc型が最も多い（**図Ⅲ-1-21a**）．進行がんは1型（腫瘤型），2型（潰瘍限局型），3型（潰瘍浸潤型），4型（びまん浸潤型）に分けられる（ボールマン［Borrmann］分類）．4型はスキルスがんともいわれ，予後は最も悪い（**図Ⅲ-1-21b**）．

2）上部消化管X線造影検査

内視鏡検査よりも侵襲性は少ないが，病変の部位や胃の拡張の程度などの影響で診断がむずかしい場合がある．また，異常を認めた場合も最終的には内視鏡検査にて組織診断が必要となる．食道浸潤や4型胃がんの進展範囲の診断，術前の病巣の位置確認などには有用である．

3）造影CT検査，PET検査

所属リンパ節転移の有無や多臓器への遠隔転移の有無を調べるために施行する．

表Ⅲ-1-5 胃がんの病理分類

深達度 \ 領域リンパ節転位の個数	遠隔転移 なし (M0) なし (N0)	1〜2個 (N1)	3〜6個 (N2)	7〜15個 (N3a)	16個以上 (N3b)	あり (M1) 有無にかかわらず
T1a：粘膜にとどまる T1b：粘膜下層にとどまる	ⅠA	ⅠB	ⅡA	ⅡB	ⅢB	Ⅳ
T2：固有筋層にとどまる	ⅠB	ⅡA	ⅡB	ⅢA	ⅢB	
T3：漿膜下組織までにとどまる	ⅡA	ⅡB	ⅢA	ⅢB	ⅢC	
T4a：胃の表面に出ている	ⅡB	ⅢA	ⅢA	ⅢB	ⅢC	
T4b：他の臓器に転移している	ⅢA	ⅢB	ⅢB	ⅢC	ⅢC	

［日本胃癌学会（編）：胃癌取扱い規約, 第15版, p.26, 金原出版, 2017 より許諾を得て改変し転載］

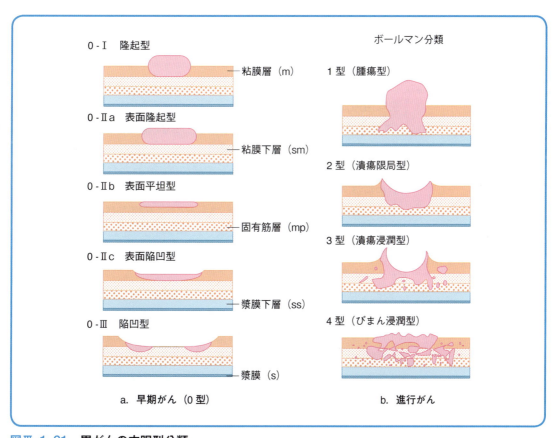

図Ⅲ-1-21 胃がんの肉眼型分類

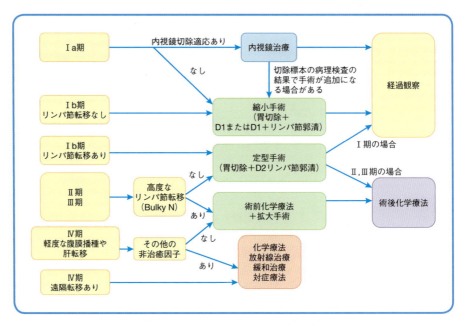

図Ⅲ-1-22 胃がんの治療方針：治療法選択のアルゴリズム
［日本胃癌学会（編）：胃癌治療ガイドライン（医師用），第6版，p.2，金原出版，2021を基に作成］

C 治療

主な治療法

　胃がんの治療方針はステージによって分かれる．早期胃がんは内視鏡的治療が主体となる．内視鏡的治療の適応外，および進行がんは外科的切除が行われる．切除不能の場合は薬物療法や緩和療法が行われる（**図Ⅲ-1-22**）．

1）内視鏡治療

　2 cm以下の潰瘍を伴わない病変で，分化型，粘膜内がんが内視鏡的治療の絶対適応である．最近は適応が拡大されつつある（p.114，「消化管がんに対する内視鏡的治療，粘膜切除術」参照）．

2）手術治療

　最近では腹腔鏡下で手術が行われることが多くなっている．

①縮小手術：リンパ節転移のない早期胃がん症例には，幽門保存胃切除や噴門側胃切除などの縮小手術が推奨されている（**表Ⅲ-1-6**）．

②定型手術：リンパ節の転移が認められる場合，もしくはT2以上の場合はD2郭清による幽門側胃切除または胃全摘手術が行われる．

③非根治手術：根治は見込めない症例に対して，緩和やQOLを目的として出血病変や狭窄病変に対する切除やバイパス手術が行われることがある．

表Ⅲ-1-6　胃切除の方法と再建法

胃切除		胃切除後	
方　法	再建法	選択の根拠	長所と短所
幽門側胃切除	ビルロート (Billroth) Ⅰ法	●がんの部位が噴門より離れている場合	●流れが生理的 ●合併症が少ない ●吻合部に張力がかかりやすい ●残胃炎，食道炎を生じる可能性がある
	ビルロート (Billroth) Ⅱ法	●がんの部位が噴門より離れているが，残胃が小さい場合 ●十二指腸断端付近にがんが残っている可能性がある場合	●残胃が小さくてもつなげる ●輸入脚症候群を生じることがある ●十二指腸液の逆流がある
噴門側胃切除	直接吻合	●早期胃がんでがんの部位が噴門部に近い場合（噴門側から約1/3の範囲内）	●食物が十二指腸を通る ●逆流性食道炎を生じやすくなる
胃全摘	ルーワイ (Roux-en-Y) 法	●がんの部位が胃の中部から上部付近で，噴門を残す余裕がない場合 ●胃の内部に広範にがんが広がっている場合	●十二指腸液の逆流は生じにくい ●デメリットが少ない

3) 薬物療法

HER2：human epidermal growth factor receptor 2

薬物療法前にがん組織の HER2 検査（免疫染色）が行われ，使用薬剤が選択される．HER2 陰性であればカペシタビン（または S-1）とシスプラチンの併用療法が選択される．HER2 が陽性であれば，HER2 を標的とした分子標的薬であるトラスツズマブを加えて，トラスツズマブ，カペシタビンおよびシスプラチンの併用療法が一次治療となる．

MSI：microsatellite instability

　一次治療が無効の場合にはドセタキセル，イリノテカン，パクリタキセルなど一次治療で使用しなかった抗がん薬が使用される．また，MSI 検査とよ

ばれるがん遺伝子検査を行い，免疫チェックポイント阻害薬が用いられることもある．

治療経過・予後

予後もステージによって異なる．また組織型により分化型と未分化型に分けられるが，未分化型のほうが予後は悪い．5年生存率は全体で約68％，ステージⅠ，Ⅱ，Ⅲ，Ⅳでそれぞれ約90％，約70％，約50％，約14％未満である[11]．

合併症とその治療法

胃切除に伴う機能および器質的な障害によって引き起こされるものの総称を胃切除後症候群という．代表的なものにダンピング症候群，消化吸収障害，輸入脚症候群*，術後貧血，骨代謝障害，逆流性食道炎，残胃炎，残胃がんなどがある．

ダンピング症候群は，胃切除後に胃の貯留機能が低下するため，食物が急速に空腸に入ることから生じると考えられている．

①早期ダンピング症候群

食後30分以内に生じる．食物が高張のまま急速に十二指腸以降へ運ばれるため，血液中から腸管内への水分の移動によって生じると考えられている．循環血漿量の低下により脳血流が低下するため，めまいやしびれ，頭重感，失神などが生じる．また，空腸は拡張するため腸間膜などが引っ張られて血管運動神経反射などが生じ，全身熱感，冷汗，動悸，顔面紅潮や腹痛，膨満感，下痢など多彩な症状を引き起こす．

②後期ダンピング症候群

食後2〜3時間後より生じる冷汗，動悸，めまい，倦怠感，手指のふるえ，失神などの低血糖症状のこと．大量の糖質が小腸で吸収され高血糖を生じ，その結果インスリンの過剰分泌が生じて低血糖，低カリウム血症となる．

ダンピング症候群の治療としては，食事中の糖質を減らし，タンパク質を多くし脂肪は中等度とする．1回の食事を1/4程度にし食事中の水分も控える，1日6回の分割摂取と食後の安静を心がける．また，低血糖対策として角砂糖などを携帯し，症状に合わせて摂取するように指導する．

退院支援・患者教育

内視鏡治療後は切除部分に胃潰瘍を生じているため，刺激の強い食事は避けるように指導する．禁酒，禁煙が望ましい．また，力仕事や激しい運動，熱い湯への長時間の入浴は，治療後約1〜2ヵ月の間は控えるように指導する．胃全摘が施行された場合は，ダンピング症候群の予防のため，分割食や食事内容の指導を行う．

＊輸入脚症候群

ビルロートⅡ法またはルーワイ法で再建後に吻合部の十二指腸側の腸管（輸入脚）に胆汁，膵液を含む十二指腸液が貯留して拡張をきたしたもの．強い上腹部痛や嘔吐がみられる．壊死や穿孔が生じると致命的になる場合がある．

表Ⅲ-1-7　胃ポリープの分類

型	Ⅰ型 （平滑隆起）	Ⅱ型 （無茎性）	Ⅲ型 （亜有茎性）	Ⅳ型 （有茎性）
特徴	●隆起の起始部が滑らかで，境界線が不明瞭．	●隆起の起始部に明瞭な境界線を有するが，くびれはない．	●隆起の起始部に明瞭なくびれを有するが，茎はない．	●明らかに茎がある．
内視鏡所見				

13 ｜ 胃ポリープ

A　病態

胃ポリープとは

　胃の内腔に突出した限局性の粘膜隆起性病変の総称．炎症を背景とした良性の過形成ポリープ，胃底腺の過形成による胃底腺ポリープが主であるが，そのほかに胃腺腫や炎症性ポリープ，過誤腫性ポリープもある．

　形状でⅠ型（平滑隆起），Ⅱ型（無茎性），Ⅲ型（亜有茎性），Ⅳ型（有茎性）に分けられる（**表Ⅲ-1-7**）．また，平滑隆起型の一部に粘膜下腫瘍（固有筋層や粘膜下層由来の非上皮性腫瘍）が存在する．

発症機序

　過形成ポリープは炎症による粘膜上皮の過形成が原因であり，ヘリコバクター・ピロリとの関連も指摘されている．胃底腺ポリープは胃底腺の過形成であり，原因は不明である．

症状

　無症状であることが多い．過形成ポリープは出血しやすく，貧血の原因となることがある．

B 診断

どのような症状から疑われるか

胃ポリープの特有の症状はないが，過形成ポリープの場合は出血をすることがあり，貧血の原因となることがある．

診察の進め方・確定診断の方法

上部消化管内視鏡検査で偶然発見されることが多い．悪性化が疑われる場合には生検で診断する．粘膜下腫瘍の場合は超音波内視鏡で生検，診断が施行される．

もう少しくわしく

胃粘膜下腫瘍

胃の隆起性病変のなかで，主病巣が粘膜下に存在するものの総称である．一般的には非上皮性腫瘍であり，平滑筋，神経，血管，脂肪，リンパ管組織由来のことが多い．上部消化管内視鏡検査で隆起性病変として偶然発見されることが多い．消化管間質腫瘍（GIST），平滑筋腫，神経鞘腫，脂肪腫，血管腫，リンパ管腫，迷入膵，悪性リンパ腫などがあるが，組織診断では約 80％が GIST である．腫瘍径が 5 cm 以上のものは悪性度が高いことを示している．

症状があるもの，腫瘍径が 5.1 cm 以上のものは外科的切除．5 cm 未満 2 cm 以上は超音波内視鏡下穿刺吸引術（EUS-FNA）で組織診断を行い，GIST ならば外科切除が行われる．2 cm 未満は潰瘍形成，増大傾向，辺縁不整などの所見がなければ経過観察される．切除の場合は，最近では LECS の適応となっている（p. 115 参照），

GIST：gastrointestinal stromal tumor

EUS-FNA：endoscopic ultrasound-fine needle aspiration

C 治療

主な治療法

出血を認めるもの，悪性が疑われるもの，胃腺腫は内視鏡的切除術の適応になる．粘膜下腫瘍で消化管間質腫瘍（GIST）と診断された場合は胃切除の適応になる．

治療経過・予後

GIST の場合は遠隔転移をすることがあり，経過観察が必要である．

| もう少し くわしく | **消化管間質腫瘍（GIST）** |

GIST は間葉系の腫瘍であり，大部分が kit（CD117）タンパク質を発現しており，*c-kit* 遺伝子の機能獲得型突然変異が発生原因とされている．健康診断などで偶発的に粘膜下腫瘍として発見されることが多い．遠隔転移をすることがあり，腹部造影 CT にて発育形態や腫瘍臓器の浸潤の有無と程度を調べる．EUS-FNA での組織診断は確定診断方法として有用であり，免疫染色で悪性度や遺伝子診断も可能である．PET 検査も有用である．

治療は確定診断がつけば外科切除が第一選択である．切除標本の病理検査で細胞分裂の程度を調べ，再発の高リスク群であれば術後の CT のフォローアップの間隔を短くするか術後補助化学療法が検討される．残存病変や再発があれば内科的治療となる．内科的治療，術後補助化学療法としてはイマチニブの内服治療が標準治療である．

●引用文献

1）Sato H et al.：Epidemiological analysis of achalasia in Japan using large-scale claims database. Journal of Gastroenterology **54**：621-627, 2019

2）国立がん研究センター：がん統計 がん種別統計情報 食道．がん情報サービス，〔https://ganjoho.jp/reg_stat/statistics/stat/cancer/4_esophagus.html〕（最終確認：2024 年 4 月 26 日）

3）日本食道学会編：食道癌診療ガイドライン 2022 年版，p.163，金原出版，2022

4）日本消化管学会編：胃食道逆流症（GERD）診療ガイドライン 2021，改訂第 3 版，p.2，南江堂，2021

5）小澤俊文：Mallory-Weiss 症候群．図説 胃と腸用語集 2012，胃と腸 **47**（5）増刊号：734，2012

6）長谷川伸，高濱和也，平田一郎：消化管出血原因疾患の変遷と非手術的治療の意義．日本腹部救急医学会雑誌 **26**：491-496，2006

7）Asaka M, Kimura T, Kudo M, et al.：Relationship of Helicobacter pylori to serum pepsinogens in an asymptomatic Japanese population. Gastroenterology **102**（3）：760-766, 1992

8）厚生労働省：傷病別年次推移表 胃潰瘍，十二指腸潰瘍，〔http://www.mhlw.go.jp/toukei/saikin/hw/kanja/02syoubyo/1-1b7.html〕（最終確認：2024 年 4 月 26 日）

9）日本消化管学会編：機能性消化管疾患診療ガイドライン 2021，南江堂，2021

10）国立がん研究センター：がん統計 がん種別統計 胃．がん情報サービス，〔https://ganjoho.jp/reg_stat/statistics/stat/cancer/5_stomach.html〕（最終確認：2024 年 4 月 26 日）

11）日本胃癌学会：胃がん学会 全国登録解析結果報告 2013 年 手術症例，〔https://www.jgca.jp/wp-content/uploads/2023/08/2013_report_.pdf〕（最終確認：2024 年 4 月 26 日）

第Ⅲ章　消化器疾患 各論

2 下部消化管疾患

1 急性虫垂炎

A 病態

急性虫垂炎とは

　虫垂は盲腸の先端に突出している細い腸管であり，多数のリンパ節を含み免疫に関係しているといわれている．入り口は構造上つまりやすく，内腔が閉塞すると感染，炎症を生じる．炎症が進行すると虫垂の梗塞，壊死，穿孔などを生じ，急性腹膜炎，虫垂周囲膿瘍などを生じる．

　炎症が粘膜に限局している軽度な段階を**カタル性虫垂炎**，粘膜下層から粘膜全層までの炎症で，虫垂の内部もしくは表面に膿を認める場合は**化膿性虫垂炎**，虫垂が壊死におちいり，穿孔や出血性変化を伴っている場合は**壊疽性虫垂炎**に分類される．壊疽性虫垂炎は重篤化しやすく，緊急手術が必要である．

疫学

　日本の罹患率は最近減少傾向であるが，若年者ではまだ多い．2020年の年間発生数は約3,300人，10〜20歳代に好発する[1]．

発症機序

　虫垂内部が何らかの原因で閉塞すると内圧の上昇が生じ，循環障害，粘膜の浮腫，防御機能の低下から感染を生じ，炎症をきたす．閉塞の原因としては異物，糞石，細菌感染，リンパ組織の過形成や腫瘍（**虫垂がん**）などがある．

> **虫垂炎合併虫垂がん**
> 虫垂がんに急性虫垂炎を伴った場合と高度の虫垂炎は鑑別が困難であり，術後の組織標本でがんが認められる場合がある．

症状

　腹痛，37〜38℃台の発熱．痛みは心窩部から臍周囲の持続的あるいは間欠的な鈍痛（**内臓痛**）からはじまり，漿膜側に炎症が及ぶと痛みが右下腹部へ移動する（**体性痛**）．そのほか，悪心・嘔吐，便秘傾向，下腹部膨満なども生じる．

2　下部消化管疾患　179

> **臨床で役立つ知識**
>
> ## 内臓痛と体性痛について
>
> 虫垂炎の初期に現れる心窩部から臍周囲の鈍痛は内臓痛であり，右下腹部に移動したあとの痛みは体性痛である．内臓痛は，交感神経と伴走している細径の無髄内臓神経が主体で腸管壁の収縮や進展などの刺激を伝え，場所の特定がむずかしい，冷や汗や悪心，嘔吐などを伴う痛みである．一方，体性痛は大・中径の有髄性脊髄神経が主体であり，腹膜や腸間膜の刺激を伝達し突き刺すような鋭い痛みである．悪心，嘔吐，冷汗などは伴わない．
> 虫垂炎は，この内臓痛から体性痛への変化を把握することによって，炎症の主座が腸管限局から腸管外へ進展したことがわかりやすい疾患である．

B　診　断

どのような症状から疑われるか

心窩部からはじまった持続痛がしだいに右下腹部へ移動するような場合には，本疾患を強く疑う．多くは発熱を伴い，悪心・嘔吐がみられることもある．とくに，歩行時や自転車などの乗り物で段差を越えるときに，右下腹部に痛みがひびくような所見があれば本疾患の可能性が非常に強い．

診断の進め方・確定診断の方法

病歴聴取と診察所見，血液検査にて白血球の増多と炎症反応の上昇，および超音波検査，CT 検査などにて虫垂の腫大や炎症が認められれば確定診断できる．しかし，小児や高齢者は自覚症状や腹部所見が乏しく，妊婦は虫垂の位置が変化するため診断が困難になる場合がある．

1）病歴聴取と身体所見

典型的症状（発熱，心窩部から右下腹部へ移動する痛み）と，圧痛点*を認める場合はその位置により本疾患を疑うことは容易であるため，病歴聴取は重要である（**図Ⅲ-2-1**）．また，圧痛点以外に，以下の身体所見は虫垂炎の診断に有用である．

***虫垂炎の圧痛点**
マックバーネー（McBurney），キュンメル（Kummell），ランツ（Lanz）などの圧痛点が有名である．妊婦は虫垂の位置が変わるので注意が必要である．

- **筋性防御**：腹膜炎を併発すると腹壁の緊張が高度になる．
- **ブルンベルグ（Blumberg）徴候**：反跳痛ともいう．回盲部などの圧痛部において，圧迫したときよりも急に圧迫を解除したときに疼痛がより強くなる．
- **ローゼンシュタイン（Rosenstein）徴候**：左側臥位で回盲部の圧痛が増強する．
- **プソアス徴候**：左側臥位で右股関節を伸展させて腸腰筋を動かすことにより，右下腹部痛が増強する．
- **ロブシング（Rovsing）徴候**：仰臥位で左腹部を下から上に圧迫すると，右下腹部痛が増強する．

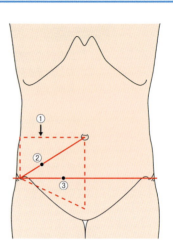

① ラップ (Rapp) 四角形：臍と恥骨結合を結ぶ垂直線，恥骨結合と右上前腸骨棘を結ぶ線，臍を通る水平線，および右上前腸骨棘を通る垂直線に囲まれた区域
② マックバーネー (McBurney) 点：臍と右上前腸骨棘を結ぶ線上の外側 1/3 の点
③ ランツ (Lanz) 点：左右上前腸骨棘を結ぶ線上で右側 1/3 の点

図Ⅲ-2-1　虫垂炎の圧痛点

- **踵落とし衝撃試験**：立位で踵をあげて急に落とすと，右下腹部に痛みが放散する．

確定診断のためには，最終的には血液検査と腹部の画像検査が必要となる．

2) 血液検査

CRP : c-reactive protein

白血球の増多，好中球の増多，核の左方移動，C反応性タンパク（CRP）値の上昇など．

3) 腹部X線検査

腹膜炎を生じていれば麻痺性イレウス像，穿孔を生じていればフリーエアを認める場合があるが，あまり特徴的な所見が得られないことも多い．

4) 腹部超音波検査

腫大した虫垂が低エコー領域として描出される．虫垂内の糞石や回盲部周囲の腹水の貯留なども参考所見になる．

5) 腹部CT検査

径 6 mm 以上の虫垂拡張，3 mm 以上の虫垂壁肥厚，虫垂周囲の炎症性変化などがあれば虫垂炎と診断される．

C 治療

主な治療法

カタル性虫垂炎では，症状が軽微な場合は内科的に保存的治療を行うこともあるが再発しやすい．症状の軽快がなく増悪する場合は外科的治療が施行される．とくに，穿孔を生じている場合や壊疽性虫垂炎は緊急手術の適応になる．

1) 内科的治療

絶食，抗菌薬投与，輸液管理．

2) 外科的治療

虫垂切除術または腹腔鏡下虫垂切除術．

治療経過・予後

一般的には予後良好であるが，穿孔し腹膜炎を生じた場合には予後不良になる場合がある．小児，高齢者は症状の発現の遅延のため診断が遅れて予後不良になる場合がある．

退院支援・患者教育

暴飲暴食や肉類の摂取後の発症が多いため，それらを避けて規則正しい食生活を心がけるように指導する．

2 潰瘍性大腸炎

A 病態

潰瘍性大腸炎とは

原因不明の大腸のびまん性非特異性炎症であり，腸管粘膜に対する免疫異常が推測されている．主として**粘膜**が侵され，びらんや潰瘍が形成される．病変は直腸から**連続性**にみられ，その罹患部位により直腸炎型，遠位大腸炎型，左側大腸炎型，全大腸炎型に分類されている（**図Ⅲ-2-2**）．

通常は慢性的に寛解と再燃をくり返すが，急性劇症型として発症する場合

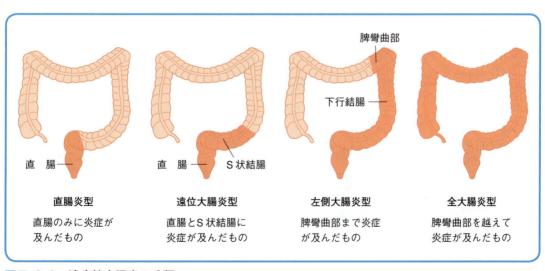

図Ⅲ-2-2 潰瘍性大腸炎の分類

もある．**腸管外合併症**としてアフタ性口内炎，関節炎，**結節性紅斑**，壊疽性膿皮症，原発性硬化性胆管炎などをきたす．10年以上の長期経過例では**大腸がん**を合併することがある．**中毒性巨大結腸症**を生じた場合は緊急手術の適応になる．

疫 学

2014年の調査で有病率172.9人/10万人であり，増加傾向であるが正確な患者数は不明である．発症のピークは男女とも20歳代であるが，高齢者も発病する．男女比は1.24で性別の差はない[2]．

発症機序

腸管粘膜に対する過剰な免疫応答により，好中球など免疫細胞からさまざまなサイトカインが放出され，炎症の持続が生じると考えられている．喫煙やストレス，一部の薬剤は症状を悪化させる．また，近親者に同疾患がいる場合には発生率が高くなることより，遺伝性要因の関与も考えられている．

症 状

粘血便，腹痛，下痢，発熱，貧血など．腸管外合併症も存在し，それらの症状も出現する場合がある．

B 診 断

どのような症状から疑われるか

とくに，原因不明の腹痛，下痢をくり返し，便に血が混じったり，粘液と血液が混じったような便がみられた場合に本疾患を疑う．発熱や体重減少を伴うこともある．

診断の進め方・確定診断の方法

腹痛，血性下痢で受診されることが多いため，症状が持続し反復するようであれば本疾患が疑われるが，ほかの炎症性腸疾患の鑑別のため，病歴の聴取（生物の摂取，海外渡航歴，薬剤服用歴など）や細菌培養を施行する必要がある．下部消化管内視鏡所見で特徴的な所見が認められ，生検や培養でほかの炎症性腸疾患が否定されれば確定診断となる．

診断が確定すれば病変の範囲，活動性，重症度分類で評価を行う．病変の範囲は内視鏡所見で決定される（**図Ⅲ-2-2**）．

1）下部消化管内視鏡検査

びまん性の連続するびらん，小潰瘍，粘膜の浮腫，血管透見像の消失など特徴的な所見がある（**図Ⅲ-2-3**）．生検の病理所見で確定診断される．

2）注腸検査

ハウストラ[*]の消失，**鉛管像**，偽ポリポーシスなどの所見がみられる．

3）腹部CT検査

大腸浮腫の範囲を調べることで病変の広がりを診断できる．

＊ハウストラ
大腸の外壁には，結腸ヒモ（大網ヒモ，自由ヒモ，間膜ヒモ）と呼ばれる3列の平滑筋が縦に走っている．これらによって大腸の外壁は収縮させられるため，その間の大腸壁は外側へ膨らみを形成する．これを結腸膨起（ハウストラ）と呼ぶ．これらは小腸には存在しない．

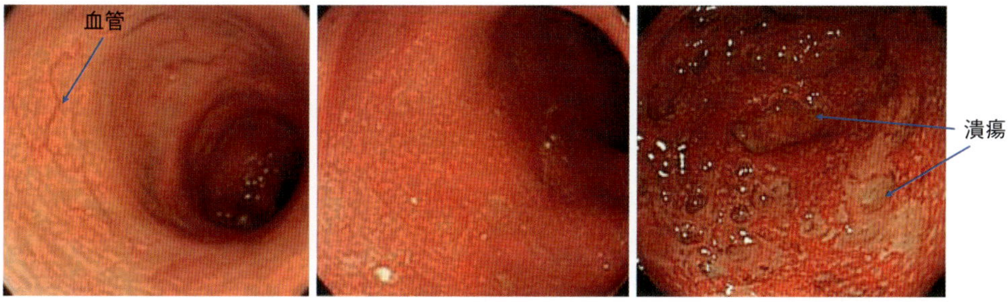

2　下部消化管疾患　183

	a. 寛解期	b. 活動期	c. 活動期
	血管透見像がみられる.	血管透見像の消失.	重症例. 潰瘍とびらんが多発している.

図Ⅲ-2-3　潰瘍性大腸炎の内視鏡所見

表Ⅲ-2-1　潰瘍性大腸炎の重症度分類（厚生労働省難治性炎症性腸管障害に関する調査研究班）

		重症	中等症	軽症
(1)	排便回数	6 回以上	重症と軽症との中間	4 回以下
(2)	顕血便	（＋＋＋）		（＋）～（－）
(3)	発熱	37.5℃以上		なし
(4)	頻脈	90/分以上		なし
(5)	貧血	ヘモグロビン 10 g/dL 以下		なし
(6)	血沈	30 mm/時以上		正常

- 軽症は 6 項目すべてを満たすものとする
- 重症とは（1）および（2）のほかに全身所見である（3）または（4）のいずれかを満たし，かつ 6 項目の うち 4 項目以上を満たすものとする
- 重症の中でもとくに症状が激しく重篤なものを劇症とし，発症の経過により，急性劇症型と再燃劇症型に 分ける
- 劇症の診断基準：以下の 5 項目をすべて満たすもの
  ①重症基準を満たしている，②15 回/日以上の血性下痢が続いている，③38℃以上の持続する発熱があ る，④10,000/µL 以上の白血球増多がある，⑤強い腹痛がある

| 重症度分類

　活動性は，内視鏡所見にて粘膜の血管透見像の消失，易出血性，びらん，潰瘍などが認められると活動期，それらが消失し血管透見像が出現すると寛解期とされる．重症度は排便回数，血便の程度，発熱，脈拍，貧血の程度，血沈で評価される（**表Ⅲ-2-1**）．

C 治療

| 主な治療法

　臨床的重症度分類および罹患範囲，過去の治療経過，合併症などをふまえ

5-ASA：5-aminosalicylic acid

> **局所作用型ステロイド**
> 局所で作用した後は吸収されて速やかに代謝され不活性化されるアンテドラッグ型のステロイドである．全身性の副作用が少ないのが特徴で，喘息の吸入薬などにも使用されている．これに腸溶性のコーティングと持続放出型技術を組み合わせた形の経口薬やフォーム型（泡状）の注腸製剤が発売されている．

て，潰瘍性大腸炎治療のガイドラインに沿って治療方法は決定される（**図Ⅲ-2-4**）．寛解導入療法として，軽症〜中等症ではサラゾピリン®，ペンタサ®，アサコール®などの5-ASA製剤の内服もしくは注腸，第二段階としてステロイド内服，注腸などが行われる．全身性の副作用の少ない局所作用型の合成副腎皮質ステロイドの経口薬や注腸製剤も使用できるようになってきている．ステロイド抵抗性や難治性症例では白血球除去療法，免疫抑制薬が用いられる．重症例は入院のうえ，絶食，抗菌薬投与，ステロイド経口もしくは静注，免疫抑制薬，抗TNFα製剤などの生物学的製剤が使用される．劇症例では緊急手術が検討される場合がある．寛解が得られた後の維持療法としては，5-ASA製剤や免疫調整薬，生物学的製剤が用いられる．

> **もう少しくわしく　炎症性腸疾患（潰瘍性大腸炎，クローン病）に使用される生物学的製剤**
>
> 現在よく使用されている生物学的製剤の比較は以下のとおりである．
>
> | 製剤名 | 特徴 | 投与方法 | 適応 |
> |---|---|---|---|
> | インフリキシマブ（レミケード®） | 抗TNFα抗体製剤 | 点滴 | ステロイド抵抗性で中等度から重症のUCやCDの寛解導入や寛解維持 |
> | アダリムマブ（ヒュミラ®） | | 皮下注射（自己注） | |
> | ゴリムマブ（シンポニー®） | | 皮下注射（自己注） | |
> | ベドリズマブ（エンタイビオ®） | $α_4β_7$インテグリン抗体製剤 | 点滴 | 中等度から重症のUCやCDの寛解導入，寛解維持　抗TNFα抗体製剤の効果不十分な場合のUCやCD |
> | ウステキヌマブ（ステラーラ®） | IL-12/23p40抗体製剤 | 点滴 | 既存治療で効果が不十分な中等度から重症のUC，中等度から重症のCDの寛解導入，寛解維持 |
> | ミリキズマブ（オンボー®） | IL-12/23p19抗体製剤 | 点滴　皮下注射 | 中等度から重症の難治性UCの寛解導入（点滴），寛解維持（皮下注射） |
> | トファシニブ（ゼルヤンツ®）フィルゴチニブ（ジセレカ®）ウパダシチニブ（リンヴォック®） | JAK阻害薬 | 経口薬 | 中等度から重症の難治性UC　抗TNFα抗体製剤の効果不十分な場合のUC |
>
> UC：ulcerative colitis, CD：Crohn's disease

治療経過・予後

劇症化例，がん化例，大出血，穿孔症例などは，外科的治療として**大腸全摘＋回腸肛門（管）吻合術**が施行される．急性劇症型，大腸がん合併例を除き予後は良好である．

2　下部消化管疾患　185

寛解導入療法				
	軽　症　⟩　中等症		重　症	劇　症
全大腸炎型 左側大腸炎型	経口剤：5-ASA製剤，ブデソニド腸溶性徐放錠 注腸剤：5-ASA注腸，ステロイド注腸 フォーム剤：ブデソニド注腸フォーム剤 ※直腸部に炎症を有する場合はペンタサ®坐剤が有用	ステロイド経口 （5-ASA不応・炎症反応強い場合） ※ステロイド経口で改善なければ重症またはステロイド抵抗例の治療を行う カロテグラストメチル（5-ASA不応・不耐例）	ステロイド大量静注療法 ※改善なければ劇症またはステロイド抵抗例の治療を行う ※状態により手術適応の検討	緊急手術の適応を検討 ※外科医と連携のもと，状況が許せば以下の治療を試みてもよい ・ステロイド大量静注療法 ・タクロリムス経口 ・シクロスポリン持続静注療法* ・インフリキシマブ ※上記で改善なければ手術
直腸炎型	経口剤：5-ASA製剤 坐　剤：5-ASA坐剤，ステロイド坐剤 注腸剤：5-ASA注腸，ステロイド注腸 フォーム剤：ブデソニド注腸フォーム剤		※安易なステロイド全身投与は避ける	
難治例	ステロイド依存例		ステロイド抵抗例（中等症・重症）	
	アザチオプリン・6-MP* ※上記で改善しない場合：血球成分除去療法・タクロリムス経口・インフリキシマブ・アダリムマブ・ゴリムマブ・トファシチニブ・フィルゴチニブ・ウパダシチニブ・ベドリズマブ・ウステキヌマブ点滴静注（初回のみ）・ミリキズマブ点滴静注（0，4，8週）を考慮 ※トファシチニブ・ウパダシチニブはチオプリン製剤との併用をしないこと		血球成分除去療法・タクロリムス経口・インフリキシマブ・アダリムマブ・ゴリムマブ・トファシチニブ・フィルゴチニブ・ウパダシチニブ・ベドリズマブ・ウステキヌマブ点滴静注（初回のみ）・ミリキズマブ点滴静注（0，4，8週） シクロスポリン持続静注療法*（重症・劇症のみ） ※重症例の中でも臨床症状や炎症反応が強い場合，経口摂取不可能な劇症に近い症例ではインフリキシマブ，タクロリムス経口投与，シクロスポリン持続静注*の選択を優先的に考慮 ※改善がなければ手術を考慮	
寛解維持療法				
	非難治例		難治例	
	5-ASA製剤（経口剤・注腸剤・坐剤）		5-ASA製剤（経口剤・注腸剤・坐剤）・アザチオプリン・6-MP*・血球成分除去療法**・インフリキシマブ**・アダリムマブ**・ゴリムマブ**・トファシチニブ**・フィルゴチニブ**・ウパダシチニブ**・ベドリズマブ点滴静注・皮下注射**・ウステキヌマブ皮下注射**・ミリキズマブ皮下注射**	

*現在保険適用には含まれていない　**それぞれ同じ治療法で寛解導入した場合に維持療法として継続投与する
5-ASA経口剤（ペンタサ®顆粒/錠，アサコール®錠，サラゾピリン®錠，リアルダ®錠），5-ASA注腸剤（ペンタサ®注腸），5-ASA坐剤（ペンタサ®坐剤，サラゾピリン®坐剤），ステロイド注腸剤（プレドネマ®注腸，ステロネマ®注腸），ブデソニド注腸フォーム剤（レクタブル®注腸フォーム），ステロイド坐剤（リンデロン®坐剤）

図Ⅲ-2-4　潰瘍性大腸炎の治療方針

［難治性炎症性腸管障害に関する調査研究（久松班）：潰瘍性大腸炎・クローン病診断基準・治療指針，令和5年度改訂版，p.17，2024より引用］

合併症とその治療法

1）中毒性巨大結腸症

潰瘍性大腸炎の重症例に合併することのある重篤な病態. 腸管が著明に拡張し，脱水，腹部膨隆，ショックなどを生じる. 仰臥位の腹部単純 X 線写真で横行結腸の中央部の直径が 6 cm 以上の場合は本症を考える. 絶食としてステロイドの大量療法などを行い，無効の場合は緊急手術が施行される.

2）大腸がん

潰瘍性大腸炎は，発症後時間が経過するとともに発がんのリスクが上昇する. とくに，10 年以上経過した全大腸炎型に発がんが多い. そのような場合は定期的な内視鏡検査が必要になる.

退院支援・患者教育

難治性疾患であり，症状の増悪を予防するため，喫煙やストレスを避ける指導が必要である. また，治療期間も長期にわたるため服薬管理や精神面の支援も重要である.

3 クローン病

A 病態

クローン（Crohn）病とは

原因不明の**腸管壁全層**にわたる**肉芽腫性炎症疾患**である. 原因は潰瘍性大腸炎と同様に腸管壁に対する免疫異常と考えられており，両者は炎症性腸疾患（IBD）と呼ばれている. 腸管壁全層に炎症が生じるため，腸管の狭窄や**瘻孔**が形成される. また，好発部位は回盲部であるが，炎症は**非連続性**であり大腸だけではなく全消化管に生じる. **肛門周囲膿瘍**，**痔瘻**，**裂肛**などの肛門部病変を高頻度に合併する. そのほかに，**腸管外合併症**としてぶどう膜炎，アフタ性口内炎，関節痛，**結節性紅斑**などをきたす. 腸管の狭窄による腸閉塞や消化管穿孔，大量出血などをきたす場合は手術適応になる.

IBD：inflammatory bowel disease

疫学

10～20 歳代の若年者に多く，男女比約 2.4 で男性に多い. 2014 年の調査での有病率は 55.6 人/10 万人であり，潰瘍性大腸炎とともに近年増加傾向である[2]. また，家族内発症が 5％ほどにみられる.

発症機序

何らかの遺伝的素因を背景に，食生活の変化やそれに対する腸内細菌の変化に対する免疫応答が原因で，腸管壁全層に肉芽腫性炎症性病変（非乾酪性肉芽腫）を生じると考えられている. 食生活の欧米化で増加してきており，また喫煙や過度の飲酒，高脂肪食なども増悪因子として考えられている.

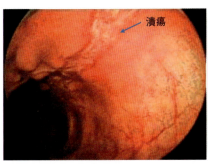 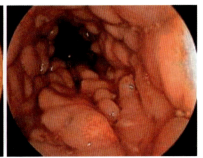

a. 縦走潰瘍　　　　　　　　　　　b. 敷石像

図Ⅲ-2-5　クローン病の内視鏡像

症状

腹痛，下痢，下血，肛門病変，発熱，体重減少，貧血など．潰瘍性大腸炎と比較して粘血便が出ることはあまりない．腸管外合併症がある場合には，その症状が出る場合がある．

B　診 断

どのような症状から疑われるか

若年者で慢性的に腹痛や下痢があり，発熱，体重減少などを認める場合には本疾患を疑う．とくに，若年者が痔瘻などの肛門病変を合併している場合には本疾患の可能性が強くなる．

診断の進め方・確定診断の方法

上記の特徴的な症状がなくても，慢性の原因不明の下痢，発熱，白血球増多，炎症反応高値，低栄養などで本疾患を疑い，腸管を精査することで診断へ結びつく．小腸病変の精査には小腸バリウム造影が行われていたが，近年はカプセル内視鏡やダブルバルーン内視鏡検査なども用いられている（狭窄によるカプセルの滞留に注意）．

1）下部消化管内視鏡検査

大腸ではアフタ，縦走潰瘍がみられ，粘膜は敷石状になる（図Ⅲ-2-5）．病変は非連続性であり，大腸に病変を認めない場合もある．生検で肉芽腫が確認できた場合は診断が確定される．また病変部位により小腸型，小腸大腸型，大腸型に分類される（図Ⅲ-2-6）．

2）注腸検査

縦走潰瘍，敷石像，非連続性病変，内瘻・外瘻，非対称性狭窄，多発性アフタ様潰瘍，炎症性ポリープなどが特徴的な所見である．

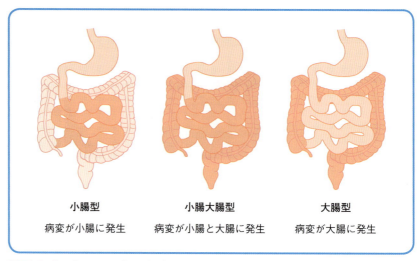

図Ⅲ-2-6 クローン病の病型

- 小腸型：病変が小腸に発生
- 小腸大腸型：病変が小腸と大腸に発生
- 大腸型：病変が大腸に発生

IOIBD：the international organization for study of inflammatory bowel disease

表Ⅲ-2-2 クローン病の活動度分類（IOIBDスコア）

1）腹痛
2）1日6回以上の下痢あるいは粘血便
3）肛門部病変
4）瘻孔
5）そのほかの合併症
6）腹部腫瘤
7）体重減少
8）38℃以上の発熱
9）腹部圧痛
10）10 g/100 mL以下のヘモグロビン

各1項目のスコアを1点とする．2点以上は活動性．
点数が高いほど活動性が高いと判定され，治療によって1点以下となれば寛解と判定される．
［難治性炎症性腸管障害に関する調査研究（鈴木班）：クローン病に対する疾患活動性評価指標，炎症性腸疾患の疾患活動性評価指標集，第2版，p.23，2020を基に作成］

表Ⅲ-2-3 クローン病の重症度

	CDAI	合併症	炎症（CRP値）	治療反応
軽症	150〜220	なし	わずかな上昇	
中等症	220〜450	明らかな腸閉塞などなし	明らかな上昇	軽症治療に反応しない
重症	450<	腸閉塞，膿瘍など	高度上昇	治療反応不良

*CDAI（Crohn's disease activity index）
クローン病の最も広く使用されている指標である．過去の1週間の下痢，腹痛の回数，一般状態，腸管外合併症の数，止瀉薬の使用回数，腹部腫瘤の有無，ヘマトクリット値そして体重をそれぞれ点数化し，合計150点以上で活動期と判断される．450点以上は非常に重症である．

重症度分類

活動性は腹痛，便通回数，肛門部病変，瘻孔，そのほかの合併症などから評価され，重症度は **CDAI*** と合併症，炎症の程度，治療への反応から判定される（表Ⅲ-2-2，表Ⅲ-2-3）．

2 | 下部消化管疾患　189

> **臨床で役立つ知識**
>
> ## クローン病とカプセル内視鏡
>
> 小腸病変の発見のためにカプセル内視鏡が有用であるが，腸管の狭窄がある場合，カプセルが滞留してしまう問題があり，以前はクローン病に対しては禁忌であった．近年，パテンシーカプセルが導入されるようになり，この問題は解決しつつある．パテンシーカプセル（消化管開通性確認用カプセル）は，内部に造影剤（バリウム）を含んでおりカプセル内視鏡と同一サイズで腸管内で溶ける性質をもつ．狭窄がなければ便から排出されるが，排出されたかどうかわからなくても，腹部X線検査で滞留の有無が確認できる．

C 治療

主な治療法

　クローン病の治療は，寛解導入とその維持である．重症度分類で活動期の治療は決定される（**図Ⅲ-2-7**）．軽度～中等症では，腸管の安静と食餌由来の病原を除去する目的で，成分栄養剤や半消化態栄養剤を用いた経腸栄養療法が行われる．また，薬物療法としてサラゾピリン®，アサコール® などの5-ASA製剤の内服が行われる．中等症以上で，栄養療法や5-ASA製剤で寛解導入が困難な場合は，ステロイド内服，免疫抑制薬（アザチオプリン），抗TNFα製剤などの生物学的製剤が用いられる．重症例では絶食のうえ，完全静脈栄養療法を行い，ステロイド内服または点滴静注，生物学的製剤などが用いられる．

　腸閉塞，消化管穿孔，難治性狭窄，痔瘻，大量出血などの場合には手術治療が行われる場合がある．

治療経過・予後

　生命に関する予後は悪くないが，根治的治療法は存在せず，寛解を維持してQOLを高めることが目標にされている．

合併症とその治療法

1）痔瘻・肛門周囲膿瘍

　必要に応じてドレナージなどを行いつつ，抗菌薬で治療する．感染が落ち着けば生物学的製剤が使用できる．難治例に関しては外科，肛門科の専門医との連携が必要になる．

2）瘻孔

　瘻孔を生じた場合は外科的治療が検討される．薬物治療としては生物学的製剤が有効である．

3）狭窄

　内視鏡が到達可能な場所に狭窄を生じている場合は，薬物治療で炎症を鎮

第Ⅲ章　消化器疾患 各論

活動期の治療（病状や受容性により，栄養療法・薬物療法・あるいは両者の組み合わせを行う）		
軽症～中等症	中等症～重症	重症（病勢が重篤，高度な合併症を有する場合）
薬物療法 ・ブデソニド ・5-ASA製剤 ペンタサ®顆粒/錠，サラゾピリン®錠（大腸病変） **栄養療法（経腸栄養療法）** 許容性があれば栄養療法 経腸栄養剤としては， ・成分栄養剤（エレンタール®） ・消化態栄養剤（ツインライン®など）を第一選択として用いる ※受容性が低い場合は半消化態栄養剤を用いてもよい ※効果不十分の場合は中等症～重症に準じる	**薬物療法** ・経口ステロイド（プレドニゾロン） ・抗菌薬（メトロニダゾール*，シプロフロキサシン*など） ※ステロイド減量・離脱が困難な場合：アザチオプリン，6-MP* ※ステロイド・栄養療法などの通常治療が無効/不耐な場合：インフリキシマブ・アダリムマブ・ウステキヌマブ・ベドリズマブ・リサンキズマブ・ウパダシチニブ **栄養療法（経腸栄養療法）** ・成分栄養剤（エレンタール®） ・消化態栄養剤（ツインライン®など）を第一選択として用いる ※受容性が低い場合は半消化態栄養剤を用いてもよい **血球成分除去療法の併用** ・顆粒球吸着療法（アダカラム®） ※通常治療で効果不十分・不耐で大腸病変に起因する症状が残る症例に適応	外科治療の適応を検討した上で以下の内科治療を行う **薬物療法** ・ステロイド経口または静注 ・インフリキシマブ・アダリムマブ・ウステキヌマブ・ベドリズマブ・リサンキズマブ・ウパダシチニブ（通常治療抵抗例） **栄養療法** ・絶食の上，完全静脈栄養療法（合併症や重症度がとくに高い場合） ※合併症が改善すれば経腸栄養療法へ ※通過障害や膿瘍がない場合はインフリキシマブ・アダリムマブ・ウステキヌマブ・ベドリズマブ・リサンキズマブ・ウパダシチニブを併用してもよい

寛解維持療法	肛門病変の治療	狭窄/瘻孔の治療	術後の再燃予防
薬物療法 ・5-ASA製剤 　ペンタサ®顆粒/錠 　サラゾピリン®錠（大腸病変） ・アザチオプリン ・6-MP* ・インフリキシマブ・アダリムマブ・ウステキヌマブ・ベドリズマブ・リサンキズマブ・ウパダシチニブ（インフリキシマブ・アダリムマブ・ウステキヌマブ・ベドリズマブ・リサンキズマブ・ウパダシチニブにより寛解導入例では選択可） **在宅経腸栄養療法** ・エレンタール®，ツインライン®などを第一選択として用いる ※受容性が低い場合は半消化態栄養剤を用いてもよい ※短腸症候群など，栄養管理困難例では在宅中心静脈栄養法を考慮する	まず外科治療の適応を検討する. 切開排膿やシートン法など ・肛門狭窄：経肛門的拡張術 内科的治療を行う場合 ・痔瘻・肛門周囲膿瘍：メトロニダゾール*，抗菌剤・抗生物質インフリキシマブ・アダリムマブ・ウステキヌマブ ・裂肛，肛門潰瘍：腸管病変に準じた内科的治療 ヒト（同種）脂肪組織由来幹細胞 複雑痔瘻に使用されるが，適応は要件を満たす専門医が判断する	【狭窄】 ・まず外科治療の適応を検討する. ・内科的治療により炎症を沈静化し，潰瘍が消失・縮小した時点で，内視鏡的バルーン拡張術 【瘻孔】 ・まず外科治療の適応を検討する. ・内科的治療（外瘻）としてはインフリキシマブ　アダリムマブ　アザチオプリン	寛解維持療法に準ずる **薬物療法** ・5-ASA製剤 　ペンタサ®顆粒/錠 　サラゾピリン®錠（大腸病変） ・アザチオプリン ・6-MP* ・インフリキシマブ・アダリムマブ **栄養療法** ・経腸栄養療法 ※薬物療法との併用も可

短腸症候群に対してテデュグルチドが承認された（適応等の詳細は添付文書参照のこと）
*現在保険適用には含まれていない

図Ⅲ-2-7　クローン病の治療方針

[難治性炎症性腸管障害に関する調査研究（久松班）：潰瘍性大腸炎・クローン病診断基準・治療指針，令和5年度改訂版，p.41, 2024 より引用]

静化させた後に，内視鏡的バルーン拡張術が考慮される．無効な場合は外科手術が施行される．

退院支援・患者教育

治療の目標は寛解期の維持とQOLの向上になる．禁煙，禁酒などの生活習慣の指導とともに，治療を継続できるように精神面でのサポートも必要である．

もう少しくわしく

頻出ではないが重要な疾患

●腸結核
高齢者に多く，十二指腸から大腸までの腸管に発症するが，回盲部が多い．腸管が初感染の場合と，肺結核から続発する場合がある．症状は下痢，腹痛，血便．腸管の全層性炎症である点はクローン病と同じであり，狭窄，瘻孔，穿孔を生じる．輪状潰瘍を形成し，また生検組織で乾酪性肉芽腫がみられることがクローン病との違いである．抗結核薬で治療される．

●腸管ベーチェット
ベーチェット（Behçet）病は口腔粘膜のアフタ性疼痛，外陰部潰瘍，皮膚症状，眼症状の4つを主症状とする全身炎症性疾患である．腸管ベーチェットはその特殊型であり，回盲部に特徴的な潰瘍ができやすく，腹痛，下痢，下血などを生じ，クローン病が鑑別として問題となる．全身症状や腸管病変の病理所見などで診断される．

臨床で役立つ知識

炎症性腸疾患の特徴と鑑別

潰瘍性大腸炎，クローン病は対比して理解するとわかりやすい．

	潰瘍性大腸炎	クローン病
好発年齢	若年者と中高年	若年者
好発部位	全大腸	全消化管 （とくに回盲部）
連続性	直腸より口側に連続性	区域性，非連続性
炎症の部位と特徴	粘膜層に限局した炎症 陰窩膿瘍	消化管壁全層の炎症 非乾酪性肉芽腫
経過	再発と寛解，がん化する	再発と寛解，瘻孔，穿孔
主症状	粘血便，下痢，腹痛，発熱	下痢，腹痛，発熱，体重減少
合併症	中毒性巨大結腸，大腸がん	肛門部病変，腸管狭窄
特徴的な腸管外合併症	壊疽性膿皮症，結節性紅斑，原発性硬化性胆管炎	関節炎，栄養吸収障害 ぶどう膜炎，結節性紅斑
特徴的な画像所見	血管透見像消失 偽ポリポーシス，鉛管像，ハウストラの消失	敷石像，縦走潰瘍

4 感染性腸炎

A 病態

感染性腸炎とは

さまざまな病原体の感染による腸管感染症．飲食物内の病原体が原因とされる場合は食中毒という．原因病原体によって臨床像に特徴がある．

1）細菌性

①**感染型**：病原菌が腸管粘膜に侵入することで生じる．

　例）サルモネラ，カンピロバクター，赤痢菌，エルシニアなど．

②**毒素産生型**：原因菌が食品中で毒素を産生し，その毒素に汚染された食品で症状を出す場合（毒素型）と，細菌が腸管で増殖して毒素を産生する場合（感染毒素型）がある．

　例）腸炎ビブリオ，腸管出血性大腸菌（O-157），黄色ブドウ球菌，ボツリヌス菌，コレラなど．

2）ウイルス性

ロタウイルス（乳幼児），ノロウイルス（成人の食中毒としては最多）．

疫学

1990 年代後半まではサルモネラ，腸炎ビブリオなどが多かったが，衛生状態が改善し，2000 年以降はカンピロバクター，腸管出血性大腸菌，ノロウイルスなどによるものが増加している．年間の届け出症例は，2020 年の統計で約 2 万人である[3]．日本では細菌性腸炎は夏に，ウイルス性腸炎は冬にピークがある．

発症機序

病原体の感染，もしくは病原体の毒素により腸管粘膜の炎症を生じる．細菌が腸管上皮の粘膜に侵入して，粘膜の破壊と炎症が生じた結果，水分，電解質の吸収障害が生じて下痢となる．また，細菌が出す毒素が小腸粘膜の受容体に結合して水分の分泌を亢進させ，下痢になる場合もある．

症状

下痢，腹痛，悪心・嘔吐，血便，発熱，倦怠感など．原因病原体によって異なる（**表Ⅲ-2-4**）．

B 診断

どのような症状から疑われるか

原因により潜伏期間や症状が異なるが，急に腹痛，下痢が発症し，原因となるような食事後であった場合は感染性腸炎の可能性を強く疑う．

表Ⅲ-2-4 主な感染性腸炎の原因とその特徴

分類		疾患	原因微生物	感染経路, 原因食品	潜伏期間	主な症状, 病型
細菌	感染型	カンピロバクター腸炎	カンピロバクター・ジェジュニ カンピロバクター・コリ	鶏肉, 汚染乳, 牛肉, 豚肉など	2〜11日	下痢, 腹痛, 発熱, 血便
		サルモネラ症	サルモネラ菌（チフス菌・パラチフス菌を除く）	鶏卵, 鶏のミンチ肉, イヌ, ネコ, 爬虫類	数時間〜72時間	発熱, 下痢, 嘔吐, 血便, 菌血症, 髄膜炎など
		細菌性赤痢	ソンネ菌 志賀赤痢菌	汚染食品, 汚染水	1〜5日	腹痛, 粘血便, 下痢, 発熱
	感染毒素型	腸管出血性大腸菌（EHEC）感染症	腸管出血性大腸菌	牛肉, 汚染水, 未殺菌乳など	3〜7日	腹痛, 下痢, 半数に血便, 下痢後3〜7日目で溶血性尿毒素症候群（HUS）, 中枢神経症状
		腸炎ビブリオ	腸炎ビブリオ	海産物, 汚染海水	24時間	腹痛, 下痢, 嘔吐, 発熱
		コレラ	コレラ菌（O1, O139血清型）	汚染食品, 汚染水, 輸入海産物	24時間以内	大量の「米のとぎ汁様」の水様性下痢
	毒素型	黄色ブドウ球菌感染症	黄色ブドウ球菌	汚染食品で産生されたエンテロトキシン	1〜5時間	嘔吐, 腹痛, 下痢
		ボツリヌス食中毒	ボツリヌス菌	飯寿司, 缶詰, びん詰め食品など	12〜36時間	悪心, 嘔吐からはじまり, 斜視, 呼吸筋麻痺などの球麻痺症状, ときに消化管症状
ウイルス		ロタウイルス感染症	ロタウイルス	主に経口感染	48〜72時間	嘔吐, 下痢, 発熱, 呼吸器症状を伴うことがある
		ノロウイルス感染症	ノロウイルス	二枚貝, 吐物・汚物を介したヒト-ヒト感染, 施設内集団発生	3〜40時間	嘔吐, 下痢, 腹痛

例）
- 数日前に焼き鳥, 鶏肉などを食べた　→　カンピロバクター腸炎
- 生卵, 卵食品を食べてから3日以内　→　サルモネラ腸炎
- 1週間以内に牛肉などを食べている　→　腸管出血性大腸菌感染症
- 数時間前に仕出しの弁当などを食べた　→　黄色ブドウ球菌

診断の進め方・確定診断の方法

　便の回数や性状, 食品の摂取歴, 発症までの時間, 海外渡航歴や同様の症状が出ている人の存在の有無, ペット飼育歴などの病歴をしっかり聴取し, 原因を推定する. 糞便検査, 血液検査で原因微生物の特定を行う. 必要に応

表Ⅲ-2-5 保健所に届け出の必要な疾患（消化器系疾患のみ）

全数報告対象		
2 類感染症	結核	ただちに届け出
3 類感染症	コレラ，細菌性赤痢，腸管出血性大腸菌感染症，腸チフス，パラチフス	
4 類感染症	A 型肝炎，E 型肝炎，ボツリヌス症	
5 類感染症	アメーバ赤痢，ジアルジア症，A 型，E 型以外のウイルス性肝炎	7 日以内に届け出
定点報告対象：5 類感染症の一部		
小児科定点医療機関が届け出するもの	感染性胃腸炎	週単位で届け出
基幹定点医療機関が届け出するもの	メチシリン耐性黄色ブドウ球菌（MRSA）感染症	月単位で届け出

じて下部消化管内視鏡検査を検討する．

1）糞便検査，血液検査

検体の検鏡，便培養，便中の毒素検出，血液検査での抗原抗体検査，ポリメラーゼ連鎖反応（PCR）法によるウイルス遺伝子検出検査などで診断する．保健所への届け出が必要になる疾患が多い（**表Ⅲ-2-5**）．

PCR：polymerase chain reaction

2）下部消化管内視鏡検査

内視鏡は炎症の程度，病変分布の把握や他疾患との鑑別のために行われる．

C 治療

主な治療法

輸液，脱水に対する対応，一般的に軽症の場合は抗菌薬を必要としない．原因が細菌で重症の場合は抗菌薬を投与する．抗菌薬としてはニューキノロン系，ホスホマイシン，マクロライド系などが用いられる．

治療経過・予後

一般的には予後は良好であるが，下痢，嘔吐がひどい場合には脱水を生じることがある．とくに高齢者や小児では注意が必要であり，高度脱水から腎不全を発症することもあるため，経口的に十分な水分の摂取が困難な場合は補液が必要になる．

退院支援・患者教育

家族内での感染を防ぐために，手洗いの徹底，調理時の十分な加熱や生物を扱う器具を分けるなど，感染予防の徹底をする．とくに，ノロウイルスやO-157 は，小児や高齢者の場合は重症化することがあるため注意が必要である．

| | 2 下部消化管疾患 | 195 |

> **もう少しくわしく**
>
> ## とくに重要な感染性腸炎
>
> **●腸管出血性大腸菌（O-157）**
> ベロ毒素を産生する大腸菌の一種で，ウシの腸管内に存在すると考えられている．主に食品，水，手指などから感染するが，100個以下の非常に少量の菌でも発症するため注意が必要である．潜伏期間は3〜7日，水様便からはじまり，出血性下痢，激しい腹痛となる．下痢の出現後，4〜10日で溶血性貧血，血小板減少，急性腎不全の3症候を伴う溶血性尿毒症症候群（HUS）や脳症へ進展する場合がある．この菌に感染している下痢患者に接触する際には，標準予防策に加えてエプロン，手袋の装着が望ましい．
>
> **●ノロウイルス**
> ノロウイルスはカリシウイルス科のウイルスであり，感染すると小腸からの水の吸収が阻害され下痢を発症する．潜伏期間は24〜48時間であり，悪心，嘔吐，下痢，腹痛が主症状である．感染経路は食品からの経口感染や糞口感染であり，感染者からの糞便や吐瀉物，もしくはそれらに汚染された物品や加熱不十分な食品から感染する．症状は通常は48〜72時間で自然軽快するが，高齢者，乳幼児，免疫不全者などでは脱水などで重症化する可能性があり注意が必要である．吐瀉物の感染力は非常に強いため，次亜塩素酸ナトリウム溶液による消毒が望ましいとされている．

HUS：hemolytic uremic syndrome

5 虚血性大腸炎

A 病態

虚血性大腸炎とは

高齢者や便秘がちの人に多く，腸管を栄養する血管の一過性の虚血により発症し，左側結腸に好発する．重症度により一過性型，狭窄型，壊死型の3型に分類される．通常は大腸の主幹動脈には明らかな閉塞は認めない．

疫学

高齢者に多い疾患であり，寿命の延長とともに増加傾向である．23人/10万人と報告されている[4]．

発症機序

一般には，便秘などによる腸管内圧の上昇や腸管のれん縮によって，一過性に血管の虚血が生じて発症する．動脈硬化の存在や高血圧，糖尿病，脂質異常症や心房細動，心臓弁膜症などの基礎疾患がある場合に発症しやすい．

症状

突然の左下腹部痛，下血，下痢．また，発症部位に相当する場所に圧痛を認める．食事摂取や下剤服用後，排便時のいきみなどの後に発生することが多い．

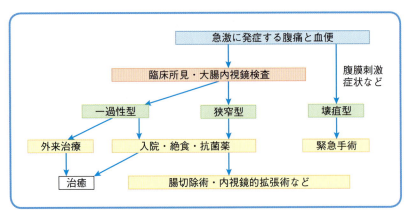

図Ⅲ-2-8　虚血性大腸炎の診断と治療方針

B 診断

どのような症状から疑われるか

便秘気味の高齢者が突然の左下腹部痛とともに血便や下血を生じた場合は，本疾患が強く疑われる．とくに，排便後であれば可能性はかなり高い．

診察の進め方・確定診断の方法

突然の腹痛と血便という経過より本症を疑う．しかし，薬剤性腸炎や感染性腸炎，潰瘍性大腸炎などの炎症性腸疾患との鑑別が必要であり，抗菌薬の未使用，細菌検査陰性，特徴的な内視鏡像，注腸像などにより最終的に診断される（図Ⅲ-2-8）．

1）身体所見

腹部の診察所見では病変に一致して圧痛を認める．腹膜刺激症状，ショックなどを認めるときは壊死型を考慮する．

2）下部消化管内視鏡検査

縦走傾向のある帯状の発赤，びらん，潰瘍，浮腫が区域性として認められることが特徴的である（図Ⅲ-2-9）．

3）注腸検査

母指圧痕像，縦走潰瘍が特徴的な所見である．

C 治療

主な治療法

安静，絶食，補液，必要に応じて鎮痙薬，抗菌薬が使用されるが，治療は一過性型か狭窄型か，壊死型に進行するかで異なる（図Ⅲ-2-8）．大部分の症例は，保存的治療で1〜2週間のうちに治癒し予後良好である．壊死を生じ

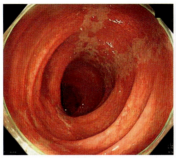 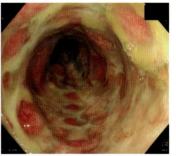

a. 縦走性の粘膜の発赤とびらん　　b. 縦走潰瘍

図Ⅲ-2-9　虚血性大腸炎の内視鏡像

> **もう少しくわしく**
>
> ### 頻出ではないが重要な疾患
>
> ●上腸間膜動脈閉塞症
> 心房細動や弁膜症などの基礎疾患があり，心原性血栓により上腸間膜動脈などの太い血管が閉塞した場合は上腸間膜動脈閉塞症と呼ばれる．症状は突然の強い腹痛と下血，腸管壊死をきたし重症化する．本疾患が疑われる場合には，造影 CT を早急に施行し，上腸間膜動脈の血流低下を確認する必要がある．治療はできるだけ速やかに血流を再開させる必要があり，腹部血管造影を行いカテーテルより血栓溶解剤の投与，緊急手術にて血栓除去，壊死腸管の切除などが必要になる場合がある．短時間に血便からショック症状が進行し重篤となるため，症状の経過やバイタルサインのチェックが重要である．

ている場合は手術が必要な場合がある．

治療経過・予後

一般的には予後良好であるが，壊死型の場合は予後不良のことがある．

退院支援・患者教育

便秘が発症誘因として多く，排便習慣の改善や食事指導，適度な運動などが重要と考えられている．また，血圧のコントロールや糖尿病や高脂血症などの基礎疾患がある場合にはその治療も重要である．

6 薬剤性腸炎

A 病態

薬剤性腸炎とは

抗菌薬，消炎鎮痛薬，経口避妊薬，抗がん薬，ジギタリスなどの薬剤の副

作用で発症する腸炎である．抗菌薬によるものの頻度が高い．偽膜性腸炎型と出血性大腸炎型に大別される．

1）偽膜性腸炎

腸管に偽膜を形成する腸炎であり，現在ではクロストリディオイデス・ディフィシル（CD）の増殖とその毒素によって生じるものが主流である．抗菌薬にて腸内細菌叢が乱れて CD が増殖して発生する．

CD：*Clostridioides difficile*

2）MRSA 腸炎

メチシリン耐性黄色ブドウ球菌（MRSA）の異常増殖とその毒素により，小腸を中心に偽膜の形成を伴う腸炎である．多くは消化管手術後にみられる．

MRSA：methicillin-resistant *Staphylococcus aureus*

3）出血性大腸炎

薬剤の開始後に突発性に発症する急性大腸炎である．

発症機序

抗菌薬による腸内細菌の菌交代現象や，薬剤に対するアレルギーなどで腸管粘膜の炎症を生じる．

症状

腹痛，下痢，血便，全身症状として発熱．下痢は水様性．

B 診断

診断の進め方・確定診断の方法

いずれも薬剤の服用歴を聞くことが大事である．偽膜性腸炎は，抗菌薬の服用後であれば下部消化管内視鏡検査を施行し，偽膜などの特徴的な所見を認めほかの原因を除外できれば診断される．便中の CD 毒素を調べることも有用である．内視鏡は炎症の程度，病変分布の把握のためにも重要である．MRSA 腸炎は，消化管手術後 1 週間以内の高熱を伴う下痢の場合に可能性が高くなり，最終的に便培養で診断される．薬剤服用後で発熱がなく，急激な腹痛と血便を生じた場合は出血性腸炎の可能性が高い．

C 治療

主な治療法

脱水の補正と，CD や MRSA が原因の場合は感受性のある抗菌薬を投与する．出血性腸炎の場合は起因薬剤を中止する．

治療経過・予後

偽膜性腸炎の場合は基礎疾患が存在することも多く，遷延化すれば致死的になる可能性がある．

退院支援・患者教育

アレルギーの機序の可能性もあるため，原因薬物を再度投与されないよう

にする対策が重要である.

7 大腸がん

A 病態

大腸がんとは

大腸粘膜上皮から発生した上皮性悪性腫瘍であり，病理組織は大部分が腺がんである．食事の欧米化などにより増加傾向である．発生部位により盲腸がん，上行結腸がん，横行結腸がん（ここまでを右側大腸がん），下行結腸がん，S状結腸がん，直腸がん（左側大腸がん）と呼ばれている．好発部位はS状結腸から直腸である．がんの発生を抑える APC 遺伝子，p53 遺伝子，がん発生を促す K-ras 遺伝子などの存在が明らかになってきている．深達度が粘膜下層までを早期がんといい，壁深達度，リンパ節転移の有無，遠隔転移の有無により病期が決定される．

疫学

日本の死亡数と罹患数は増加傾向であり，最新の統計で死亡数は胃がんを抜いて2位になっており，罹患数は男女計で1位である．40歳代から増加し高齢になるほど多くなり，2019年の罹患者は男性で14.3万人，女性で11.6万人である．部位別では直腸がんが最多であるが，最近はS状結腸がんが増えている．両者で70%を占める．結腸がんの死亡率に男女差はないが，直腸がんは男性が女性より約1.7倍と高い[5].

発症機序

遺伝的要因と環境的要因があると考えられている．

1）遺伝的要因

APC 遺伝子，p53 遺伝子，K-ras 遺伝子などの異常により大腸腺腫ががん化していくパターンと，正常粘膜に直接発がんするパターンが考えられている．

2）環境的要因

大腸がんの発生率が動物性タンパク食，高脂肪食や低繊維成分食と関連があることが証明されている．その機序は，動物性タンパク食，高脂肪食により胆汁酸分泌が促進され，腸内細菌によって有害な二次胆汁酸が増加することと，低繊維食は便の通過時間を遅らせるため，大腸粘膜への二次胆汁酸への曝露時間が長くなるということが考えられている．また，喫煙やアルコール，肥満などもリスク因子である．

症状

早期大腸がんは無症状であり，便潜血反応陽性などで内視鏡検査を受け，発見されることが多い．進行大腸がんでは無症状のときもあるが，腹痛，便

秘，血便，便柱狭小化などの症状が出ることがある．

B 診断

どのような症状から疑われるか

便秘，便が出にくい，便に血が混じっている，最近便が細くなっているというような症状を認める場合に，本疾患を鑑別診断の1つとして疑う．早期大腸がんでは自覚症状は認めない．

診断の進め方・確定診断の方法

早期がんは自覚症状がないために，大腸がん検診などで便潜血反応検査が陽性となり，下部消化管内視鏡検査で発見されることが多い．粘膜所見や拡大内視鏡検査のピットパターンなどで深達度を診断し，造影CTなどでリンパ節や多臓器の転移の有無を調べ，最終的な進行度（ステージ）が決定される（**図Ⅲ-2-10**）．

1）下部消化管内視鏡検査

診断は内視鏡検査が中心であり，生検にて確定診断される．浸潤が粘膜下層までにとどまるものは早期がんと呼び，リンパ節転移の有無は問わない．肉眼的形態から0-Ⅰ型（隆起型），0-Ⅱ型（表面型）に分けられる．進行がんは1型（腫瘤型），2型（潰瘍限局型），3型（潰瘍浸潤型），4型（びまん浸潤型），5型（分類不能）に分けられる（**表Ⅲ-2-6**）．進行がんでは2型が最も多い．

2）注腸検査

腫瘍の局在，深達度診断に有用である．進行大腸がんの注腸所見であるアップルコアサインは有名である（**図Ⅲ-2-11**）．

3）腹部造影CT，MRI，PET

周囲臓器への直接浸潤やリンパ節転移，他臓器への遠隔転移を調べるのに有用である．直腸がんではMRI検査も有用である．

もう少しくわしく

CTコロノグラフィ

CTのデジタル画像データを使った大腸の三次元画像表示（仮想内視鏡表示や仮想注腸表示）のこと．肛門から炭酸ガスを注入して，大腸を膨らませてからCTを撮影する．大腸内視鏡検査への不安から精密検査を受けない場合や，大腸に狭窄や癒着があって内視鏡検査が困難な場合に非常に有用である．

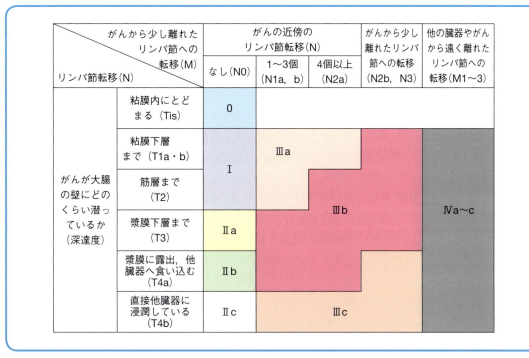

図Ⅲ-2-10 大腸がんの進行度（ステージ）分類
［大腸癌研究会（編）：大腸癌取扱い規約，第9版，p.19，金原出版，2018より許諾を得て改変し転載］

表Ⅲ-2-6 大腸がんの肉眼型分類

0型：表在型	**0型（表在型）の亜分類**
1型：腫瘤型	0-Ⅰ：隆起型
2型：潰瘍限局型	0-Ⅰp：有茎性
3型：潰瘍浸潤型	0-Ⅰsp：亜有茎性
4型：びまん浸潤型	0-Ⅰs：無茎性
5型：分類不能	0-Ⅱ：表面型
	0-Ⅱa：表面隆起型
	0-Ⅱb：表面平坦型
	0-Ⅱc：表面陥凹型

［大腸癌研究会（編）：大腸癌取扱い規約，第9版，金原出版，p.9-10，2018より許諾を得て転載］

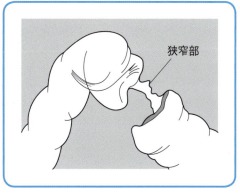

図Ⅲ-2-11 アップルコアサイン
注腸検査にて，進行大腸がんによる狭窄部位が"かじられたリンゴの芯"のようにみえる．進行大腸がんの典型的な所見の1つ．

C 治 療

主な治療法

1) 治療方針

大腸がんの進行度（ステージ）によって治療法が決定される．遠隔転移がある場合も切除が可能な場合は原発巣切除，リンパ節郭清，転移巣切除が行われる．切除が不可能な場合は薬物療法，放射線治療が行われる（**図Ⅲ-2-12**）．

2) 内視鏡治療

早期大腸がんにおいては，2cm 未満の粘膜内がん，粘膜下層軽度浸潤がんは内視鏡的切除が施行される．主に，ポリペクトミー，内視鏡的粘膜切除術（EMR），内視鏡的粘膜下層剝離術（ESD）などが行われる．大腸 ESD は穿孔などの合併症を生じやすいため，適応は慎重に検討される．切除後の病理診断で断端陽性であれば，追加で外科的切除が行われる．

EMR：endoscopic mucosal resection

ESD：endoscopic submucosal dissection

3) 手術療法

2cm 以上の早期がん，もしくはがんが粘膜下層深部より深くに浸潤している場合は，外科切除およびリンパ節郭清が施行される．

腹腔鏡手術が低侵襲手術として普及しつつあるが過去に腹部手術歴があり，癒着が高度な場合は適用できないことがある．

①結腸がんの手術法

がんの局在部位より，回盲部切除術，右半結腸切除術，横行結腸切除術，左半結腸切除術，S 状結腸切除術が行われる（**図Ⅲ-2-13**）．リンパ節は 3 群まで郭清される．

②直腸がんの手術法

がんの上方 10cm，下方 3cm を切除して肛門機能を残す手術を**前方切除術**という．腹膜反転部より上部の場合を高位前方切除術，それより下部で切除する場合を低位前方切除術という．自動吻合器によってかなり低位で前方切除術を行うことが可能になってきており，肛門括約筋から 2cm 離れていれば肛門括約筋は温存できる．肛門の温存が不可能な場合には肛門を切除して永久人工肛門（ストーマ）を造設する**直腸切断術**（マイルス手術）が行われる（**図Ⅲ-2-14**）．

また，直腸がんのリンパ節郭清の際には，骨盤内の下腹神経，仙骨内臓神経（いずれも交感神経），骨盤内臓神経（副交感神経）などを手術中に確認，温存して術後の排尿や性機能の障害を回避するように努められている（自律神経温存術）．

③術後合併症

術後の主な合併症は縫合不全，創部の感染，腸閉塞である．縫合不全は，腹膜炎を生じて，発熱，腹痛などの症状が出る．腸閉塞は，手術後の炎症と

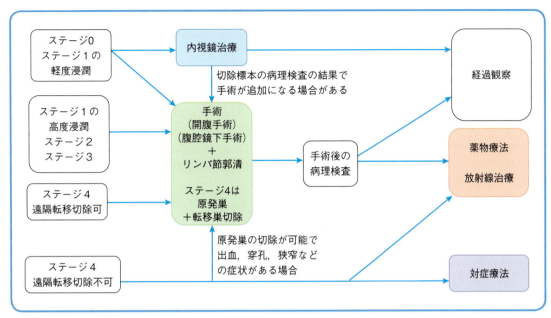

図Ⅲ-2-12　大腸がんの治療方針
[大腸癌研究会（編）：大腸癌治療ガイドライン2022年版, p.12-32, 金原出版, 2022を参考に作成]

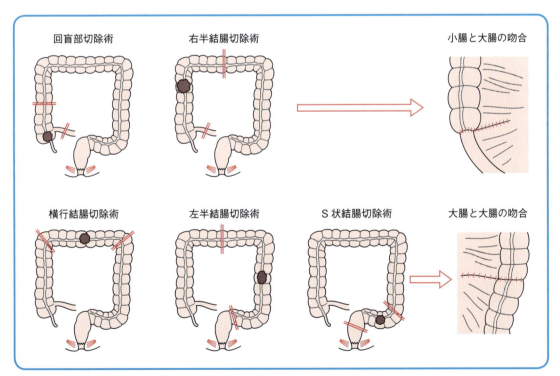

図Ⅲ-2-13　結腸がんの手術
[松原長秀, 冨田尚裕：看護学テキストNiCE　疾病と治療Ⅱ─消化器系/代謝・内分泌系/血液・造血器系/アレルギー/膠原病（松田　暉, 荻原俊男, 難波光義ほか編）, p.88, 南江堂, 2010より引用]

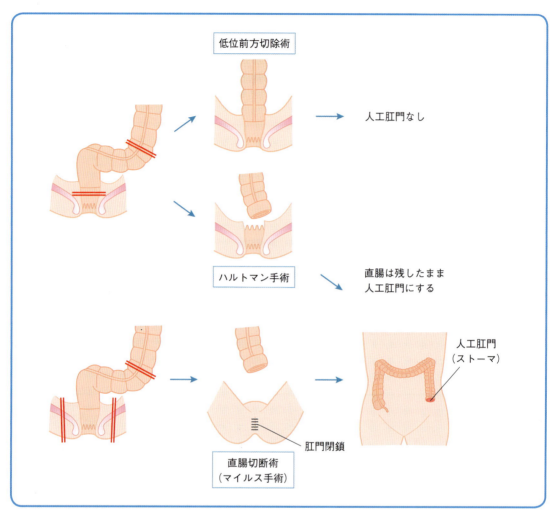

図Ⅲ-2-14 直腸がんの手術

癒着の影響で腸が狭窄して生じる場合が多い．いずれの場合も絶食，ドレナージなどで経過をみられるが，改善しない場合は再手術になることもある．

④術後補助化学療法

術後に再発予防の目的で薬物療法を行うことを術後補助化学療法という．
フルオロウラシル＋レボホリナート（＋オキサリプラチン）治療やテガフール・ウラシル配合＋レボホリナート治療，カペシタビン（＋オキサリプラチン）治療などが行われている．

4）薬物療法

すべて取り除く手術がむずかしい場合には，薬物療法が行われる．一次治療から五次治療まで選択肢があり，一次治療から開始し，効果がみられない場合は，全身状態に合わせながら順次に治療を続けていく．フルオロウラシ

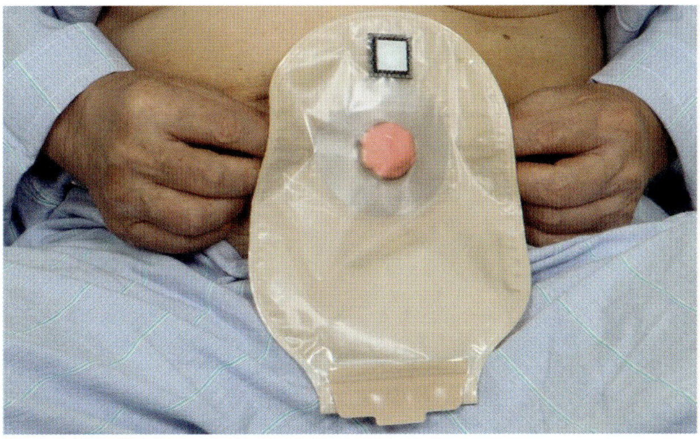

| | 2 | 下部消化管疾患 | 205 |

図Ⅲ-2-15　人工肛門（ストーマ）

［南由起子：排泄ケア．看護学テキスト NiCE　成人看護学 成人看護技術，改訂第 3 版―生きた臨床技術を学び看護実践能力を高める（野崎真奈美，林　直子，佐藤まゆみほか編），p.230，南江堂，2023 より許諾を得て転載］

ルを基本として，レボホリナートやオキサリプラチン，分子標的薬などが組み合わせられることが多い．FOLFOX 治療（フルオロウラシル＋レボホリナート＋オキサリプラチン），FOLFIRI 治療（フルオロウラシル＋レボホリナート＋イリノテカン），カペシタビン（＋オキサリプラチン）治療などが代表的である．

治療経過・予後

予後はステージによって異なる．5 年生存率は全体で約 68%，ステージ 1，2，3，4 でそれぞれ約 90%，約 80%，約 74%，約 17%である[6]．

また，組織型により分化型と未分化型に分けられるが，未分化型のほうが予後は悪い．直腸切断術は根治性が望めるが人工肛門となり，術後の泌尿生殖器系の自律神経機能障害，下腹神経や仙骨神経の損傷による排便の変調，排尿障害，性機能障害など QOL に支障をきたす．

退院支援・患者教育

1）自己管理の支援

退院後しばらくは激しい運動は避けるようにし，10 日間ほどは軽作業のみとする．人工肛門を造設した人は腹圧がかかるのを避けるため，重い物をもつなどの重労働は避けるように指導する．食事は，腸閉塞などを避けるため繊維質のものを大量摂取しないように気をつけ，下痢や便秘に気をつける．

2）人工肛門（ストーマ）の管理

人工肛門は腹壁に小さな穴を開け，切断した腸管を腹壁まで引き出して作成されるため，人工肛門の表面は腸粘膜であり，痛みはないが出血しやすくなっている．また肛門のように閉じたり開いたりできず，便が流れ出てくるため便を受け止める袋を装着する（**図Ⅲ-2-15**）．袋の接着面の粘着剤や腸液などで皮膚がかぶれやすいため予防が必要である（p.129，「排泄（排便）機

能を喪失した患者への看護」参照）．

8 大腸ポリープ

A 病態

大腸ポリープとは

　大腸の内腔に突出した進行がん以外の限局性の粘膜隆起性病変の総称．単発をポリープ，多発している場合は多発性ポリープ，100個以上の多発の場合はポリポーシスと呼ばれる．形態的分類として隆起型，表面型，陥凹型，側方発育型腫瘍（LST）がある．また，病理組織所見により腫瘍性と非腫瘍性に分けられる．腫瘍性ポリープの大部分は腺腫であり，一般的に10 mmを超えると約1/4にポリープ内にがん病巣があるという報告がある．非腫瘍性ポリープとしては過形成ポリープ，過誤腫性ポリープ，炎症性ポリープが代表的である．

LST：laterally spreading tumor

疫学

　疫学としては大腸がんと腺腫がまとめて報告されており，大腸ポリープだけのデータはない．罹患率は増加しているが，年齢の調整を加えると横ばいである[7]．

症状

　無症状，便潜血反応陽性．

B 診断

　便潜血反応陽性のため下部消化管内視鏡検査が施行され，発見されることが多い．肉眼型分類は早期大腸がんのものに準ずる（p.201参照）．

C 治療

主な治療方法

　治療は上皮性のポリープが対象になる．主な治療法は，隆起型では内視鏡的ポリペクトミー，陥凹型や平坦型ではEMRが行われている（p.114参照）．切除標本の検討でがんが含まれている場合には，その浸潤の程度により追加で外科的切除が行われることがある．

退院支援・患者教育

　内視鏡的治療が行われた腫瘍性ポリープの患者は，定期的な（1～2年に1回）大腸内視鏡検査が必要となるため，その指導を行う．

2 | 下部消化管疾患 | 207

> **臨床で役立つ知識**　**頻出ではないが重要な疾患**
>
> ●消化管ポリポーシス
> 消化管にポリープが多発する疾患の総称である．代表的なものとして，家族性大腸ポリポーシス，ポイツ-イェーガー（Peutz-Jeghers）症候群，クロンカイト-カナダ（Cronkhite-Canada）症候群がある．それぞれ遺伝性疾患であり，遺伝形式やポリープの好発部位，合併症などが異なる（**表Ⅲ-2-7**）．

表Ⅲ-2-7　消化管ポリポーシスの分類

組織像	疾患（発症年齢）	遺伝	原因遺伝子・病因	症状	部位	ポリープ数	発がん	随伴病変
腺腫性（胃底腺領域は単純性過形成）	FAP ガードナー症候群（15〜40歳）	常優	APC	下痢・腹痛・血便	胃〜大腸	びまん性100〜数万個	高率ほぼ100%	骨腫，軟部組織腫瘍（デスモイド）
	タルコー症候群（20歳以下）	常劣？	APC, MSH	下痢・腹痛・血便		20〜100個		中枢神経系腫瘍
過誤腫性	ポイツ-イェーガー症候群（25歳以下）	常優	LKB1 STK11	腹痛・血便・腸重積		散在性	比較的高	色素沈着（口唇・指趾）
	若年性ポリポーシス（20歳以下）		SMAD4				約10%	先天性奇形
	カウデン病（13〜65歳）		PTEN	腹痛・血便	食道〜大腸	密生	数%	顔面小丘疹，口腔内粘膜，乳がん，甲状腺がん
炎症性	炎症性ポリポーシス（不定）	なし	炎症性腸疾患		大腸	びまん性	比較的高	潰瘍性大腸炎，クローン病など
リンパ濾胞増生	良性リンパ濾胞性ポリポーシス（小児期）				小腸〜大腸		通常	なし
腺管の嚢胞状拡張	クロンカイト・カナダ症候群（40歳以上）			下痢・腹痛・味覚異常	胃〜大腸		比較的高	脱毛，皮膚色素沈着，爪甲異常

[樋田信幸：看護学テキスト NiCE　疾病と治療Ⅱ―消化器系/代謝・内分泌系/血液・造血器系/アレルギー/膠原病（松田　暉，荻原俊男，難波光義ほか編），p.82，南江堂，2010 より引用]

9 腸閉塞

A 病態

腸閉塞とは

　何らかの原因により腸管内容の通過が障害された状態．くり返す嘔吐による脱水症状，電解質異常などを認め，腸管が穿孔すれば腹膜炎症状が認められる．通過障害と血行障害の2つの病態があることに注意が必要である．

1）腸閉塞（内腔の閉塞のある状態）

①単純性腸閉塞

　腹部手術の癒着によるものが最多，そのほかに，がんや炎症による狭窄などでも生じる．症状は間欠的な腹痛，嘔吐．腸蠕動音は亢進し，聴診で金属音が聴取される．

②複雑性（絞扼性）腸閉塞

　索状物などによる絞扼，腸重積症，腸軸捻転症，ヘルニア嵌頓などで生じやすい．症状は，突発し持続する腹痛，嘔吐，腹膜刺激症状などを呈する．腸蠕動音は初期には亢進し，腹膜炎になると低下する．血行障害による腸管壊死を生じるため，緊急手術になることが多い．

2）イレウス（内腔の閉塞のない状態）

　麻痺性イレウスが代表的．腸管の運動麻痺によって生じる．腹膜炎，急性膵炎，糖尿病などによる二次性のものが多い．症状は腹痛，嘔吐．腸蠕動音は低下する．

　そのほかに，腸管の運動が亢進した状態で発症するけいれん性イレウスもある．原因は中毒，腹部打撲，損傷など．腸閉塞，イレウスを生じうる疾患を表Ⅲ-2-8 に示す．

発症機序

　小腸と大腸は，1日数リットルの腸管内容物を口側から肛門側へ送っている．したがって，閉塞すると大量の腸内容物が閉塞部位から口側に滞留する．腸管は拡張し，腹部全体の膨隆と腹痛を生じ，腸内容物が胃内へ逆流するため，悪心，嘔吐が生じる．また，多量の水分が再吸収されずに滞留するため脱水となる．一方で腸粘膜のバリアが破綻しバクテリアルトランスロケーションを生じ，敗血症やショックなどの重度な感染を生じやすくなる．

B 診断

どのような症状から疑われるか

　腹痛，悪心，嘔吐や腹部膨満感があり，しばらく排便がみられていない場

イレウスと腸閉塞の使い分け

海外では，イレウスとは機能的イレウスのみを示し，腸管に閉塞がある場合（いわゆる機械性イレウス）は腸閉塞として区別されている．日本ではどちらもイレウスと呼んでいたが，2015 年の急性腹症ガイドラインにて日本でも海外と同様の呼び方をするように定義された．

2 下部消化管疾患 209

表Ⅲ-2-8　腸閉塞，イレウスを起こす疾患

腸閉塞：主な原因が腸管の物理的な狭窄や閉塞による

1. 単純性腸閉塞（腸間膜の血行障害なし）
    - ①開腹術後の腸管癒着
    - ②小腸がん・大腸がん・直腸がん・がん性腹膜播種による狭窄・閉塞
    - ③炎症性腸疾患［クローン病，ベーチェット（Behçet）病など］
    - ④異物による閉塞（胆石イレウス，高度の便秘など）
    - ⑤腸重積症，メッケル憩室，先天性腸閉塞など
2. 複雑性腸閉塞（腸間膜の血行障害あり）
    - ①開腹術後や腸管の炎症による癒着，索状物*など
    - ②ヘルニアの嵌頓
    - ③腸管回転異常，特発性腸重積症など

イレウス：主な原因は腸管にはなく，腸管を支配する神経の障害による腸管の運動障害である

1. 麻痺性イレウス
    - ①腹膜炎症の腸管への波及
    - ②開腹手術後の腸管麻痺
    - ③腸間膜血栓症，脊髄損傷など
2. けいれん性イレウス
    - ①神経因子（鉛中毒やヒステリーなど），腹部打撲，腹膜炎など

*索状物：炎症により，腸間膜などがヒモ状になったもの
［小坂　正：看護学テキスト NiCE　疾病と治療Ⅱ─消化器系/代謝・内分泌系/血液・造血器系/アレルギー/膠原病（松田　暉，荻原俊男，難波光義ほか編），p.92，南江堂，2010 より許諾を得て改変し転載］

合に本疾患が疑われる．過去に腹部手術の既往がある場合は本疾患の可能性が強くなる．

診断の進め方・確定診断の方法

　腹痛，悪心，嘔吐がみられる場合においては，まずは排便状況を確認する．排便がない場合には本疾患を念頭に置き，過去の腹部手術の既往歴や現病歴をしっかり聴取する．聴診で特徴的な金属音が聞こえる場合には腸閉塞である可能性が高いが，画像検査で最終的に診断される．複雑性腸閉塞の場合は緊急的な処置が必要になることがあるため，腹膜刺激症状を認める場合には速やかな対処が必要である．また，排便がある場合でも本疾患は否定できないので注意が必要である．

1）身体所見

　視診にて腹部膨満，聴診で単純性腸閉塞の場合は金属音，イレウスの場合は腸蠕動音の低下，打診で鼓音を示す．複雑性腸閉塞の場合は腹膜刺激症状も出現する．

2）血液検査

　白血球増多，炎症反応（CRP の上昇），脱水による血液の濃縮（赤血球，ヘマトクリット値の増加），電解質の異常など．

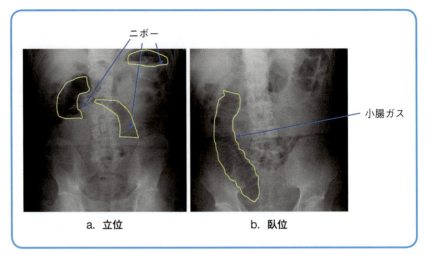

図Ⅲ-2-16　腸閉塞の腹部単純X線像

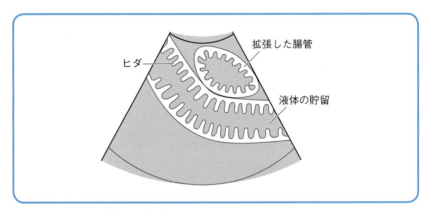

図Ⅲ-2-17　キーボードサイン
腸閉塞の腹部超音波画像所見．拡張した腸管と内部の液体貯留が認められる．

3）腹部X線検査，腹部超音波検査，腹部CT検査

　特徴的な症状と診察所見より本疾患を疑い，腹部X線検査で**鏡面形成（ニボー）**があれば確定する（図Ⅲ-2-16）．単純X線像で，拡張した腸管のヒダにより，閉塞部位が小腸か大腸か鑑別できる．腹部超音波検査では，拡張した腸管による**腸管キーボードサイン**が認められる（図Ⅲ-2-17）．腹部単純CT検査では拡張した腸管と液体の貯留が認められ，造影CTは閉塞部位の診断や血流障害の判定に有用である（図Ⅲ-2-18）．

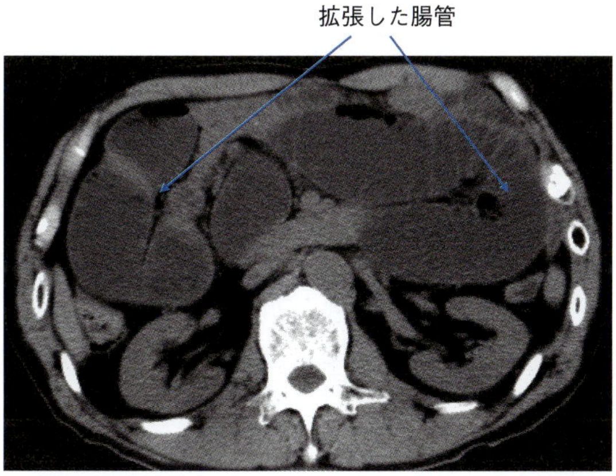

図Ⅲ-2-18 腸閉塞のCT画像

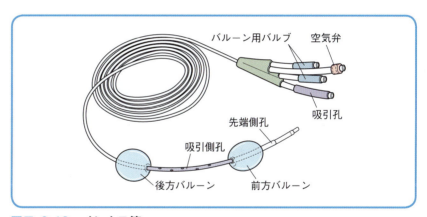

図Ⅲ-2-19 イレウス管

C 治療

主な治療法

治療の基本は，脱水の是正と，通過障害の原因を取り除くことである．

1）単純性腸閉塞

絶飲食とし，イレウス管（イレウスチューブ）（**図Ⅲ-2-19**）または胃管を挿入し，腸管内容物の吸引・減圧を行う．通常，イレウス管は経鼻的に挿入する．イレウス管から水溶性造影剤を注入すると，閉塞部位や腸閉塞解除の診断に役立つ．嘔吐や腸管内への水分漏出による脱水・電解質異常に対して輸液が必要であり，また，腸内細菌の増殖による菌血症の予防に対して抗菌

薬の投与が行われる．保存的治療で改善しない場合や腫瘍による閉塞の場合には手術が行われる．

2）複雑性（絞扼性）腸閉塞

原則的に緊急手術（絞扼の解除，壊死腸管の切除）．

3）イレウス

麻痺性イレウスの場合は原疾患の治療，消化管運動改善薬，イレウス管挿入など．けいれん性イレウスの場合は鎮痙薬が有効である．

治療経過・予後

治療経過および予後は，原因疾患によって異なる．単純性腸閉塞で，腸管の癒着によるものは再発しやすいため，くり返す場合には手術が検討される．複雑性腸閉塞は，手術の時期を逃すと予後不良になる．麻痺性イレウスに関しては，原疾患の治療によって予後は異なる．

退院支援・患者教育

単純性腸閉塞の場合は，過去に腹部の手術歴があり腸管が癒着していることがあるため，再発を生じやすい．食事習慣の見直し（繊維質の多い食物を取りすぎない，過食をしない），規則正しい排便習慣，適度な運動などの指導が必要である．

> **麻痺性イレウスに対するオクトレオチドの効果**
>
> オクトレオチド（サンドスタチン®）は消化管のホルモン産生細胞のソマトスタチン受容体に結合し，さまざまな消化管ホルモンの分泌を抑制する．その結果，胃・膵臓・腸の外分泌を抑制し，水と電解質の再吸収が促進される．結果として消化管内容物が減少するため，麻痺性イレウスの治療薬として用いられる場合がある（とくに終末期がん患者など）．

---

10 消化管憩室

A 病態

消化管憩室とは

消化管憩室は，その構造から真性（壁の全層）と仮性（粘膜，筋層，漿膜のいずれかが欠損）に分けられる．また，成因により先天性と後天性（牽引性，圧出性）に分かれる．先天性の憩室の代表はメッケル（Meckel）憩室であり，後天性憩室としては大腸憩室（圧出性）が最も高頻度である．いずれも憩室炎や憩室出血の原因となることがある．大腸憩室は高齢の便秘気味の人に多い．

疫学

日本においては，食生活の変化（食物繊維の摂取の減少）により増加傾向である．大腸憩室の保有率は，2001〜2010年の統計で23.9％であり，高齢になるほど高くなる．右側結腸に多いが，年齢とともに左側結腸の憩室が増加する傾向にある[8]．

発症機序

大腸憩室は，腸管内圧の上昇などで，筋層間の血管網や血管貫通部などから粘膜筋板を含む粘膜がヘルニア状に突出して，憩室を形成すると考えられ

ている．腸間膜ヒモと腸間膜対側ヒモとの間に発生しやすい．

症 状

多くは無症状であるが，憩室炎を生じると下腹部痛，圧痛，発熱，虫垂炎との鑑別が重要になる．憩室出血の場合は下血が生じることがある．

B 診 断

どのような症状から疑われるか

大腸憩室は，無症状のものは下部消化管内視鏡検査の際に診断される．発熱，腹痛，悪心，嘔吐などの症状を認め，虫垂炎に似ているが，典型的な虫垂炎の身体所見を示さない場合（圧痛点などが異なる）には憩室炎が疑われる．憩室炎の診断には腹部 CT 検査が最も有用である．また，下血の際の鑑別診断の 1 つとして憩室出血が疑われる．この際の診断には，下部消化管内視鏡検査が必須である．

C 治 療

主な治療法

憩室炎の場合は，抗菌薬投与，補液，絶食で保存的に軽快することが多い．穿孔などを生じている場合は手術適応になる．

憩室出血の場合は，大腸内視鏡にてクリッピングで止血されることが多い．出血が多く，内視鏡的処置が困難な場合は，血管造影にて塞栓術が行われることがある．

治療経過・予後

憩室炎は内科的治療で軽快することが多いが，25％ほどは再発する．炎症がおさまるまでは繊維質の多い食事は控えたほうがよいが，治療後は食物繊維を多めに摂るほうが再発予防に効果があるといわれている．再発をくり返す場合には手術が施行されることがある．憩室出血は，血管造影で塞栓術を施行しても止血できない場合は手術適応になる．

11 過敏性腸症候群 （IBS）

A 病 態

IBS：irritable bowel syndrome

過敏性腸症候群 （IBS） とは

消化器症状がありながら，その症状を説明できる器質的病変がない病態を機能性消化管障害といい，そのうちの下部消化管由来の消化器症状を呈する

便秘型（IBS-C） C：constipation	硬便または兎糞状便が25％以上あり，軟便（泥状便）または水様便が25％未満のもの	非常に遅い（約100時間）	**1型** コロコロ便		硬くてコロコロの兎糞状の便
下痢型（IBS-D） D：diarrhea	軟便（泥状便）または水様便が25％以上あり，硬便または兎糞状便が25％未満のもの		**2型** 硬い便	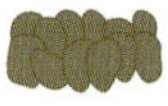	ソーセージ状であるが硬い便
			3型 やや硬い便	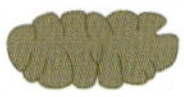	表面にひび割れのあるソーセージ状の便
混合型（IBS-M） M：mixed	硬便または兎糞状便が25％以上あり，軟便（泥状便）または水様便も25％以上のもの	消化管の通過時間	**4型** 普通便	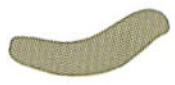	表面が滑らかで軟らかいソーセージ状，あるいは蛇のようにとぐろを巻く便
			5型 やや軟らかい便	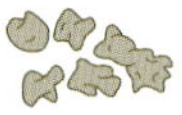	はっきりしたしわのある軟らかい半分固形の便
			6型 泥状便	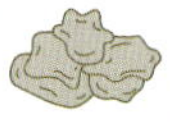	境界がほぐれてフニャフニャの不定形の小片便泥状の便
分類不能型（IBS-U） U：unsubtyped	便性状異常の基準がIBS-C，D，Mのいずれも満たさないもの	非常に早い（約10時間）	**7型** 水様便	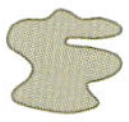	水様で，固形物を含まない液体状の便

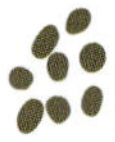

図Ⅲ-2-20　過敏性腸症候群の病型分類

ものを過敏性腸症候群（IBS）という．ストレスや不規則な生活，暴飲暴食などにより自律神経の変調が生じ，慢性的に下痢や便秘，腹痛をくり返す．症状により便秘型，下痢型，混合型および分類不能型に分けられる（**図Ⅲ-2-20**）．しばしばストレスによって症状増悪がみられ，また心理的緊張と症状発現にも関連がある．不安障害，パニック障害，うつ病などを併せもつことも多い．

疫学

　若年者と高齢者に多く，一般人口の約13～14％にみられる頻度の高い疾患である[9]．女性のほうが約1.5倍多い[9]．男性は下痢型が多く，女性は便秘型が多い．また，30～40歳代では下痢型が，高齢者には便秘型が多い．

発症機序

　腹部症状と便通異常は，内臓知覚過敏と消化管運動異常で生じている．内臓知覚過敏があるため，腸管内の便による伸展刺激を不快感，腹痛として感じとる．そして，腸管の収縮運動が頻回に生じることで，便意が頻回に生じる．また，排便すると伸展刺激が消失するため，症状はおさまる．腸管の収縮運動が蠕動性に生じるときは下痢となり，非蠕動性に生じるときは便秘と

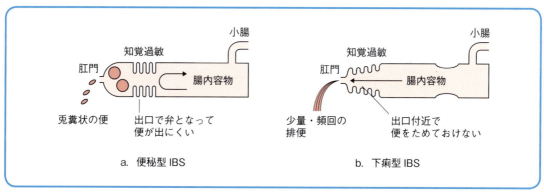

図Ⅲ-2-21 過敏性腸症候群の病態
[佐々木大輔（編）：消化管運動．過敏性腸症候群—脳と腸の対話を求めて，p.20，中山書店，2006より引用]

表Ⅲ-2-9 過敏性腸炎の診断基準（ローマⅣ診断基準）

- 腹痛が
- 最近3ヵ月のなかの1週間につき少なくとも1日以上を占め
- 下記の2項目以上の特徴を示す
    (1) 排便に関連する
    (2) 排便頻度の変化に関連する
    (3) 便形状（外観）の変化に関連する

*最近3ヵ月間は基準を満たす
少なくとも診断の6ヵ月以上前に症状が出現
(Lacy BE, et al.：Gastroenterology 150：1393-1407, 2016)

[日本消化器病学会（編）：機能性消化管疾患診療ガイドライン 2020—過敏性腸症候群（IBS），改訂第2版，p. xvii，南江堂，2020より引用]

なる（図Ⅲ-2-21）．

症状

数ヵ月以上前から腹痛や腹部不快感がくり返し生じる．症状は排便によって改善する．また，発症時に排便頻度や便形状の変化がある．発熱，粘血便，体重減少などはみられない．

B 診断

まず，症状の原因となる器質的疾患を除外することが必要である．したがって，内視鏡検査，注腸検査，血液検査などで原因となる異常は認められず，上記の症状を認める場合に診断される．ローマⅣ診断基準が用いられる（表Ⅲ-2-9）．

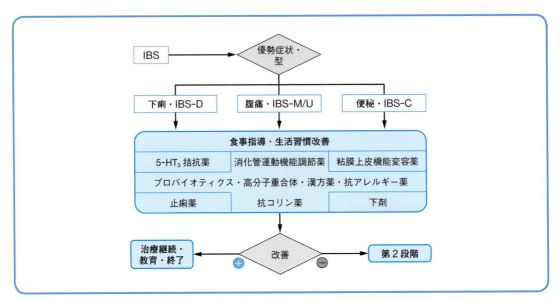

図Ⅲ-2-22　IBSの治療フローチャート：第1段階
[日本消化器病学会（編）：機能性消化管疾患診療ガイドライン2020—過敏性腸症候群（IBS），改訂第2版，p.xx，南江堂，2020より許諾を得て転載]

治療の目的は患者自身の評価による症状改善である．まず，型を問わずに，食事と生活習慣改善を指導する．IBSの治療の初期段階である第1段階に際しては，分類のIBS-C，M/U，Dの4型をもとに，あるいは，下痢，腹痛，便秘の優勢症状に基づいて，消化管主体の治療を行う．

C 治療

まずは不安を取り除くことが必要であり，患者との信頼関係を構築する必要がある．ほかの器質的疾患の除外を行った後に，第1段階のフローチャートに沿って優勢症状（下痢，腹痛，便秘のどれか）に合わせて食事指導，生活習慣の改善と症状に合わせた投薬が行われる．ストレスや心理的異常が強い場合は，抗うつ薬や抗不安薬が有効な場合がある．治療に抵抗性の場合は第2段階へ進み，再度血液検査や消化管の精査にて器質的疾患の有無を再確認した後に，心理的問題の有無を検討する．心理的問題がある場合には，第3段階として心療内科での治療となる（**図Ⅲ-2-22**，**図Ⅲ-2-23**，**図Ⅲ-2-24**）．

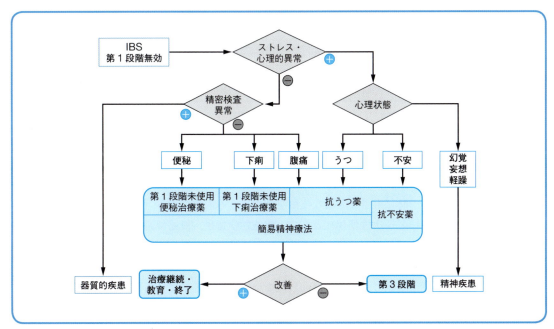

図Ⅲ-2-23　IBSの治療フローチャート：第2段階
[日本消化器病学会（編）：機能性消化管疾患診療ガイドライン2020—過敏性腸症候群（IBS），改訂第2版，p.xxi，南江堂，2020より許諾を得て転載]
IBSの治療の中期段階である第2段階に際しては，消化管主体の治療が無効であったことを踏まえ，中枢機能の調整を含む治療を行う．ただし，第1段階の薬物治療との併用も可能である．

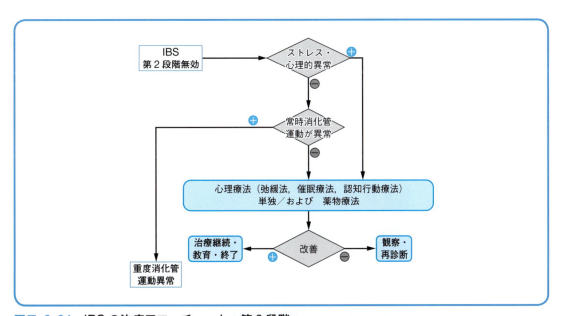

図Ⅲ-2-24　IBSの治療フローチャート：第3段階
[日本消化器病学会（編）：機能性消化管疾患診療ガイドライン2020—過敏性腸症候群（IBS），改訂第2版，p.xxii，南江堂，2020より許諾を得て転載]
IBSの治療の最終段階である第3段階に際しては，薬物療法が無効であったことを踏まえ，心理療法を行う．

218　第Ⅲ章　消化器疾患 各論

12 | 便通異常症

12-1 | 慢性便秘症

A 病態

慢性便秘症とは

慢性便秘症とは，便秘が慢性的に続くために日常生活に支障をきたし，身体にもさまざまな支障をきたしうる病態である（p.53,「便秘」参照）.

一次性便秘症として，機能性便秘症，便秘型過敏性腸症候群，非狭窄性器質性便秘症に分類される．二次性便秘症として薬剤性便秘症（オピオイド誘発性便秘症も含む），症候性便秘症，狭窄性器質性便秘症に分類される．また症状の点から排便回数減少型と排便困難型に分類される（p.55, 図Ⅱ-1-7参照）.

疫学

慢性便秘症の有病率は用いる診断基準によってばらつきが大きいが約10〜15％と見積られている．女性のほうが多いが加齢とともに男女とも有病率が上昇し，70歳以降になると性差は認めなくなる[10].

発症機序

結腸の感覚低下と運動低下，直腸の感覚低下と排便協調運動障害，直腸感覚閾値の上昇などが報告されているが明確にはわかっていない．女性ホルモン，運動不足，腹部の手術歴，加齢，薬剤，腸内細菌叢の異常，遺伝的要因なども影響するといわれている．糖尿病や内分泌疾患などの基礎疾患が原因になる場合もある.

症状

腹部膨満感，腹痛，腹鳴，排便困難感，肛門閉塞感，硬便による肛門痛など.

> **慢性便秘をきたしやすい基礎疾患**
>
> 糖尿病，慢性腎不全，甲状腺機能低下症，褐色細胞腫，副甲状腺機能亢進症，アミロイドーシス，強皮症，皮膚筋炎，脳血管障害，脊髄損傷，パーキンソン病などの神経疾患，筋ジストロフィー，うつ病，統合失調症，消化管の腫瘍，巨大結腸，裂肛，痔核，直腸脱など

B 診断

どのような症状から疑われるか

兎糞状態や硬便，排便回数の減少，直腸の詰まった感じなどにより十分量の糞便が快適に排泄できない状態が長期間みられている場合に本疾患が疑われる.

診断の進め方・確定診断の方法

慢性便秘症の診断はローマⅣ診断基準が基になっている（表Ⅲ-2-10）.

まず，病歴聴取や身体診察，血液検査，便潜血検査，腹部・注腸X線や大

表III-2-10 慢性便秘症の診断基準（Rome IV 診断基準より翻訳作成）

1.「便秘症」の診断基準

以下の6項目のうち，2項目以上を満たす．
排便中核症状（Defecation core symptom）
- ・C1（便形状）排便の4分の1超の頻度で，兎糞状便または硬便（BSFSでタイプ1か2）である．
- ・C2（排便頻度）自発的な排便回数が，週に3回未満である．

排便周辺症状（Defecation peripheral symptom）
- ・P1（怒責）排便の4分の1超の頻度で，強くいきむ必要がある．
- ・P2（残便感）排便の4分の1超の頻度で，残便感を感じる．
- ・P3（直腸肛門の閉塞感・困難感）排便の4分の1超の頻度で，直腸肛門の閉塞感や排便困難感がある．
- ・P4（用手的介助）排便の4分の1超の頻度で，用手的な排便介助が必要である（摘便・会陰部圧迫など）．

2.「慢性」の診断基準

6ヵ月以上前から症状があり，最近3ヵ月間は上記の基準を満たしていること．
ただし，「日常診療」においては，患者を診察する医師の判断に委ねる．

BSFS：Bristol Stool Form Scale（ブリストル便形状スケール）
(Lacy BE et al.：Gastroenterology **150**：1393-1407, 2016 より作成)
[日本消化管学会（編）：便通異常症診療ガイドライン2023—慢性便秘症，p.8，南江堂，2023より許諾を得て転載]

腸内視鏡検査などで二次性便秘を除外する．また，原因となる薬剤や基礎疾患の有無も確認する．

一次性であれば排便回数減少型か排便困難型かで鑑別していく．一次性便秘の詳細な鑑別には大腸通過時間検査などの病態機能検査が必要になる（p.53，「鑑別，絞り込みの方法」参照）．

病態機能検査
直腸肛門内圧検査，排便造影検査，大腸通過時間検査などで主に専門施設で行われる．

もう少しくわしく　病歴聴取と身体診察のポイント

病歴聴取では排便回数，便の性状，腹部・肛門の症状を確認する．併せて期間，発症の契機，併存疾患，現在の服薬，手術歴，出産歴，妊娠の有無なども確認する．
腹部の診察では膨満の有無，圧痛点の有無，打診による鼓音の分布の確認，腸蠕動音の確認を行う．さらに肛門部の膨隆や直腸脱の有無，痔疾患の有無，皮膚の状態などをチェックして，直腸診で直腸肛門の狭窄の有無や便があればその性状や色を確認する．肛門の締まり具合と収縮力も評価する．

C 治療

主な治療法

1）食生活指導

規則正しい生活や運動，排便習慣をつけるように指導を行う．排便回数減少型の場合には食物繊維摂取不足が原因であることが多いため食事指導を行う．大腸通過時間遷延型や便の排泄障害がある場合は食物繊維の摂取量増加は逆効果になる場合がある．

2）薬物療法

食事，生活，排便習慣の指導で改善しない場合には薬物療法として，酸化マグネシウムやルビプロストン，リナクロチドなどの非刺激性下剤を開始する．酸化マグネシウムの場合は血中のマグネシウム濃度に注意する．刺激性下剤は排便がまったくなかった日の眠前のみの使用とするほうが望ましい．

3）バイオフィードバック療法

筋電計を用いて肛門括約筋の収縮弛緩状況を患者に視覚的に認識させることにより排便関連筋や腹筋を訓練する治療法である．排便困難型で便排泄に異常がない場合に有効である．

4）外科的治療

最大量の下剤でも十分な排便が得られない場合には結腸無力症の診断で結腸全摘＋回腸直腸吻合術などの外科的治療が行われる場合がある．

治療経過・予後

便通を整えるだけではなく症状まで改善できることが治療の目標となる．

便秘は QOL の低下だけではなく，心血管疾患や腎疾患，パーキンソン病などの発症リスクにもかかわることが判明してきており，長期予後に影響を与える可能性がある[10]．

退院支援・患者教育

規則正しい食事や睡眠などの生活習慣の改善と便意をがまんしないという排便習慣の改善を指導する．便秘は予後に悪い影響を与えるという点を認識して支援を行う必要がある．

12-2 慢性下痢症

A 病態

慢性下痢症とは

慢性下痢症とは，4 週間以上持続または反復する下痢のために日常生活にさまざまな支障をきたした病態である（p.51，「下痢」参照）．

病因により薬剤性下痢症，食物起因性下痢症，症候性（全身疾患性）下痢

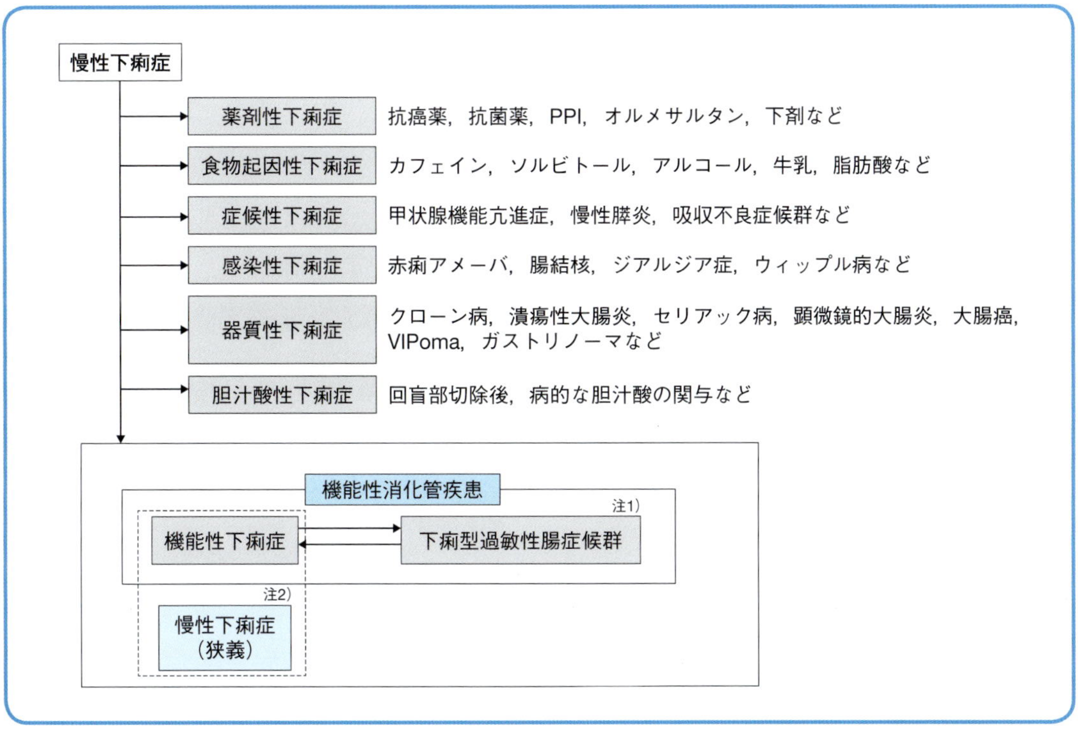

2 | 下部消化管疾患　221

図Ⅲ-2-25　慢性下痢症の分類

注1) 2つの疾患は連続したスペクトラムと考えられる疾患である.

注2) 本ガイドラインで定義する慢性下痢症（狭義）は，機能性下痢症を日常臨床に即して拡大解釈したものである. すなわち, 慢性下痢症のなかで器質的疾患など他の原因によるものが除外され，慢性下痢を主症状とする場合, 腹痛の有無は問わず慢性下痢症（狭義）と診断する.そのため, 慢性下痢症（狭義）は, 積極的に下痢型過敏性腸症候群（下痢型 IBS）を含むものではないが, 下痢型 IBS と確定診断される前の患者や経過中に下痢主体へ移行した下痢型 IBS 患者も含まれる.

［日本消化管学会（編）：便通異常症診療ガイドライン 2023—慢性下痢症, p.6, 南江堂, 2023 より許諾を得て転載］

症, 感染性下痢症, 器質性（炎症や腫瘍性）下痢症, 胆汁酸性下痢症, 機能性下痢症, 下痢型過敏性腸症候群の8つに分類される. 一般に機能性下痢症（下痢型過敏性腸症候群と確定しているものは除く）が狭義の慢性下痢症とされている[11]（**図Ⅲ-2-25**）.

　また, 便の性状により水様性, 脂肪性, 炎症性に分類され鑑別の際に有用とされている.

疫学

　その定義や対象によって変化するため正確な評価は困難であるが, 日本では狭義の慢性下痢症である機能性下痢症の有病率は約3〜5％であり, 男性に多い傾向があると推定されている[11].

発症機序

　小腸性の下痢は過剰な腸液分泌, 浸透圧, 小腸粘膜異常による消化吸収障害などが原因となる. 大腸性は主に滲出性の下痢であり, 炎症性腸疾患や慢

性感染症，顕微鏡性大腸炎など腸管粘膜の炎症が原因となる．その他に，機能性下痢症，下痢型過敏性腸症候群などのような腸管機能の異常や糖尿病や内分泌疾患などの基礎疾患が原因になる場合もある．また薬剤の副作用などで下痢を生じる場合がある．

> **慢性下痢をきたしやすい基礎疾患**
>
> 甲状腺機能亢進症，糖尿病，慢性膵炎，副腎機能低下症，副甲状腺機能低下症，慢性腎不全，アミロイドーシスなど

SSRI：selective serotonin reuptake inhibitor

臨床で役立つ知識

慢性下痢の原因となりやすい薬剤

抗がん薬（イリノテカン，シタラビン，メトトレキサート，フルオロウラシルなど）

免疫チェックポイント阻害薬，抗菌薬全般，非ステロイド性抗炎症薬，免疫抑制薬，酸分泌抑制薬，抗潰瘍薬，選択的セロトニン再取り込み阻害薬（SSRI），シンバスタチン，オルメサルタン，ジギタリス製剤，αGI阻害薬，メトホルミン，チクロピジン，シロドシン，経管栄養剤など

> **慢性下痢症における警告症状・徴候**
>
> 予期せぬ体重減少，夜間の下痢，最近の抗菌薬の服用，血便，大量の下痢，非常に多い排便回数，低栄養状態，炎症性腸疾患や大腸がんの家族歴など

症 状

持続する軟便あるいは水様便．腹痛など．警告症状・徴候に注意が必要である．

B 診 断

どのような症状から疑われるか

腹痛の有無は問わず，軟便あるいは水様便（ブリストルスケールの6または7）が4週間以上持続または反復している場合に本疾患が疑われる．

診断の進め方・確定診断の方法

背景に全身性疾患が存在する可能性があるため，病歴聴取と身体診察にて全身状態を把握する．また，原因となる薬剤や基礎疾患の有無も確認する．とくに血圧低下や頻脈，尿量低下のなどの脱水の所見や体重減少などの低栄養の所見に注意する．上述したような警告徴候を認める場合には器質性疾患の可能性が高くなる．下痢便の性状を確認することも原因疾患の鑑別を行ううえで役立つ．血液検査，便潜血・培養検査，腹部・注腸X線検査や腹部CT検査，大腸内視鏡検査などで全身性疾患や器質性疾患などのほかの原因によるものが除外されれば狭義の慢性下痢症と診断する．またローマIV基準（p. 215，**表III-2-9**参照）を満たせば下痢型の過敏性腸症候群と診断される[11]．

> **下痢便の性状と鑑別疾患**
>
> 水様便であれば感染症，脂肪便であれば小腸疾患や膵臓の外分泌機能の異常，粘血便であれば炎症性腸疾患が疑われる．

> **もう少しくわしく** 病歴聴取と身体診察のポイント
>
> 病歴聴取では排便回数，便の性状，腹部・肛門の症状を確認する．併せて期間，発症の契機，併存疾患，現在の服薬，手術歴，出産歴，妊娠の有無なども確認する．全身の診察の際には，栄養状態，脱水の有無，全身のリンパ節腫脹の有無なども確認する．
>
> 頭頸部の診察では眼瞼結膜の貧血様症状の有無や顔面の紅潮，眼球突出，甲状腺腫大の有無などの確認が重要である．腹部の診察では圧痛点の有無，腹部腫瘤や腹水の有無，腸蠕動音の異常や血管雑音の有無の確認を行う．さらに血便がみられるようであれば，直腸診を行い肛門周囲膿瘍，痔瘻，直腸や肛門の狭窄などの有無や便があればその性状や色を確認する．

C 治療

主な治療法

背景の全身性疾患や器質性疾患が存在する場合はその治療を行う．また服用している薬物が原因であると疑われる場合にはそれらを中止または変更する．狭義の慢性下痢症に対しては生活指導と対症療法が中心となる．食生活では低残渣，低脂肪の食事が望ましい．薬物療法としては整腸薬（プロバイオティクス），止瀉薬が用いられる．

止瀉薬にはタンニン酸アルブミン，ビスマス製剤，天然ケイ酸アルミニウム，ロペラミド，抗コリン薬，ベルベリン塩化物水和物などがあるが，とくにロペラミドが症状緩和に有効とされている[11]．

治療経過・予後

便通を整えるだけではなく生活の質を改善させることが治療の目標となる．

退院支援・患者教育

脱水や電解質異常を引き起こす可能性があるため水分や電解質の補給を勧める．冷たい飲料や香辛料，脂質が多いものは腸管蠕動を亢進させる可能性があるため避けるほうが望ましい．規規則正しい生活や運動が必要であるとともに，アルコールやカフェインの過剰摂取も避けるように指導する．

13 腹膜疾患，急性腹膜炎

A 病態

腹膜炎とは

腹膜に急性炎症が生じる疾患．消化管穿孔や臓器の炎症などから波及した

表Ⅲ-2-11 急性腹膜炎を生じうる疾患

- 消化管潰瘍の穿孔
- 急性膵炎
- 複雑性腸閉塞（腸管の軸捻転など）
- 大腸がん
- 大腸憩室炎
- クローン病や潰瘍性大腸炎

- 急性虫垂炎
- 肝膿瘍
- 急性胆嚢炎，胆管炎
- 腎盂腎炎
- 子宮外妊娠，子宮付属器炎，卵巣嚢腫軸捻転
- 外傷

続発性腹膜炎であることが多い．炎症が腹膜全体に波及すると急性汎発性腹膜炎，局所にとどまっているものは急性限局性腹膜炎と呼ばれる．そのほか，病態により慢性腹膜炎，がんによるがん性腹膜炎も存在する．急性腹膜炎を生じうる疾患として，**表Ⅲ-2-11** のものがある．

症状

激しい腹痛，発熱，悪心，嘔吐，浅呼吸，頻脈など．

B 診断

腹部診察で局所もしくは広範に圧痛を認め，**筋性防御**，**反跳痛**などより本疾患を疑う．血液検査で白血球，炎症反応の上昇を認める．消化管穿孔に伴うものは，立位単純 X 線画像や腹部 CT 画像で**フリーエア**（free air）*を認める．また，腹水が貯まっている場合は，試験穿刺をして性状や細胞診，細菌感染の有無などを調べる．

> **＊フリーエア**
> 腹腔内遊離ガスのこと．通常，空気は消化管内のみに存在しているため，腹腔内の消化管外に遊離ガスを認めた場合には，消化管穿孔の可能性が高い．疾患の緊急性を知るうえでも重要である．

C 治療

一般的には速やかに抗菌薬投与と輸液を行い，さらに原因に応じた治療を行う．

14 肛門疾患

14-1 痔核

痔核とは，肛門周囲の特殊構造が排便や加齢に伴う支持組織減弱やうっ血の進行により肥大し，出血や脱出を生じたものである．肛門管の歯状線よりも口側に生じる**内痔核**と，肛門側に生じる**外痔核**に分けられる．両者の混在もよくみられる．症状は排便時などに自覚する脱出や出血で嵌頓や血栓性外痔核を生じた場合は，激しい痛みが出現する．直腸指診や肛門鏡により診断

ALTA：aluminum potassium sulfate and tannic acid

される．排便時に脱出し自然還納がみられない場合は，外科的治療の適応になる．外科的治療には結紮切除術と ALTA 注入療法がある．

14-2 肛門周囲膿瘍，痔瘻

肛門管の歯状線にある肛門陰窩というくぼみに細菌感染を生じ，膿瘍を形成したものを肛門周囲膿瘍という．それが自壊し肛門管や肛門周囲皮膚に瘻管を形成したものを痔瘻という．下痢が先行し，肛門痛が出現，発熱と肛門部のしこり，発赤が発生する．自然治癒はしにくいため外科的治療が必要である．クローン病の合併症としてよくみられるため，難治例は消化管の精査が必要である．

14-3 その他の肛門疾患

裂肛は，硬い便が通過する際に形成される肛門管の裂傷である．便秘気味の人に多く，排便時の出血，痛みと排便後も持続する疼痛がある．慢性化すると肛門側に見張りいぼ，口側に肛門ポリープを形成する．

直腸脱は直腸壁全層の脱出であり，加齢などに伴う支持組織の脆弱化が原因で生じる．

● 引用文献

1）厚生労働省：令和 2 年 患者調査 傷病分類編（傷病別年次推移表），〔https://www.mhlw.go.jp/toukei/saikin/hw/kanja/10syoubyo/〕（最終確認：2024 年 11 月 25 日）

2）日本消化器病学会（編）：炎症性腸疾患（IBD）診療ガイドライン 2020，改訂第 2 版，南江堂，2020

3）前掲 1）厚生労働省：傷病別年次推移表より

4）穂苅量太，東山正明，成松和幸：虚血性大腸炎．臨牀消化器内科 37（2）：167-174，2022

5）がんの統計編集委員会（編）：がんの統計＜2019＞，公益財団法人がん研究振興財団，2019

6）大腸癌研究会：大腸癌治療ガイドライン 医師用 2022 年版，金原出版，2022

7）日本消化器病学会（編）：大腸ポリープ診療ガイドライン 2020，p.4，南江堂，2020

8）日本消化管学会ガイドライン委員会：大腸憩室症（憩室出血・憩室炎）ガイドライン．日本消化管学会雑誌 1（Suppl）：1-52，2017

9）日本消化器病学会（編）：過敏性腸症候群診療ガイドライン 2020，改訂第 2 版，南江堂，2020

10）日本消化管学会（編）：便通異常症診療ガイドライン 2023—慢性便秘症，南江堂，2023

11）日本消化管学会（編）：便通異常症診療ガイドライン 2023—慢性下痢症，南江堂，2020

3 肝疾患

　体内の老廃物や薬物などの代謝・分解，タンパク質や脂肪の合成，グリコーゲン合成・蓄積といった肝臓の果たす機能（p. 16, p. 17 参照）は重要であり，これらの機能低下は，ときに致死的な影響を及ぼす．一方で"沈黙の臓器"といわれているように，肝機能が著明に低下するまでは自覚症状をほとんど生じない．したがって，血液検査や画像検査の異常から肝臓に生じている障害を自覚症状が出る前に把握し対処する必要がある．

　肝疾患は原因による分類（ウイルスやアルコールなど）と病型による分類（急性肝炎や肝硬変など）があり，原因によっては，すべての病型をとる場合もあれば，一部の病型しか生じない場合もある．ここでは代表的な原因別，病型別に分けて記載する（**図Ⅲ-3-1**）．

原因による分類

　肝障害を生じうる原因はさまざまであるが，とくに肝臓の実質に炎症細胞浸潤をきたす状態を肝炎といい，肝炎を生じる原因は主に5つある（**図Ⅲ-3-2**）．

　肝炎以外の原因としては，妊娠性脂肪肝，アセトアミノフェンによる肝障害，胆石や胆道系疾患，甲状腺疾患，悪性腫瘍などがある．

1 ウイルス性肝炎

A 病態

ウイルス性肝炎とは

　肝炎ウイルスとは，主に肝臓に感染するウイルスであり，現在AからE型までの肝炎ウイルスが判明している．それぞれの肝炎ウイルスの特徴を**表Ⅲ-3-1**に示す．A型，E型肝炎ウイルスは主に経口で感染し，一般にはA型肝炎ウイルスは魚介類の生食で，E型肝炎ウイルスは加熱不十分な肉類で感染するといわれている．B型，C型肝炎ウイルスは血液，体液などで感染する．

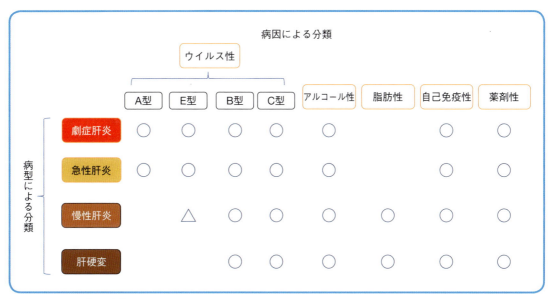

図Ⅲ-3-1　肝炎の分類

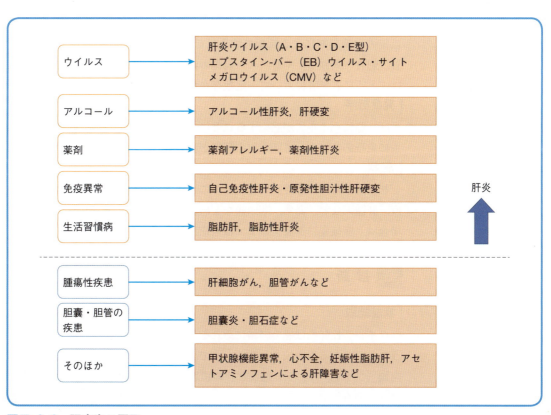

図Ⅲ-3-2　肝疾患の原因

HBV：hepatitis B virus

D型肝炎ウイルスはB型肝炎ウイルス（HBV）の存在がないと感染できず，日本にはほとんど存在しないと考えられている．いずれの肝炎ウイルスも感染すると急性肝炎を生じる．急性肝炎は劇症化しなければほとんどの場合は安静にて自然軽快するが，B型肝炎は10％ほど，C型肝炎は約70％が慢性肝炎に移行する．

CMV：cytomegalovirus
EB：Epstein-Barr

また，肝炎ウイルスの以外のウイルスのなかで，単純ヘルペスウイルス，水痘帯状疱疹ウイルス，サイトメガロウイルス（CMV）やエプスタイン-バー（EB）ウイルスなどが肝臓に感染し，肝障害を生じることが知られている．

疫 学

A型肝炎ウイルスは，1990年代には急性肝炎の原因として最多であった（p.251，「急性肝炎」参照）．しかし，衛生状態が改善し，近年は発生数が激減している．一方，E型肝炎ウイルスは日本には存在せず，輸入感染症として扱われていたが，土着が確認され現在では発生数は増加傾向である．HBVは1986年より母子感染予防措置が開始されたため，以後は出産時の垂直感染は激減している．一方，性交渉などによる水平感染のほうは欧米型のHBVウイルスの蔓延もあり，発生数は横ばいで減少していない．C型肝炎ウイルスは，かつて非A非B型肝炎といわれ，輸血や血液製剤による感染が最多であったが，1989年に存在が発見され抗体スクリーニングが確立されたため，以後の血液製剤による新規の感染はほとんどみられなくなっている．しかし，刺青（入れ墨）やピアス，麻薬の注射器の回し打ちなどによる新規感染は，とくに若年者において一定数存在すると考えられている．

> ✏️ **A型肝炎ウイルスの感染経路の変化**
>
> 最近のA型肝炎ウイルスの感染経路として，男性同性愛者や輸入食品によるものが増加してきている．発生数は減少しているが，感染経路に変化がみられている．

発症機序

肝細胞にウイルスが感染することにより，肝実質に炎症性細胞が浸潤し，主に免疫応答によって肝細胞の障害が生じる．

症 状

初回感染時には急性肝炎を生じることが多く，全身倦怠感，食欲不振，黄疸，肝腫大など．発熱，咽頭痛など感冒様症状もよくみられる．慢性化した場合は，肝硬変に進展するまでは無症状で経過する．

B 診 断

病歴聴取

ウイルス性肝炎は感染経路にそれぞれ特徴があり，病歴聴取をしっかり行うことで，ある程度絞り込むことができる．まず，魚介類の生食や非加熱の肉類（ブタレバー，シカ肉など）の摂取の有無で，A型肝炎やE型肝炎などの疑いの有無がわかる．また，家族歴がある場合や不特定多数の性交渉歴がある場合はB型肝炎が，輸血歴，鍼治療歴がある場合はC型肝炎が疑われる（**表Ⅲ-3-1**）．

表Ⅲ-3-1 肝炎ウイルスの特徴

分 類	A 型肝炎	E 型肝炎	B 型肝炎	C 型肝炎	D 型肝炎
感染経路	経口感染		血液，体液感染		
感染様式	一過性感染		一過性感染と持続感染		
ウイルスタイプ	RNA ウイルス		DNA ウイルス	RNA ウイルス	
潜伏期間	2〜6 週	4〜6 週	4〜24 週	2〜12 週	不明
特 徴	春に多い カキ，ホタテ， 魚介類の生食	日本に土着 加熱不足の肉類	以前は母子感 染．現在は性行 為感染	以前は輸血で 感染．現在は刺 青，ピアスなど	B 型肝炎ウイル スと重複感染
予 後	慢性化しない	特殊な状況下で慢性化 あり（臓器移植時など）	慢性肝炎から肝細胞がんを発症することがある		

表Ⅲ-3-2 肝炎ウイルス抗体検査とその意義

分 類	測定項目
A 型急性肝炎の診断	IgM-HA 抗体
B 型急性肝炎の診断	HBs 抗原，IgM-HBc 抗体
B 型慢性肝炎，キャリアの活動性	HBe 抗原，HBe 抗体，HBc 抗体，HBV DNA
C 型肝炎の診断	HCV 抗体，HCV RNA
D 型肝炎の診断	HDV RNA
E 型急性肝炎の診断	IgM-HEV または IgA-HEV 抗体
EB ウイルス感染の診断	IgM-EBV 抗体，EBNA 抗体
サイトメガロウイルス感染の診断	IgM-CMV 抗体
単純ヘルペスウイルス感染の診断	IgM-HSV 抗体

診断の進め方・確定診断の方法

　上記の病歴聴取である程度の絞りこみができるが，最終的な診断は血清学的検査で行われる．

　それぞれの測定項目と診断の組み合わせを**表Ⅲ-3-2**に示す．

C 治 療

主な治療法

　A 型肝炎，E 型肝炎は主に急性肝炎として発症する．入院安静，食事摂取不良であれば輸液を行い，ほとんどは自然軽快し慢性化しない．劇症化を生

じた場合の予後は不良になる（p.248,「劇症肝炎, 急性肝不全」参照）.

　B型肝炎, C型肝炎は, 初感染の場合は同様に急性肝炎を生じるが, それぞれ慢性化率約10％, 70％である. 慢性肝炎や肝硬変に進展した状態で診断された場合は, 抗ウイルス療法, 肝庇護療法が行われるが, 投与される薬の種類や期間, 治療効果, 予後はそれぞれ異なる（p.262, p.265を参照）.

退院支援・患者教育

> **メモ**
> 臓器移植患者など強力な免疫抑制治療を受けている場合には, E型肝炎の慢性化が明らかになってきているため注意が必要である.

　個々の肝炎によって異なる. A型肝炎, E型肝炎は通常は慢性化しないが, 潜伏期間中より糞便中にウイルスが排出される. 家族内感染を避ける目的で手洗いなどの指導を行う. B型肝炎は家族内の水平感染のリスクが比較的高めであるため, 配偶者のHBs抗体が陰性であればワクチン接種を勧める. C型肝炎は血液を介して感染することが多いため, 歯ブラシやひげ剃りなどは個人専用のものとし, 血液が出た場合は, 自分で処理をするか家族や他人が触る場合には手袋を着用するように指導する. EBウイルス, CMV, ヘルペスウイルスは通常は慢性化することはないが, 感染時は安静にする必要がある.

2 | アルコール性肝障害

A 病態

アルコール性肝障害とは

　一般的に, 1日に純エタノール換算で **60g以上の飲酒**（ビール中瓶3本, 日本酒であれば三合以上が相当）を過剰な飲酒といい, それが肝障害の主な原因であると考えられる病態である. 女性やアルコールに弱い人の場合は40gでも発症する. **ASTが優位な肝酵素の上昇**と**γGTPの上昇**がみられ, 禁酒でそれらが明らかに改善する. しだいに肝線維化（アルコール性線維症）をきたして肝硬変に進展する（**図Ⅲ-3-3**）. 肝細胞がんを発症することもある. また, 経過中に多量の飲酒を契機に急性肝障害（重症型アルコール性肝炎）を発症することがあり, 重症化すれば禁酒しても肝障害や肝腫大が改善せず, 予後不良になる場合がある.

疫学

　日本では, 国民のアルコール摂取量は増加してきたが, 1990年代をピークにやや減少傾向である. アルコール性肝障害は2018年の報告で約54万人存在しており, 肝硬変や肝がんの原因疾患の中では増加傾向である. とくに女性の飲酒率の増加が著明である[1].

発症機序

　アルコールに対する初期反応として, 肝臓に脂肪が蓄積し, 飲酒が継続さ

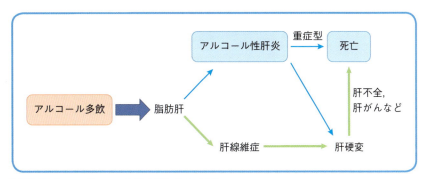

図Ⅲ-3-3 アルコール性肝障害の病型

れることにより肝炎，肝線維症へ進展していく．酸化ストレスやアルコールの代謝産物であるアセトアルデヒドなどが原因と推定されている．

症状

肝硬変へ進展するまでは，自覚症状はほとんどない．

B 診断

どのような症状から疑われるか

肝障害の原因を検索するうえで，医療面接からアルコールの摂取歴があった場合に疑う．

診断の進め方・確定診断の方法

5年以上の長期の前述したアルコールの摂取があり，AST優位の肝酵素上昇，γGTP上昇などの特徴的な検査所見から，臨床的診断は容易である．最終診断は肝生検で行われる．

重症度分類

アルコール性肝炎を発症した場合，重症型は予後不良である．アルコール性肝炎重症度（JAS）スコアが用いられ，10点以上の場合は重症と判定される（表Ⅲ-3-3）．

C 治療

主な治療法

治療の原則は断酒である．断酒薬が用いられることもある．断酒すれば肝機能，肝線維化も改善するが，依存症に陥っている場合は精神科的アプローチが必要となる．

合併症とその治療法

肝硬変，肝細胞がんなどを合併した場合には，それらの治療を施行する．

> **メモ**
> 本人はアルコール摂取量を過小申告する場合が多いため，家族や第三者からの話も重要である．日本では50〜60歳代の女性の飲酒量が増えていることも留意しておく．

JAS：Japan alcoholic hepatitis score

表Ⅲ-3-3 JAS スコア

項　目 ＼ スコア	1	2	3
白血球数（/μL）	<10,000	10,000≦	20,000≦
血清クレアチニン値（mg/dL）	≦1.5	1.5<	3≦
プロトロンビン時間（INR）	≦1.8	1.8<	2≦
（%）	40≦	<40	≦30
総ビリルビン（mg/dL）	<5	5≦	10≦
消化管出血または DIC	（−）	（＋）	
年　齢	<50	50≦	
軽　症	7 以下		
中等症	8〜9		
重　症	10 以上		

INR：international normalized ratio，国際標準比
DIC：disseminated intravascular coagulation，播種性血管内凝固症候群

治療経過・予後

　前述した重症型アルコール性肝炎を発症した場合は予後不良である．禁酒ができれば病勢は止まり，肝組織も改善していくが，肝硬変まで進行している場合は不可逆である．大部分は依存の問題もあり断酒ができず，肝硬変から肝細胞がんや肝不全へ進展する場合が多い．

退院支援・患者教育

1）自己管理の支援

　断酒ができるかどうかが予後にかかわっており，依存症がある場合には専門施設への受診や断酒会への参加などを促していく．

2）心理的支援と家族の支援

　アルコールの多飲に移行する背景に，過度のストレスによる現実逃避や不眠などが存在することが多い．それらの要因に対する心理的支援を進める．また，家族へのサポートも重要であるため計画に入れる必要がある．

PT：prothrombin time

もう少しくわしく

重症型アルコール性肝炎

　アルコール性肝炎は，通常は禁酒すると改善するが，重症度スコアで中等症・重症に相当する症例のなかで，禁酒後も肝腫大が持続し予後不良な場合がある．プロトロンビン（PT）値が 50％以下で末梢血白血球数が著しく増加している場合には，死亡率が 50％以上である．大量の飲酒をきっかけに AST 優位の肝酵素の著明な上昇と肝腫大，腹痛，末梢血白血球の増加などをきたした症例の場合は，早期に副腎皮質ステロイド，血漿交換，血液透析，顆粒球吸着療法や白血球除去療法などの集学的治療が必要になる．

3 | 脂肪肝，非アルコール性脂肪肝炎

A 病態

脂肪肝，非アルコール性脂肪肝炎とは

脂肪肝とは肝臓に脂肪が蓄積し，肝細胞の30％以上に脂肪沈着を認める状態．原因としてアルコール，生活習慣病（肥満，糖尿病，高脂血症），薬剤，栄養障害などがある．非アルコール性のなかでは肥満がとくに問題であり，BMI 25以上では約50％に脂肪肝が認められる．肝細胞の脂肪沈着は可逆性であるが，脂肪肝が原因で肝臓内に炎症細胞が浸潤した場合，線維化が進展することがあり，肝硬変に移行した場合は不可逆的になる．

前項のアルコール性肝障害の基準を満たすような過剰飲酒がないにもかかわらず，脂肪肝から脂肪性肝炎，肝硬変へ移行する病態は**非アルコール性脂肪肝炎（NASH）**と呼ばれており，非ウイルス性の肝硬変の原因疾患として注目されている．

BMI：body mass index

NASH：nonalcoholic steatohepatitis

疫学

日本では検診受診者を対象とした調査で約30％に**非アルコール性脂肪性肝疾患（NAFLD）**がみられ増加傾向である．

NASHの頻度は2016年で約66万人であり同様に増加していくと予測されている[2]．男性に多く，男性は中年層，女性は高齢層ほど多い傾向にある．肥満者，メタボリックシンドローム患者の増加に伴って有病率は増加している．

NAFLD：nonalcoholic fatty liver disease

発症機序

発症の最も重要な因子は肥満であり，インスリン抵抗性の増悪，2型糖尿病，脂質異常症，高血圧などが背景にあることが多い．年齢や遺伝的素因（*PNPLA3*遺伝子多型など）も関与する．酸化ストレス，インスリン抵抗性，脂肪組織由来のアディポサイトカインの分泌異常，腸管由来のエンドトキシ

> **コラム**
>
> ### NAFLD と NASH の名称変更
>
> alcoholic や fatty などは不適切用語とみなされるため，欧州，米国，ラテンアメリカの肝臓関連の学会では脂肪性肝疾患の病名を変更している．
> それに合わせて，日本の消化器病関連学会でも NAFLD を代謝機能障害関連脂肪性肝疾患（metabolic dysfunction associated steatotic liver disease：MASLD），NASH を代謝機能障害関連脂肪肝炎（metabolic dysfunction associated steatohepatitis：MASH）へ変更する予定となっている．

ンなど肝の脂肪化と炎症・線維化進展に関与するさまざまな要因が並行して肝臓に作用してNASHを発症すると考えられている（multiple parallel hits hypothesis）．そのほかに酸化ストレスや腸内細菌の影響なども考えられているが，まだ明らかになっていないことも多い．

症状

無症状でありとくにない．肝硬変に進展すればその症状が出現する．

B 診断

どのような症状から疑われるか

肥満，脂質異常症，高血圧，糖尿病患者において肝酵素異常を認める場合は，脂肪肝を疑って腹部超音波検査を検討する．また，脂肪性肝炎の有無に関しては肝線維化と血小板値が相関するため，血小板数の減少（20万/μL未満）を伴う脂肪肝が存在する場合には肝生検も検討される．

診断の進め方・確定診断の方法

健康診断，人間ドックなどで脂肪肝が判明した場合や肥満，糖尿病，脂質異常症，高血圧などで通院中に肝酵素の上昇や腹部超音波検査で異常を指摘された場合に年齢やBMI，糖尿病の既往の有無，AST値，ALT値，アルブミン値などからスコアリングシステム（FIB-4 Index，NAFLD fibrosis score）を計算したり，線維化マーカー（ヒアルロン酸，Ⅳ型コラーゲン7S，M2BPGiなど）を測定して肝臓の線維化の可能性を評価する．線維化の可能性がある場合は消化器内科にコンサルトし，肝生検が検討される（**図Ⅲ-3-4**）．肝生検にてとくに肝細胞の脂肪化と炎症を伴う風船様変性*や線維化が認められた場合にはNASHと診断される．

重症度分類

NASHの重症度は活動性と線維化の程度で分類される．活動性は肝細胞の脂肪化の状態，風船様変性の有無，炎症の程度で，線維化の程度はその広がりで評価する［ブラント（Brunt）の分類などさまざまな分類が存在する］．

C 治療

主な治療法

脂肪肝であるうちは原因の除去，食事療法，減量，運動で改善する（**図Ⅲ-3-5**）．脂肪性肝炎に関しては，肥満があれば運動と減量（−7%）を行う．それらで効果が乏しい場合や肥満がない場合は，ビタミンEなどの抗酸化薬が有効な場合がある．糖尿病や高血圧，高脂血症などの合併症があれば，それに対する治療薬が用いられる．また，肝硬変に移行している場合は肝硬変の治療に準じる．

肝線維化スコアリングシステム

FIB-4 IndexやNAFLD fibrosis score（NFS）は，NAFLDやNASHの診断の補助のため，一般臨床検査で測定可能な複数の因子や年齢，BMIを組み合わせたスコアリングシステムである．
線維化の進行したNAFLD患者を鑑別する際に有用であり，日米欧の診断ガイドラインでも推奨されている．それぞれウェブサイトで計算可能である．
FIB-4 Index：https://www.jsh.or.jp/medical/guidelines/medicalinfo/eapharma.html
NFS：http://nafldscore.com

---

*肝細胞の風船様変性（バルーンニング）

肝細胞が脂肪を含まずに腫大している状態であり，脂肪肝にはみられないため，NASHと脂肪肝の鑑別に重要である．

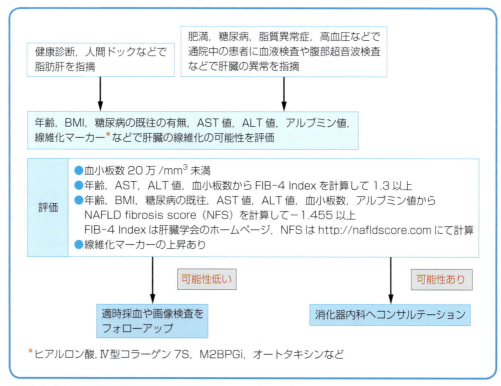

図Ⅲ-3-4　肝線維化進展例の絞り込みフローチャート
［日本消化器病学会（編）：NAFLD/NASH 診療ガイドライン 2020，改訂第 2 版，p. xx，南江堂，2020 を参考に作成］

合併症とその治療法

高血圧，高脂血症，糖尿病の合併があることが多く，それらの治療が並行して行われる．肝硬変に移行している場合には肝硬変の「合併症とその治療法」（p. 270）参照．

治療経過・予後

NAFLD では死亡率や心血管イベントのリスクが高まる[2]．それらのリスクは肝臓の線維化の進行に伴い増加するとされている．

また，肝硬変に移行していると一般的には不可逆であり有効な治療薬もないため，代償性肝硬変の場合は現状維持を目標とし，非代償性肝硬変の場合は合併症を予防することに努める．肝細胞がんの合併のリスクもあるため，定期的な画像検査も必要になる．

退院支援・患者教育

1）自己管理の支援

自覚症状がなく，体重管理，食事療法，運動療法などの自己管理が重要な疾患であるため，それらのサポートが必要である．肝硬変に進展している場合は肝硬変の「退院支援・患者教育」（p. 271）を参照．

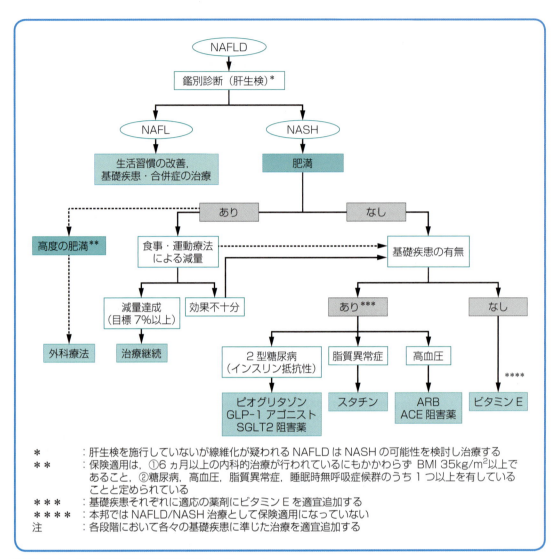

図Ⅲ-3-5　NAFLD/NASH 治療フローチャート
[日本消化器病学会・日本肝臓学会（編）：NAFLD/NASH 診療ガイドライン 2020，改訂第 2 版，p. xviii，南江堂，2020 より許諾を得て転載]

2）心理的支援と家族の支援

前述のごとく自己管理が重要な疾患であり，家族からの協力も非常に有効であるため，家族に対しても指導が必要である．

表Ⅲ-3-4　肝酵素による薬物性肝障害の病型分類

肝細胞障害型	ALT 値が正常の 2 倍より高く，ALP 値が正常値以下の場合
胆汁うっ滞型	ALT 値が正常値以下で ALP 値が正常の 2 倍より高い場合
混合型	ALT 値，ALP 値ともに正常より高い場合

［滝川　一，恩地森一，高森頼雪ほか：DDW-J 2004 ワークショップ 薬物性肝障害診断基準の提案．肝臓 46（2）：85-90，2005 より引用］

4 | 薬物性肝障害

A 病 態

薬物性肝障害とは

体質に依存する場合と，アセトアミノフェンに代表されるように，薬剤の濃度依存性に肝障害が生じる場合が存在する．さらに，体質に依存する場合はアレルギー型と，代謝の際の産物が肝毒性をもつ代謝型に分けられる．アレルギーが原因の場合には発熱，発疹，皮膚瘙痒，好酸球増多などのアレルギー所見を伴うことが多い．また，病型として ALT 値が優位に上昇する肝障害型と，ALP 値が優位に上昇する胆汁うっ滞型，両者の混合型に分けられる[3]（表Ⅲ-3-4）．すべての薬剤で生じうるが，抗菌薬，解熱鎮痛薬での発症が多いとされている．市販薬や健康食品によって生じる場合も増えてきている．服薬開始から発症までの期間はさまざまであるが，90 日以内が約 80％である．

疫 学

近年の発生数の動向の詳細な報告はないが，2008 年の日本肝臓学会による全国集計によると，男女比はやや女性に多く，発症年齢の平均は 55 歳で中高年に多いとされている．健康食品や市販薬による発症件数が増えていることが報告されている[4]．

発症機序

機序は，特異体質性と中毒性に分けられる．特異体質性は，さらにアレルギー機序によるものと肝で代謝の際に肝毒性産物が生じることによるもの（代謝特異体質性機序）に分けられる．中毒性の代表はアセトアミノフェンであり，用量依存性に肝障害を発症する．アセトアミノフェンは感冒薬などにもよく使用されており留意する必要がある．

症 状

アレルギー性の場合は皮膚瘙痒感，皮疹，発熱など．無症状のこともある．

B 診断

どのような症状から疑われるか

まず肝障害の原因検索を行い，薬剤服用歴がありほかの肝疾患の原因が否定された場合に，薬物性肝障害を疑う．医療面接の際には，市販薬や健康食品などは薬として患者が自覚していない場合があるため，病院で処方されている以外の薬品の服薬歴や，健康食品の摂取の有無に関しても，しっかり聴取することが重要である．

診断の進め方・確定診断の方法

DLST：drug-induced
lymphocyte stimulation
test

薬剤リンパ球幼若化刺激試験（DLST）があるが，陽性率は40％程度であり，確定診断には利用できない．偶然の再投与で肝障害が再度みられる場合を除いては，確定診断の方法はない．疑わしい薬（被疑薬）の投与から発症までの期間，経過，投与中止後のデータ，飲酒や妊娠の有無，薬物以外の原因の除去，過去の肝障害の有無，好酸球増多の有無，DLSTの結果，および偶然の再投与があった場合の反応などをスコア化して診断するスコアリングシステムは存在しており，診断に有用な場合がある（DDW-J 2004 薬剤性肝障害ワークショップのスコアリング）．

> **チャレンジテスト**
>
> 診断目的で疑わしい薬を投与することをチャレンジテストというが，薬剤性肝障害に対するチャレンジテストは，さらにひどい肝障害を生じる可能性があるため，倫理的に行うべきではないとされている．

C 治療

主な治療法

原則は被疑薬の速やかな中止．肝障害に関しては通常の急性肝炎の治療に準じる．肝酵素の上昇が著明な場合は入院管理が望ましい．中等度以上の肝障害の場合はグリチルリチン製剤やウルソデオキシコール酸の内服が行われる場合がある．黄疸遷延症例や重症例には副腎皮質ステロイドを使用する．アセトアミノフェンが原因の場合には，服薬直後であれば胃洗浄，10時間以内であればアセチルシステインを投与する．

臨床で役立つ知識　アセトアミノフェン中毒

アセトアミノフェンを大量服薬した場合には数時間以内に胃腸炎，1~3日後に肝障害を生じる．1回もしくは1日の服薬量が10 g以上，または200 mg/kg以上のときには発症が推定される．致死的な肝障害を生じることがあり，アルコール同時接取の場合は肝障害が悪化する傾向にある．感冒薬によく含まれている成分であり，注意が必要である．

3 肝疾患 239

> **臨床で役立つ知識**
>
> **免疫チェックポイント阻害薬投与後の肝障害**
>
> 免疫チェックポイント阻害薬投与時に自己免疫現象に類似した炎症反応（免疫関連有害事象：irAE）による肝障害が出現することがある．その場合は投与中止または短期間の副腎皮質ステロイドにより改善するため，鑑別のために肝生検が必要になることが多い．肝組織では CD8 陽性細胞が増加しているなどの特徴がみられる．

irAE：immune-related adverse events

合併症とその治療法

劇症化を生じた場合は劇症肝炎に準じた治療を行う．薬物性肝障害を契機に自己免疫性肝炎を発症する場合があり，その際には副腎皮質ステロイドが使用される場合がある．

治療経過・予後

大部分は薬剤の中止で改善するが，劇症化した場合は致死率が高くなる．

退院支援・患者教育

くり返す服薬でさらに重篤な肝障害を生じる場合があり，被疑薬が判明すれば，次は服用しないように患者に指導する必要がある．

5 | 自己免疫性肝疾患

自己免疫性肝疾患とは，自己免疫の機序で肝障害を生じている疾患群である．主に肝細胞が障害を受ける自己免疫性肝炎と，肝内の胆管細胞に障害を認める原発性胆汁性胆管炎，肝外の胆管まで炎症をきたす原発性硬化性胆管炎がある．これらの疾患は単独で発症するだけではなく，発症時に，もしくは時期を前後してそれぞれの特徴を同時にもつことがある（**図Ⅲ-3-6**）．また，ほかの自己免疫疾患を合併していることも多い．

5-1 | 自己免疫性肝炎

A 病態

自己免疫性肝炎とは

自己免疫機序で肝細胞が障害されると考えられている，慢性に経過する肝炎であり，**中年女性**に好発する．血中自己抗体（**抗核抗体**，抗平滑筋抗体など）が陽性となり，**血清γグロブリン**が上昇するのが特徴である．遺伝的要因も考えられており，日本では HLA-DR4 が陽性の患者が多い（約60％）．ウイルス感染やミノサイクリンやスタチン製剤などの薬剤投与が引き金にな

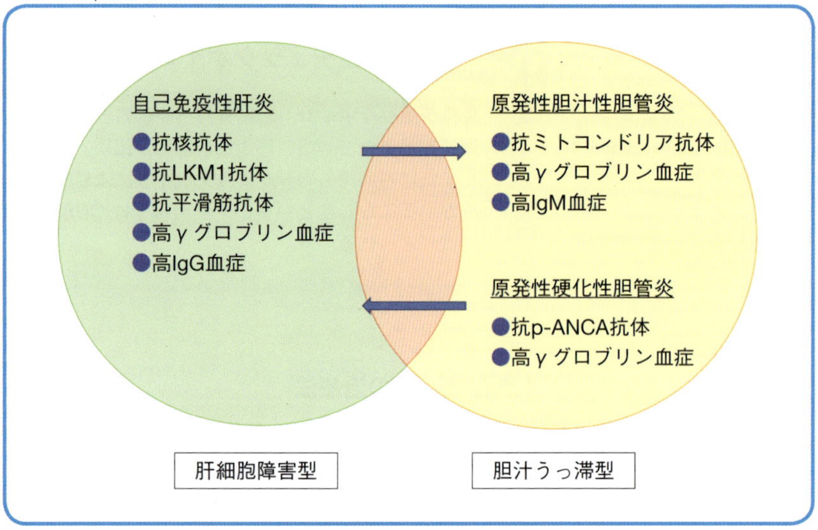

図Ⅲ-3-6 自己免疫性肝疾患の病態

自己免疫性肝炎
- 抗核抗体
- 抗LKM1抗体
- 抗平滑筋抗体
- 高γグロブリン血症
- 高IgG血症

原発性胆汁性胆管炎
- 抗ミトコンドリア抗体
- 高γグロブリン血症
- 高IgM血症

原発性硬化性胆管炎
- 抗p-ANCA抗体
- 高γグロブリン血症

肝細胞障害型　　　　胆汁うっ滞型

り発症することもある．C型肝炎ウイルスの持続感染と合併している例もみられる．ほかの自己免疫疾患を合併していることも多い．

疫学

発症は50〜70歳代に多く，男女比は1対4.3で女性に多いが，男性患者が増加している．関節リウマチ，慢性甲状腺炎，シェーグレン（Sjögren）症候群などを合併することがあり，自己免疫疾患の素因をもつ場合に発症しやすいと考えられている．推定患者数は約3万人，今後も診断される患者数は増加すると考えられている[5]．

発症機序

まだ不明なところが多いが，自己免疫が発症に関与していると考えられている．肝臓内に浸潤しているリンパ球はT細胞が優位であり，肝細胞に対する自己免疫機序が何らかの原因で発生し，それを抑える免疫制御機能の異常によるものと考えられている．ウイルス感染や薬剤服用，妊娠・出産などが契機になり発症する場合もある．

症状

特徴的な自覚症状はない．急性発症する場合があり，その際は急性肝炎の症状が出る場合がある．肝硬変をきたしていればその症状が出る．

B 診断

どのような症状から疑われるか

特徴的な自覚症状はないため，健診で肝障害が疑われ，精査にてウイルス

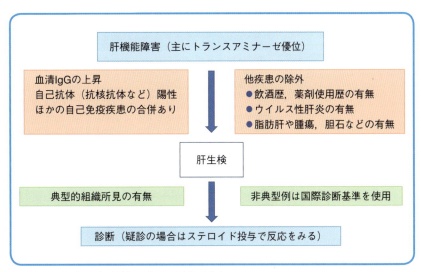

図Ⅲ-3-7 自己免疫性肝炎の診断の流れ

やほかの肝障害は否定的で，自己抗体（抗核抗体など）が陽性，血清γグロブリン値（IgG）が高値の場合に本疾患が疑われる．とくに，中年女性の場合は本疾患の可能性が高くなる．

診断の進め方・確定診断の方法

　本疾患が疑われた場合は，通常は肝生検で最終診断を行う．肝生検組織において interface hepatitis や形質細胞浸潤，肝細胞のロゼット形成などは典型的な組織所見である．しかし，肝生検で非典型的所見の場合や，肝生検ができない場合には，国際診断基準に基づくスコアリングを行い，疑診以上の場合はステロイドを導入し，その反応で確定診断される．診断のためのフローチャートを図Ⅲ-3-7 に示す．

> **もう少しくわしく　自己免疫性肝炎の国際診断基準**
>
> 原因不明の肝障害で典型的な自己免疫性肝炎の特徴を示さない場合がある．さまざまな項目を総合して診断するためのスコアリングシステムが国際診断基準として存在する．これは性別，ALT 優位の肝障害の有無，免疫グロブリン値，抗核抗体などの自己抗体の有無，肝炎ウイルスマーカーの有無，薬物投与歴や飲酒歴の有無，HLA，ほかの自己免疫疾患の有無と組織所見からスコアを出し，10 点以上が疑診，15 点以上が確定診断となるシステムである．やや複雑なので 2008 年には簡易版も出されている．
> 簡易版は自己抗体と IgG の値，組織所見，肝炎ウイルスマーカーの有無でスコアリングする．2008 年版は肝生検が絶対に必要となるため，肝生検ができない場合は用いることができない．

表Ⅲ-3-5　自己免疫性肝炎の重症度判定

臨床所見	臨床検査所見
①肝性脳症あり	①ASTまたはALT>200 U/L
②肝萎縮あり	②総ビリルビン>5 mg/dL
	③プロトロンビン時間（PT-INR）≧1.3
重　症 次のいずれかが見られる 1．臨床所見：①または②，2．臨床検査所見：③	
中等症 臨床所見：①，②，臨床検査所見：③が見られず，臨床検査所見：①または②が見られる	
軽　症 臨床所見：①，②，臨床検査所見：①，②，③のいずれも見られない	

1. 重症と判断された場合，遅滞なく肝臓専門医のいる医療機関への紹介を考慮する．
2. 重症の場合，劇症肝炎分科会の予後予測モデル，MELDも参考にする．
3. 中等症の症例で，黄疸高度，60歳以上の高齢者の場合も専門機関への紹介を考慮する．
4. 肝萎縮はCT volumetryが測定可能な場合は，肝容積対標準肝容積比を参考にする．
5. 急性肝不全の診断は，厚生労働省「難治性の肝・胆道疾患に関する研究」班の診断基準（2011年版）を用いる．
[厚生労働省難治性疾患政策研究事業「難治性の肝・胆道疾患に関する調査研究」班：自己免疫性肝炎（AIH）診療ガイドライン（2021年），p.15，2022より引用]
MELD：model for end-stage liver disease

重症度分類

重症度の判定は**表Ⅲ-3-5**の基準を用いる．重症の場合は肝臓専門医のいる医療機関への紹介を考慮すべきである．

C　治　療

主な治療法

診断がつけば副腎皮質ステロイドが第一選択であり，初期投与量は十分量（30〜40 mg/日）から開始し，肝酵素値の改善を参考に減量していく．

合併症とその治療法

ほかの自己免疫疾患を合併している場合は，それらの治療も並行して行う．また，副腎皮質ステロイドの使用が長期間になるため，副作用（胃潰瘍などの消化管出血，不眠，糖尿病，高脂血症，骨粗鬆症など）にも注意する必要がある．

治療経過・予後

ステロイド治療の反応が良好で，肝酵素の上昇を抑えることができれば予後は良好である．急性発症し劇症肝炎にいたった場合は，肝移植以外の治療では予後不良である．慢性肝炎の状態で放置されると肝硬変に移行する．肝硬変進展例や治療抵抗性症例は予後不良であり，肝移植の適応になることが

ある．肝細胞がんの合併は少ない．

退院支援・患者教育

1）自己管理の支援

　前述したように，副腎皮質ステロイドを長期に服用する必要があるため，それらの副作用に対する指導や服薬管理が必要になる．

2）心理的支援と家族の支援

　原因が不明であり，通院とステロイドの服薬を継続しなければならないため，治療を継続できるような心理的支援，および家族の協力体制が必要である．

5-2 原発性胆汁性胆管炎（原発性胆汁性肝硬変）

A 病 態

原発性胆汁性胆管炎とは

　自己免疫性肝炎と同様，**中年女性**に好発する自己免疫性肝疾患の一種である．以前は原発性胆汁性肝硬変と呼ばれていたが，現在では大部分の患者が肝硬変に進展する前に発見されるため，2016年より原発性胆汁性胆管炎（PBC）に名称が変更された．自己免疫機序で肝臓内の細胆管が障害され，胆汁のうっ滞が生じ，放置すれば肝硬変に移行する．ALP，γGTPなどの胆道系酵素が高値となり，**免疫グロブリン（Ig）M** が上昇し，**抗ミトコンドリア抗体**が陽性になるのが特徴である．初期は無症状であるが（無症候型），皮膚瘙痒感で発症し，黄疸が出現すると消退することなく進行していく（症候型）（**表Ⅲ-3-6**）．しばしばほかの自己免疫疾患，とくにシェーグレン症候群や橋本病（慢性甲状腺炎），関節リウマチなどを合併する．

PBC：primary biliary cholangitis

疫 学

　男女比は1対4.3で女性に多いが，男性が増加してきている．女性50歳代，男性60歳代に好発する．推定患者数は約11万人であり患者数は増加している[6]．

発症機序

　肝内の小胆管が破壊され，胆汁が肝臓内にうっ滞するためにビリルビンが

表Ⅲ-3-6　原発性胆汁性胆管炎の臨床病期

無症候性PBC（a-PBC）：皮膚瘙痒感，黄疸など肝障害に基づく自覚症状を欠く（Ⅰ期）
症候性PBC（s-PBC）：
　　　　　　　　s1-PBC　皮膚瘙痒感のみを伴う（総ビリルビン値　2.0 mg/dL 未満）
　　　　　　　　　　　　　　　　　　　　　　　　　　　　　　　　　　　　　（Ⅱ期）
　　　　　　　　s2-PBC　黄疸を伴う（総ビリルビン値　2.0 mg/dL 以上）　　（Ⅲ期）

表Ⅲ-3-7　原発性胆汁性胆管炎の診断基準

次のいずれか 1 つに該当するものを PBC と診断する.
1）組織学的に CNSDC を認め，検査所見が PBC として矛盾しないもの.
2）AMA が陽性で，組織学的には CNSDC の所見を認めないが，PBC に矛盾しない（compatible）組織像を示すもの.
3）組織学的検索の機会はないが，AMA が陽性で，しかも臨床像および経過から PBC と考えられるもの.

[厚生労働省難治性疾患政策研究事業「難治性の肝・胆道疾患に関する調査研究」班：原発性胆汁性胆管炎（PBC）の診療ガイドライン（2023 年），p.10，2023 より引用]

上昇し，全身の組織にビリルビンが沈着し黄疸が生じる．肝臓内では炎症とうっ滞した胆汁により肝細胞が破壊され，肝線維化が進行する．胆管が障害される機序として，自己免疫が関与していると考えられている．遺伝の要因もあるとされている.

┃症 状

初期は無症状．放置していると胆汁うっ滞が進行し，**強いかゆみ**，**黄疸**などが出現し，肝硬変に移行すると食道静脈瘤，腹水，肝性脳症などが出現する.

B　診 断

┃どのような症状から疑われるか

特徴的な症状はかゆみであるが，初期は無症状のことも多く，健診で肝胆道系酵素の上昇を指摘され，精査にて IgM 高値や抗ミトコンドリア抗体が陽性である場合に本疾患が疑われる．とくに，中高年女性で胆道系優位の肝障害があり，甲状腺疾患を合併している場合は本疾患を強く疑う.

┃診断の進め方・確定診断の方法

本疾患が疑われれば，通常は肝生検が施行され診断される．しかし，肝生検を施行する機会がなくても，抗ミトコンドリア抗体陽性と臨床症状で診断できる（**表Ⅲ-3-7**）．組織所見では**慢性非化膿性破壊性胆管炎**（CNSDC）*が特徴像であり，進行の程度でステージ 1〜4 に分類される.

┃重症度診断

PBC の重症度は，血清ビリルビン値を PBC 用に修正したチャイルド-ピュー（Child-Pugh）分類が用いられる（**表Ⅲ-3-8**）．グレード C 以上になってくると肝移植が検討される.

*慢性非化膿性破壊性胆管炎（chronic non-suppurative destructive cholangitis：CNSDC）

原発性胆汁性胆管炎に特徴的な組織所見であり，肝臓の門脈域の周囲の小さな胆管の周囲にリンパ球が著明に浸潤し，胆管が障害されている像のこと．この胆管障害の程度（障害され胆管が消失している程度）とそれに伴う線維化の程度で進行度（ステージ）が分類される.

表Ⅲ-3-8　原発性胆汁性胆管炎の重症度分類

1) 無症候性 PBC（a-PBC）
2) 症候性 PBC（s-PBC）（PBC 用チャイルド-ピュー分類の適用）
PBC 用チャイルド-ピュー分類

スコア	1	2	3
ビリルビン（mg/dL）	1〜4	4〜10	＞10
アルブミン（g/dL）	3.5＜	2.8〜3.5	＜2.8
プロトロンビン（%） INR	70%＜ ＜1.7	40〜70% 1.7〜2.3	＜40% ＞2.3
腹　水	なし	軽度	中等度
脳　症	なし	grade 1〜2	grade 3〜4

grade A：5〜6 点，grade B：7〜9 点，grade C：10〜15 点.
［厚生労働省難治性疾患政策研究事業「難治性の肝・胆道疾患に関する調査研究」班：
原発性胆汁性胆管炎（PBC）診療ガイドライン（2023 年），p.17, 2023 より引用］

C　治療

主な治療法

　完全な治療薬はまだない．胆汁うっ滞に対してはウルソデオキシコール酸が第一選択であり，それで効果が不十分な場合はベザフィブラートが使われることがある．自己免疫性肝炎との合併例には副腎皮質ステロイドが用いられることがある．

合併症とその治療法

　ほかの自己免疫疾患を合併している場合は，それらの治療も並行して行う．また，肝硬変に移行した場合は，門脈圧亢進症を合併しやすいため，**食道静脈瘤**などの合併症に注意が必要である．そのほかに，**骨粗鬆症**や橋本病（慢性甲状腺炎）も合併しやすいため，それらの治療薬が併用されていることも多い．

治療経過・予後

　無症候型は予後良好であるが，血清ビリルビン値が 2.0 mg/dL 以上になると約 10 年，3.0 mg/dL 以上になると約 5 年，6.0 mg/dL 以上になると約 2 年以下の余命といわれている[6]．とくに s-PBC へ急速に進展するものは予後不良である．したがって，ビリルビン値が 6.0 mg/dL 以上になれば肝移植が検討される．

　肝移植例では，10 年生存率は約 80% で良好である．肝硬変例では，肝細胞がんの合併が年率 1.5% ぐらい存在するため，定期的な画像のフォローアップも必要である．

退院支援・患者教育

1）自己管理の支援

慢性疾患であり長期的な服薬管理が必要になる．また，食道静脈瘤の破裂の予防のため定期的な内視鏡検査が必要である．

2）心理的支援と家族の支援

原因不明の難治性疾患であり，長期の通院，服薬に対する心理的サポートや家族の協力が必要である．また，病状が進行すると肝移植が必要になることがあるため，ドナーの問題なども検討する必要がある．

5-3 原発性硬化性胆管炎

詳細は p.289,「コラム　原発性硬化性胆管炎」も参照．

A 病態

原発性硬化性胆管炎とは

胆管を取り巻くように生じる**タマネギの皮状の著明な線維化**（onion-skin lesion）により，肝内外の胆管に多発性に狭窄や閉塞をきたす，原因不明の慢性胆汁うっ滞性肝疾患である．胆汁うっ滞所見として，血清ビリルビン値や血清コレステロール値，胆道系酵素（ALP，γGTP など）の上昇を認める．AST，ALT の上昇は軽度である．約半数の例で，血清ビリルビン値は著明な動揺を示す．80％の症例に**抗好中球細胞質抗体**（MPO-ANCA）が認められる．高脂血症が持続する場合，皮膚黄色腫を伴うことがある．**潰瘍性大腸炎**などの炎症性腸疾患を合併することがある．また，シェーグレン症候群，橋本病（慢性甲状腺炎）などの合併も認める．

MPO-ANCA：myeloperoxidase anti-neutrophil cytoplasmic antibody

疫学

日本では欧米に比べて比較的まれである．2017 年の全国調査にて，患者総数は約 1,200 人，男性に多く，診断時の年齢は 20 歳代と 65〜70 歳代にピークがある[7]．

発症機序

病因は不明であるが，自己免疫的機序の介在が考えられている．また細菌感染，腸内細菌由来のトキシン，慢性ウイルス感染，虚血性血管障害，胆汁酸による細胞毒性なども考えられている．

症状

黄疸，瘙痒感など．胆管狭窄から胆管炎を生じれば，発熱，腹痛を生じる．また，肝硬変に進展すればその症状も出現する（p.266 参照）．

B 診断

診断の進め方

MRCP：magnetic resonance cholangiopancreatography
ERCP：endoscopic retrograde cholangiopancreatography

　通常は無症状であり，胆道系酵素の上昇と，MR 胆管膵管撮影（MRCP）や内視鏡的逆行性胆管膵管造影（ERCP）などで胆管狭窄を指摘され，胆管がんとの鑑別で本疾患が挙がってくることが多い．閉塞性黄疸で発症する場合もある．

確定診断の方法

　ラルッソ（LaRusso）らの診断基準が用いられ，ERCP または経皮的肝胆管造影による肝内，肝外胆管の特異な狭窄所見の証明が必須である．

①典型的な胆管造影所見（胆管の部位は問わない）

②臨床所見（炎症性腸疾患の既往，胆汁うっ滞），および生化学的所見（少なくとも 6 ヵ月以上持続する ALP 値の正常上限の 2〜3 倍以上の上昇）の存在

AIDS：acquired immunodeficiency syndrome

③二次性硬化性胆管炎の除外（AIDS による胆管炎，胆道系悪性腫瘍など）

　組織学的には onion-skin lesion が特徴的である．

C 治療

主な治療法

　薬物治療として，副腎皮質ステロイド，D-ペニシラミン，メトトレキサート，シクロスポリン，アザチオプリン，コルヒチン，ウルソデオキシコール酸などが試みられているが，生命予後の改善を示す成績は得られていない．

　肝外胆管の狭窄による症状が強い場合，バルーンによる内視鏡的な狭窄部拡張術やステント挿入が行われることがある．

治療経過・予後

　5 年，10 年生存率は 81.3%，69.9%であり，肝移植なしの場合は 5 年，10 年生存率はそれぞれ 77.4%，54.9%とされる[7]．肝移植のみが唯一生存期間を延長させることができる．胆管がんの合併があると予後不良である．炎症性腸疾患の合併がある場合は，大腸がんの発がんリスクも高くなる．

退院支援・患者教育

1）自己管理の支援

　慢性疾患であり胆管がんを合併することがあるため，定期的な通院，検査が受けられるようにサポートする必要がある．

2）心理的支援と家族の支援

　原因不明の難治性疾患であり，長期の通院，服薬に対する心理的サポートや家族の協力が必要である．また，病状が進行すると肝移植が必要になることがあるため，ドナーの問題なども検討する必要がある．

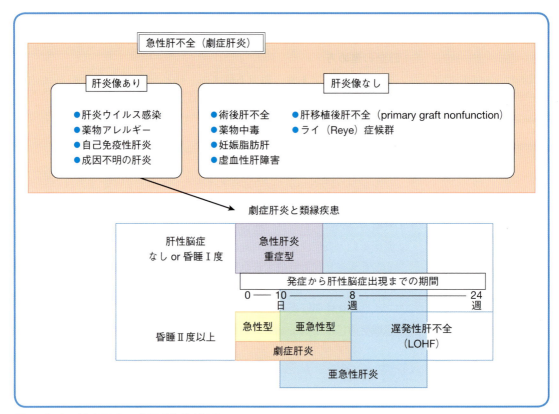

図Ⅲ-3-8 劇症肝炎の成因分類と病型
［持田 智：劇症肝炎：わが国における問題点．肝臓 50（9）：497-506, 2009 を参考に作成］

病型による分類

1 劇症肝炎, 急性肝不全

A 病態

劇症肝炎とは

　急性肝障害などで短期間に広汎に肝細胞が脱落し，急激に肝機能が低下した状態を**急性肝不全**という．ウイルス性，薬物性，自己免疫性など，肝炎が原因の場合は**劇症肝炎**と呼ばれる．発症から診断までの時期で，**急性型**（10日以内に脳症出現）と，**亜急性型**（11日以上8週間までに脳症出現）に分けられる．8週間以上経過した場合は**遅発性肝不全**（LOHF）と呼ばれ，類縁疾患として扱われている（**図Ⅲ-3-8**）．原因としてウイルス性が急性型の

LOHF：late onset hepatic failure

表Ⅲ-3-9　急性肝不全の診断基準（厚生労働省「難治性の肝・胆道疾患に関する研究」班：2015 年改訂）

INR：international normalized ratio

> 正常肝ないし肝予備能が正常と考えられる肝に肝障害が生じ，初発症状出現から 8 週以内に，高度の肝機能障害に基づいてプロトロンビン時間が 40％以下ないしは INR 値 1.5 以上を示すものを「急性肝不全」と診断する．
> 急性肝不全は肝性脳症が認められない，ないしは昏睡度が Ⅰ 度までの「非昏睡型」と，昏睡 Ⅱ 度以上の肝性脳症を呈する「昏睡型」に分類する．
> また，「昏睡型急性肝不全」は初発症状出現から昏睡 Ⅱ 度以上の肝性脳症が出現するまでの期間が 10 日以内の「急性型」と，11 日以降 56 日以内の「亜急性型」に分類する．

［厚生労働省「難治性の肝・胆道疾患に関する調査研究」班：急性肝不全（劇症肝炎）．難治性の肝・胆道疾患に関する調査研究〔http://www.hepatobiliary.jp/modules/medical/index.php?content_id=13〕（最終確認：2024 年 10 月 2 日）より引用］

45％，亜急性型の 26％を占めており，またそのなかでは B 型肝炎ウイルスが最多である．免疫抑制薬による B 型肝炎再活性化が原因の症例も報告されている．薬物性が全体の約 17％，自己免疫性が約 10％であり，成因不明が約 30％存在する．

疫学

2010〜2014 年の調査では，年間発生数は，急性型で 257 人，亜急性型 246 人，LOHF 43 人と，まれな疾患である[8]．発生数はとくに変化はないが，平均年齢が上がっている．

発症機序

肝細胞の短期間での広汎な壊死や脱落によって肝細胞の数が減少し，肝機能が低下して黄疸，腹水，肝性脳症，出血傾向を生じる．原因は，日本ではウイルス性が最も多い．

症状

特徴的な臨床症状はなく，急性期は消化器症状（悪心，嘔吐，食欲不振，心窩部不快感など），発熱，全身倦怠感などを生じる．肝機能低下が進行すると黄疸，腹水，浮腫などが生じてくる．最終的には肝性脳症や脳浮腫による意識障害を生じる．

B　診断

肝性脳症 Ⅱ 度以上と，プロトロンビン時間（PT）値が 40％以下の両者を満たした場合に診断される（**表Ⅲ-3-9**）．肝性脳症の分類は p.60，**表Ⅱ-1-2** を参照．腹部超音波や腹部 CT などの画像所見で肝萎縮を認める．

診断の進め方・確定診断の方法

発症初期は急性肝炎と症状的には変わらないため，急性肝炎患者は継時的に PT 値を測定しつつ，羽ばたき振戦などの意識状態の変化を注意深く観察する必要がある．とくに，PT 値が 40％以下に低下した場合は急性肝炎重症

表Ⅲ-3-10　劇症肝炎の肝移植適応ガイドライン：スコアリングシステム（厚生労働省「難治性の肝・胆道疾患に関する調査研究」班：2009 年）

スコア	0	1	2
発症-昏睡（日）	0〜5	6〜10	11≦
プロトロンビン（%）	20<	5<≦20	≦5
総ビリルビン（mg/dL）	<10	10≦<15	15≦
直接ビリルビン/総ビリルビン	0.7≦	0.5≦<0.7	<0.5
血小板数（万/μL）	10<	5<≦10	≦5
肝萎縮	なし	あり	

＜スコア合計点と予測死亡率＞
0 点：ほぼ 0%, 1 点：約 10%, 2〜3 点：20〜30%, 4 点：約 50%, 5 点：約 70%, 6 点以上：90%以上
［持田　智：我が国における急性肝不全の実態．日本内科学会雑誌 105（8）：1463-1471, 2016 より引用］

型と診断し，劇症肝炎の前駆病態として専門機関への移送も検討する必要がある．

C　治療

主な治療法

　成因に対する治療と肝壊死の進展を阻止するための肝庇護療法が重要であり，急性肝炎重症型の段階から速やかに治療を開始する．

　ウイルス性の場合は，B 型肝炎であれば核酸アナログ製剤，自己免疫性肝炎や薬物性肝炎では副腎皮質ステロイド薬が用いられる．副腎皮質ステロイド薬は，成因不明やウイルス性の場合でも肝庇護目的に使用されることもある．肝性脳症を発症すれば血漿交換，持続透析などが行われる．

　また，劇症肝炎の肝移植適応ガイドラインでスコアリングを行い，予後を予測し移植の適応を判断する（**表Ⅲ-3-10**）．A 型肝炎が原因などの一部のものを除くと，内科的治療による救命率が低いため，劇症化の徴候がみられれば並行して肝移植の可能性の検討と準備を行っておくほうがよい．時間的な余裕があまりないことが多いため，ドナーの意思を家族に確認するとともに，脳死肝移植の登録も並行して進める．

合併症とその治療法

　脳浮腫対策としてグリセロールや D-マンニトールの投与，感染症対策として抗菌薬などの投与が行われる．血漿交換，持続透析が必要なうえに，絶対安静であり，体内に**バスキュラーアクセスカテーテル**＊などのルートが多数入るため，集中治療室での管理が望ましい．

＊バスキュラーアクセスカテーテル
血液透析や血漿交換など，血液浄化療法のために挿入するカテーテルのこと．通常はダブルルーメンである．主に急性期に用いられることが多い．

治療経過・予後

劇症肝炎の救命率は，内科治療では急性型で44%，亜急性型で27.2%，LOHFは3.6%である[8]．肝移植例を含むと，急性型は50.2%，亜急性型は42.3%，LOHFは18.4%であり，LOHFは予後不良である[8]．また，A型肝炎によるものは，救命率は80%台と良好であるが，B型肝炎再活性化によるものは予後は非常に不良である．

退院支援・患者教育

1）自己管理の支援

肝移植以外で救命された場合は，あまり後遺症を残さないことが多い．一方，肝移植を受けた場合は生涯，免疫抑制薬の内服が必要になることを指導していく必要がある．

2）心理的支援と家族の支援

肝移植が行われれば救命率が非常に高くなる疾患であり，日本では脳死肝移植はドナーの供給が不十分であるため，生体肝移植が検討されることが多い．ドナーは親族，配偶者，子どもに限られるため，ドナー候補の問題で患者本人および家族間での心理的な葛藤が生じる可能性が高い．移植コーディネーターを含む医療チームで支援を行っていく必要がある．

2 急性肝炎

2-1 急性肝炎全般について

A 病態

急性肝炎とは

肝炎ウイルスやほかのウイルス（EBウイルス，CMV，ヘルペスウイルス），自己免疫，薬剤，アルコールなどにより肝細胞が障害されて発症する．AST，ALTが著明に高値となることが多い．

疫学

ウイルス性肝炎の項（p.226）でも記載したが，近年はA型肝炎によるものは減少しており，2014〜2022年のデータではA型約17%，B型約32%，C型約5%，E型約12%，それ以外が約34%である[9]（図Ⅲ-3-9）．

症状

発熱，全身倦怠感，黄疸，食欲不振，悪心・嘔吐など．とくに，EBウイルスなどが原因の場合，発熱，咽頭痛（扁桃腺腫大），リンパ節腫脹などが先行することもある．

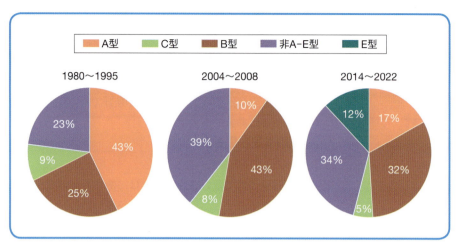

図Ⅲ-3-9　急性肝炎の原因の変遷
［国立国際医療研究センター肝炎情報センター：急性肝炎．〔https://www.kanen.ncgm.go.jp/cont/010/kyuusei.html〕（最終確認：2023 年 9 月 23 日）］

B 診断

どのような症状から疑われるか

　発熱などの感冒様症状で発症することも多い．感冒と診断されて投薬を受けても改善を認めない場合に，尿の色の赤褐色化や眼瞼結膜の黄染などがあれば急性肝炎を疑い血液検査を施行する．

診断の進め方・確定診断の方法

　診察としては，腹部診察で肝腫大や肝萎縮の有無，脾腫の有無，腹水の有無を確認する．肝萎縮や腹水を認める場合には，肝機能が低下している可能性があるため診断を急ぐ必要がある．羽ばたき振戦の有無は劇症化の指標として重要である．確定診断としては，ウイルス性が原因として最多であるため血清学的ウイルス検査が必須になる．

　そのほかに，医療面接でアルコール摂取の有無，薬剤服用歴，家族歴，鍼治療歴や輸血歴などの聴取も重要である（p.226，「ウイルス性肝炎」参照）．

C 治療

主な治療法

　劇症化を生じなければ予後は良好である．基本的にはウイルスの排除を阻害しないように肝庇護薬などは使用せず，原因の中止，安静，食事が摂れなければ補液で経過をみる．薬剤も基本的にはあまり使用しないほうがよい．一方で，PT 値が 40％未満になるなど急性肝炎重症型の経過をとるようであ

れば劇症肝炎へ移行する可能性が高くなるため，速やかに治療を開始する（p.248，「劇症肝炎，急性肝不全」参照）．

治療経過・予後

自然治癒すれば予後良好である．B型肝炎ウイルス，C型肝炎ウイルスによるものは慢性化する可能性がある．それぞれの項（p.262, p.265）を参照．

退院支援・患者教育

アルコールによるものは禁酒，薬剤が疑われる場合は被疑薬を再度服用することのないように指導が必要である．

2-2 A型急性肝炎

A 病態

A型急性肝炎とは

HAV：hepatitis A virus

A型肝炎ウイルス（HAV）感染による急性肝炎である．ウイルスは糞便中に排泄され，主に**経口感染**で伝播する．以前は季節性であり，春に**カキや魚介類の生食**での感染例が多かったが，近年は減少しているものの通年性で発生している．一般に発生は**流行性**があり，衛生状態に影響される．上下水道などの整備が整っていない発展途上国においては蔓延している．日本においては，発生が減少しているため抗体保有者も減少している一方で，輸入食品からの感染例や男性同性愛者間での流行など感染経路に変化があり，A型肝炎の再増加が懸念される．予防のためのワクチンが存在する．

疫学

1990年代には日本の急性肝炎の原因の多くを占めていたが，2000年以降は減少している．感染症発生動向調査報告によると，4年に1回ほど300例を超える報告のある年があるが，それ以外は平均して年間150〜200例未満の発生数である[9)10)]．現在は抗体保有者が50歳以上と高齢化しており，感染者が出た場合の集団発生や家族内感染に注意が必要である[10)]．

症状

潜伏期間は2〜6週間，平均4週間であり，発熱，倦怠感などの感冒様症状や食欲不振，悪心，嘔吐などの消化器症状も出現する．血清トランスアミナーゼ値が著増し，ビリルビンが上昇すると眼瞼結膜の黄疸，褐色尿，白色便などが生じる．ほかの急性肝炎よりも初期症状は強く，高熱が出現することもある．肝外合併症として急性腎不全，貧血，心筋障害などがある．

> **急性ウイルス性肝炎の経過**
>
> 平均して2〜6週の潜伏期間の後に，発熱，倦怠感，食欲不振とAST，ALTの値の著増で発症する．黄疸は少し遅れて出現する．初期にはIgM型の抗体が出現するため，それが診断に用いられる．

B 診断

どのような症状から疑われるか

「急性肝炎」の項（p.252）を参照．通常の急性肝炎よりも発熱は高めであ

り，腹部症状が強いことが多い．したがって，魚介類の生食があり，38℃以上の発熱を伴う急性肝炎の場合にA型肝炎を疑う．

診断の進め方・確定診断の方法

腹部診察から肝性脳症のチェックまでの流れは「急性肝炎」の項（p.252）を参照．血清学的ウイルス検査でIgM-HA抗体が陽性であれば診断は確定する．

C 治療

主な治療法

抗ウイルス薬は存在しない．自然に軽快し，劇症化を生じなければ予後は良好である．肝酵素の低下もほかの肝炎よりも速やかであることが多い（p.252，「急性肝炎」の項参照）．

治療経過・予後

自然治癒すれば予後良好である．高齢で感染すると重症化や劇症化するリスクが高くなる．劇症化率は約0.5％ほどといわれており，劇症肝炎のなかでは予後は良好な部類に入る[9)10)]．

退院支援・患者教育

家族内感染を予防するために手洗いを徹底するように指導する．

2-3 E型急性肝炎

A 病態

E型急性肝炎とは

HEV：hepatitis E virus

E型肝炎ウイルス（HEV）感染による急性肝炎である．以前は日本には存在せず，輸入感染症と考えられていたが，近年土着していることが確認された．A型肝炎と同様に経口感染であり，中央アジアなどでは水系感染であるが，国内発生例では感染源はブタやイノシシのレバーやシカ肉の生食などであることが明らかになっている．経過や臨床症状はA型肝炎に似ており，同様にウイルスは糞便中に排出される．

疫学

> **E型肝炎の予防対策**
> 近年，ブタレバーなどからのE型肝炎の感染が問題となっている．動物の生肉，内臓を食べる場合は，中心部まで火が通るような焼き方が望ましい（70℃，10分以上）．

もともとは中央アジアにおける流行性肝炎であるが，日本では2000年以降から感染の報告がみられ，とくに2015年以降増加してきている．感染症発生動向調査報告では2018年以降は年間400例以上発生しており，A型肝炎よりも増加している[9)]．抗体保有者は5.4％と低く，A型肝炎と同様に感染者が出た場合の集団発生や家族内感染に注意が必要である．

症状

潜伏期間は15～50日，平均6週間であり，腹痛，食欲不振，悪心，嘔吐な

どの消化器症状と血清トランスアミナーゼ値の著増がみられ，強い黄疸が出現する．

B 診断

どのような症状から疑われるか

「急性肝炎」の項（p.252）も参照．病歴聴取にてブタのレバーやイノシシ，シカ肉の生食がある急性肝炎の場合にE型肝炎を疑う．しかし，発展途上国においては水系感染が多いため，日本でも必ずしもそれらの生食がなくても鑑別疾患に挙げる必要がある．とくに近年は感染経路が不明なものも多い．

診断の進め方・確定診断の方法

腹部診察から肝性脳症のチェックまでの流れは「急性肝炎」の項（p.252）を参照．血清学的ウイルス検査でIgA-HEVまたはIgM-HEV抗体が陽性であれば診断は確定する．

C 治療

主な治療法

一般的には慢性化せず自然に治癒するが，長期にわたりウイルス血症が続く症例もまれにみられる．抗ウイルス薬は存在しない．対処方法は「急性肝炎」の項（p.252）を参照．

治療経過・予後

一般的には自然治癒するが，死亡率は1〜2％であり，A型肝炎の10倍である．中高年男性や妊婦は劇症化率が高くなることが報告されており，とくに妊婦に感染した場合は，劇症化すると死亡率は20％に達するといわれている．また，臓器移植後などの免疫抑制状態下では慢性化することもある．

退院支援・患者教育

家族内感染を予防するために手洗いを徹底するように指導する．とくに高齢者や妊婦が周囲にいる場合には注意が必要である．

2-4 EBウイルス感染症

A 病態

EBウイルス感染症とは

EBウイルスは，全身，とくに白血球に感染するウイルスであり，扁桃腺炎，肝障害，脾腫，リンパ節腫大などを生じる．伝染性単核球症と呼ばれている．ウイルスは感染者の唾液中に排出されるため，キスなどの濃厚な接触で感染する．一般的には自然軽快するが，まれに慢性化して慢性活動性EB

CAEBV：chronic active
Epstein-Barr virus
infection

ウイルス感染症（CAEBV）という病態を発症することがある．また，ペニシリン系の抗菌薬により発疹を生じることがあるため注意が必要である．

疫学

思春期以降（10歳代後半〜20歳代前半）に発症することが多い．届け出義務がなく正確な発生頻度は不明であるが，まれな疾患ではない．

症状

潜伏期間は30〜50日，発熱，咽頭痛，リンパ節腫大，全身倦怠感が主な症状であり，急激に脾腫をきたした場合には腹痛なども出現する．一般的には，発熱などの急性症状よりもやや遅れて肝障害が出現することが多い．肝障害の程度はさまざまであり，トランスアミナーゼ値が20倍以上になることもあるが，肝炎ウイルスによるものよりは軽度のことが多い．

B 診断

どのような症状から疑われるか

「急性肝炎」の項（p.252）を参照．発熱，咽頭痛，扁桃腺腫大，リンパ節腫脹などを伴う肝障害の場合に本疾患を疑う．著明な脾腫を認めれば可能性は高くなる．一般には10歳代後半〜20歳代前半の若年者に多いことも診断の一助になる．

診断の進め方・確定診断の方法

EBNA：EBV nuclear
antigen

腹部診察から肝性脳症のチェックまでの流れは「急性肝炎」の項（p.252）を参照．血清学的ウイルス検査でIgM-EBVが陽性でEBV核抗原（EBNA）抗体が陰性であれば診断は確定する．

C 治療

主な治療法

一般的には慢性化せず自然に治癒する．しかし，食欲不振が強い場合は入院して安静，補液が必要となる場合がある．まれに著明な脾腫により，脾破裂を生じることがあるため，症状が落ち着いても脾腫が存在している間は安静とする．EBV抗体価が異常に高値を認める場合や，症状の再燃をくり返す場合には，CAEBVの可能性を疑い血液内科にコンサルトする．

合併症・治療経過・予後

一般的には自然治癒するが，髄膜炎，脳炎，ギラン-バレー（Guillain-Barré）症候群などの中枢神経疾患や，リンパ腫などを発症することがある．巨大脾腫を生じた場合には破裂することもある．

退院支援・患者教育

肝酵素上昇が著明な場合や倦怠感などの症状が強い場合は入院安静が望ま

しいが，自宅で療養する場合には過労を避けて安静にするように指導する．
症状が軽快しても，脾腫が残っている間は激しい運動は控えるように指導する．

3 慢性肝炎

3-1 慢性肝炎全般について

A 病態

慢性肝炎とは

AST，ALT などの肝酵素の異常が 6 ヵ月以上続いた状態．炎症と修復をくり返すことにより，肝実質内に線維化が進展し，放置すれば肝硬変にいたる．現在のところは大部分がウイルス性（C 型肝炎ウイルス 60～70%，B 型肝炎ウイルス 15～20%）であり，そのほかの原因として，アルコール，自己免疫性肝疾患，脂肪性肝炎などがある．C 型肝炎ウイルスに対する抗ウイルス治療が進歩したため，今後は非ウイルス性の割合が増加してくると考えられている．

疫学

ウイルス性の慢性肝炎は，B 型肝炎ウイルスが約 7 万人，C 型肝炎ウイルスによるものが約 37 万人，合わせて約 44 万人存在すると考えられている．C 型肝炎患者は半数以上が 65 歳以上と高齢化してきている[11]．

発症機序

ウイルス感染などによる免疫応答にて肝細胞が慢性的に破壊されることにより，肝内の星細胞が刺激を受け筋線維芽細胞へ変化し，線維化を生じる．線維化が進展し，肝臓の正常構築が破壊され非可逆的になった状態を肝硬変という．

症状

通常は無症状．

B 診断

どのような症状から疑われるか

症状はないため，健診などで肝酵素の異常を指摘されて判明する．

診断の進め方・確定診断の方法

肝酵素の異常をきっかけに腹部超音波検査などの画像検査で慢性肝炎が疑われる，もしくは血小板数が肝線維化に比例するため，血小板数の低下によ

表Ⅲ-3-11　慢性肝炎の肝組織診断基準（新犬山分類より）

線維化の程度	炎症所見の程度
F0：線維化なし	A0：壊死や炎症の所見なし
F1：門脈域に線維化を認める	A1：軽度
F2：線維化で門脈域間がつながっている	A2：中等度
F3：さらに肝小葉のひずみまで伴う	A3：高度
F4：肝硬変	

り疑われる．最近は非侵襲的な線維化測定法として，**エラストグラフィ**や**フィブロスキャン*** などが登場している．最終的には肝生検で線維化が確認されれば確定診断となる．

重症度分類

　慢性肝炎の肝組織診断基準：新犬山分類で，線維化の程度は F0〜F4 に，炎症の程度は A0〜A3 に分類されている（**表Ⅲ-3-11**）．

> ***エラストグラフィ/フィブロスキャン**
>
> エラストグラフィ（超音波組織弾性映像法）とは，組織の硬さをリアルタイムで画像化する技術．フィブロスキャンは，肝臓の硬さを非侵襲的に計測し，定性的に評価できる機器のことである．

C　治　療

主な治療法

　原因によって異なる．ウイルス性肝炎，アルコール性肝障害，脂肪性肝炎，自己免疫性肝疾患，それぞれの項（p. 229，p. 231，p. 234，p. 242）を参照．

合併症とその治療法

　慢性肝炎の状態でも肝細胞がんを合併することがあり，肝細胞がんのリスク群として定期的な画像検査が必要である．

治療経過・予後

　肝硬変に進展しなければ予後はそれほど悪くない．ウイルス性肝炎に関しては，抗ウイルス治療で進展を止めることができる．自己免疫性肝疾患は，副腎皮質ステロイドもしくはウルソデオキシコール酸で肝酵素を基準範囲内に保つことができれば進展を遅らせることができる．アルコールの場合は禁酒，脂肪性肝炎の場合はダイエット，運動療法が有効である．

退院支援・患者教育

　C 型肝炎ウイルスに関しては，抗ウイルス薬で完全駆除が可能となっている．しかし，肝線維化まで改善するのは非常に時間がかかると考えられており，肝細胞がんのリスクも低下するがなくなるわけではない．定期的な検査，通院が必要であることを理解してもらうための患者教育が必要となってきている．

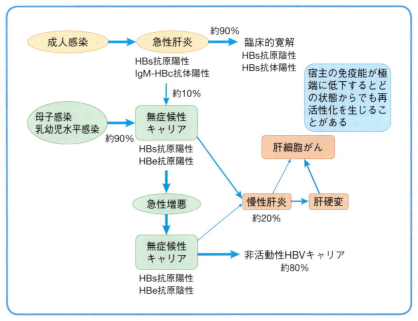

図Ⅲ-3-10　HBV感染者の自然経過
[日本肝臓学会肝炎診療ガイドライン作成委員会（編）：B型肝炎治療ガイドライン，第4版，p.2，日本肝臓学会，2022を参考に作成]

3-2 　B型肝炎

A　病態

B型肝炎とは

HBV：hepatitis B virus

B型肝炎ウイルス（HBV）は **2本鎖DNAウイルス**であり，感染すると肝細胞の核のなかに組み込まれるのが特徴である．その臨床経過は，出産時の垂直感染や乳幼児の感染と，成人になってからの水平感染で異なる（**図Ⅲ-3-10**）．HBVはAからFまでの**遺伝子型**（ジェノタイプ）が存在し，国と地域によって異なっている．日本ではジェノタイプCが最も多く，東北の一部と沖縄にはジェノタイプBが存在する．また，近年明らかになってきたことであるが，無症候性キャリアで経過中，もしくは成人の一過性感染で治癒した状態のときに，宿主の免疫能が著しく低下すると再燃してくることがある（**再活性化**）．とくにがん化学療法や免疫抑制薬，ステロイドの長期投与の際などに問題となる．

臨床経過

1) 出産時垂直感染（乳幼児の水平感染含む）

出産時など宿主の免疫が十分完成していない状態で感染すると，血中には

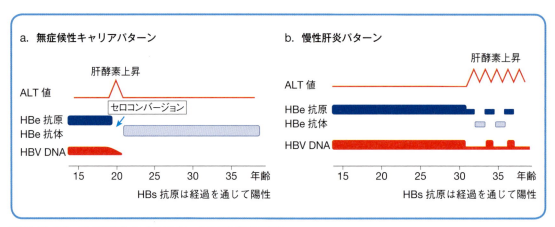

図Ⅲ-3-11　B型肝炎ウイルスキャリアの自然経過

> *セロコンバージョン
> セロコンバージョンとは，ある抗原が陰性化し，抗体が陽性化すること．とくに，B型肝炎の経過でHBe抗原が陰性化し，HBe抗体が陽性化する場合を表現する際によく使用される．

ウイルスが多量に存在するものの無症状で経過する．この状態を**無症候性キャリア**という．無症候性キャリアの間はHBs抗原，HBe抗原，HBV DNA（ウイルス量）は高値である．そして大部分のキャリア患者は10歳代後半から20歳代で免疫が反応し，一過性の肝障害を生じてHBe抗原の陰性化とHBe抗体の陽性化（**セロコンバージョン***），ウイルス量の減少が生じ，再度無症候性キャリア状態に戻って一生を終える（無症候性キャリアパターン）（**図Ⅲ-3-11a**）．一方，一部のキャリア患者は免疫反応の作動が30歳代以降に遅れ，HBe抗原消失とHBe抗体出現の過程がスムーズにいかず，肝障害が遷延化して慢性肝炎，肝硬変に移行する（慢性肝炎パターン）（**図Ⅲ-3-11b**）．それらの患者はウイルス量の減少も十分ではなく，慢性肝炎，肝硬変へと進展するにつれて肝細胞がんの発症のリスクが高まる．一方，無症候性キャリア状態であっても，頻度は少ないが肝細胞がんの出現がみられる．

2) 成人になってからの水平感染

成人になってから感染した場合は急性肝炎を生じる．HBVによる急性肝炎は劇症化率が高めであり経過に注意する必要があるが，一般的にはほかの急性肝炎同様に安静にて自然軽快する．しかし，約10％は慢性化するといわれており，その際には抗ウイルス治療が必要になることがある（**図Ⅲ-3-10**）．また，急性肝炎後に治癒した場合も肝炎ウイルスのDNAは肝細胞内に残っており，免疫抑制薬などの投与の際に再活性化を生じて急性転化や劇症化を生じることがあるため注意が必要である．

3) 再活性化

HBVキャリアが無症候性キャリアパターンで落ち着いている状態のとき，もしくは成人の一過性感染で治癒した状態のときに強力な免疫抑制治療を受けると，再びHBVが増殖しはじめて肝炎を発症することがある．再活性化

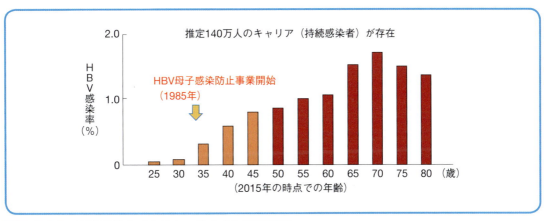

図Ⅲ-3-12　B型肝炎ウイルスキャリアの年齢別頻度
[出典：日本赤十字血液センター　1995〜2000年の初回供血者（3,485,648人）のデータ]

から肝炎を生じると劇症化する可能性が高く，劇症化すると致命的となるため注意が必要である．

疫学

日本では，以前は母子感染による垂直感染が最多であったが，1986年より**母子感染予防措置**が取られるようになり，以後は出産時の垂直感染は激減している．したがって，予防措置の前後でHBVキャリアの頻度は異なる（**図Ⅲ-3-12**）．一方，B型急性肝炎に関しては，欧米由来の**ジェノタイプAのHBV**が若年層の水平感染にて広がっており，B型急性肝炎の発症数は減少していない[12]．

発症機序

HBVの肝細胞への感染による宿主の免疫応答で肝細胞が障害される．炎症と線維化のくり返しにより，肝臓の線維化が進行して肝硬変にいたる．

症状

急性肝炎として発症した場合はp.251，「急性肝炎」を参照．キャリアの場合は一般的には無症状であり，慢性肝炎，肝硬変に進展している場合はそれらの症状が出る．

B　診断

診断の進め方

肝酵素の異常があり，病歴聴取にて家族歴の存在などでB型肝炎を疑った場合，もしくは身体診察で肝腫大，脾腫，クモ状血管腫，手掌紅斑など肝疾患を疑った場合は，血清学的検査で診断する．

表Ⅲ-3-12　HBV 持続感染者における治療対象

	ALT	HBV DNA 量
慢性肝炎	≧31 U/L	≧2,000 IU/mL，≧3.3 Log IU/mL
肝硬変	—	陽性

確定診断の方法

　HBs 抗原が陽性であれば HBV に感染していると診断できる．その後に AST，ALT 値にて急性肝炎か慢性肝炎，もしくは無症候性キャリアかどうかを判断する．AST，ALT 値が異常高値であり，IgM-HBc 抗体が陽性であれば急性肝炎と診断できる．慢性肝炎もしくは無症候性キャリアの場合は，HBe 抗原，HBe 抗体を測定し，活動性の状態を判断するとともに，HBV DNA を測定してウイルス量を確認する．慢性肝炎か無症候性キャリアかの診断は血小板数や線維化マーカーなども参考になるが，最終的には肝生検が必要になることがある．

C　治療

主な治療法

　急性肝炎の場合は，基本的には抗ウイルス薬や肝庇護薬などは使用せず，安静と補液で対応する．劇症化するリスクがほかのウイルス性肝炎より高いため，慎重に経過を観察する．重症化や劇症化が疑われる場合には，抗ウイルス薬（**核酸アナログ製剤**）が使用される場合がある（p.100 参照）．

　慢性肝炎で肝酵素の上昇を認める場合，ウイルス量が多い場合，肝硬変へ進展している場合は，抗ウイルス療法（**核酸アナログ製剤**もしくは**インターフェロン治療**）の適応になる（**表Ⅲ-3-12**）．それ以外の場合はとくに治療薬を必要としないが，肝細胞がんのリスクがあるため経過観察は必要である．

治療経過・予後

　急性肝炎の場合，劇症化しなければ予後は良好であるが，ジェノタイプ A（欧米型）は 10% ほどが慢性化するといわれている．慢性肝炎，肝硬変の場合は，核酸アナログ製剤にて血中の HBV DNA はほぼ陰性化し，肝炎の進展は抑制され，肝細胞がんのリスクも低下する．肝細胞がんの合併がなければ予後は良好である．

退院支援・患者教育

1）自己管理の支援

　核酸アナログ製剤は，自己判断で服薬を中止すると B 型肝炎が再活性化し，劇症化して死亡する可能性がある．服薬の継続の重要性を説明し，自己管理が必要となることを指導する．

2）心理的支援と家族の支援

　B型肝炎患者は，家族への感染の心配から精神的負担を抱えていることがある．正確な情報を提供し，配偶者にはワクチン接種を勧める必要がある．

HBIG：human anti-HBs
immunoglobulin

> **臨床で役立つ知識**
>
> ## HBV 感染予防対策
>
> 現在は以下の予防薬が用いられている．
>
> **1. 抗HBsヒト免疫グロブリン（HBIG）**
> HBs抗体の濃度が高い免疫グロブリン製剤であり，体内に侵入したHBVを速やかに中和することにより，B型肝炎の発症を予防する．ただし，効果は数ヵ月しか持続しない．母親がHBVキャリアの場合の母子感染予防の際や，HBVに無防備な者がHBV患者の血液などの汚染源に曝露した場合（針刺し事故など）に用いられる．
>
> **2. HBワクチン**
> 不活化ワクチンであり，初回，1ヵ月後，6ヵ月後の3回接種することにより，HBs抗体を産生させHBV感染を予防する．長期間免疫を獲得することができる．主に以下の場合に適応となる．
> - 水平感染予防（2016年度からは0歳児すべてに定期接種化されている）
> - 母子感染予防
> - HBVキャリアの配偶者や同居者が存在している場合
> - 医師，看護師，検査技師など医療従事者
> - 消防士，救命救急士，警察官
> - HBVに無防備な者がHBV患者の血液などの汚染源に曝露した場合（HBIGと併用される）

3-3 ┃ C 型肝炎

A 病 態

C 型肝炎とは

HCV：hepatitis C virus

　C型肝炎ウイルス（HCV）は **RNAウイルス**であり，感染すると約70%が慢性化する特徴がある．初感染時に急性肝炎を生じるが，自覚症状が軽度で気づかないことも多い（**図Ⅲ-3-13**）．感染経路は血液，体液感染が主であり，母子感染のリスクは数%ほどである．以前は**輸血，血液製剤**での感染が大部分であったが，近年は事前にHCV抗体スクリーニングにて防止されている．一方，若年者のファッションピアス，刺青や麻薬使用の際の注射器の回し打ちなどが，新しい感染経路として問題になっている．慢性化すると，自覚症状はほとんどないままにゆっくり肝臓に線維化を生じ，数十年の単位で肝硬変に移行する（**図Ⅲ-3-13**）．また，肝細胞がんを発症しやすく，慢性肝炎から肝硬変への経過中に，その進行に比例して肝細胞がんの発症率が上

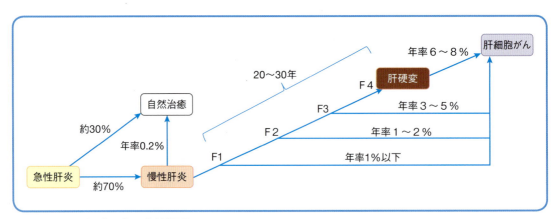

図Ⅲ-3-13　C型肝炎の自然経過
F1〜F4は新犬山分類による線維化の程度を示す．

昇していく．自覚症状がないため，健診などで発見されることがほとんどであり，逆に肝硬変や肝細胞がんを発症してから，精査にてC型肝炎感染の存在が判明することもある．

したがって，C型肝炎ウイルスに感染していることが判明すれば，現在の肝臓の状態，進行の程度を把握し，肝細胞がんの発生リスクに応じた間隔で，定期的に超音波検査や腹部造影CTなどで肝細胞がんのスクリーニングが必要である．

疫学

現在のC型肝炎患者の大部分は，HCV抗体スクリーニングが始まる以前（1992年より以前）に受けた輸血や血液製剤の投与もしくは集団予防接種が原因と考えられている．したがって，現在の日本のC型肝炎患者は150万人存在するといわれているが，半数以上が65歳以上であり，高齢者に多いことが特徴である．また，地域性もあり，西日本に多い[11]．

発症機序

HCVの肝細胞への感染による宿主の免疫応答で肝細胞が障害され，その修復過程で線維化を生じる．炎症と線維化のくり返しにより肝臓の線維化が進行し肝硬変へいたる．

症状

急性肝炎として発症した場合は「急性肝炎」の項（p.251）を参照．慢性肝炎の場合は，一般的には大部分は無症状，まれに右季肋部の鈍痛，倦怠感などが生じる．肝硬変に進展している場合はその症状が出る（p.266，「肝硬変」参照）．

B 診 断

診断の進め方

　肝障害のある患者の病歴聴取にて，過去に輸血歴，鍼治療歴，手術歴があった場合はC型肝炎を疑う．また，慢性肝炎，肝硬変の原因としてC型肝炎ウイルスが最多のため，身体診察で肝腫大，脾腫，クモ状血管腫，手掌紅斑など肝疾患を疑った場合も，C型肝炎のスクリーニングが必要になる．診断は血清学的検査で行われる．

確定診断の方法

　HCV抗体が陽性であれば，いままでにHCVに感染したと判断できる．自然治癒例も存在するため，その後にHCV RNAを測定してウイルスの存在を確認する．HCV RNAが陽性であれば，抗ウイルス治療の薬剤選択のためにHCVジェノタイプの測定が行われる．HCVのジェノタイプは1から6まで存在するが，日本では70%が1b型で，2a型が20%，2b型が10%であり，そのほかはまれである．

C 治 療

主な治療法

　急性肝炎の場合は「急性肝炎」の項（p.252）を参照．HCVは感染すると高率で慢性化するので，慢性化への移行が判明した時点で抗ウイルス療法が行われる場合が多い．

　抗ウイルス療法としてインターフェロン治療が行われていたが，2014年より直接作用型抗ウイルス薬（DAA製剤）が導入され，現在はそれが第一選択である．DAA製剤は経口剤であり副作用も軽微で治療効果も高いため，現在では肝細胞がんの存在する患者を除くすべてのC型肝炎患者に使用されている（詳細はp.101参照）．

DAA：direct acting antiviral

治療経過・予後

　急性肝炎の場合，劇症化しなければ予後は良好で，30%は自然消失する．慢性肝炎，代償性肝硬変の場合は前述のDAA製剤によって約95%の患者においてウイルスが消失する．ただし，ウイルス消失後もとくに肝線維化の進行した症例では肝細胞がんの出現のリスクが残るため，定期的な通院は必要である．

退院支援・患者教育

　DAA製剤が登場して，ほとんどの患者でウイルスを消失させることが可能になったが，ウイルス消失後も定期的な通院を促す必要がある．また，B型肝炎患者と同様に，家族への感染の不安や遠慮などを抱えている場合があり，正確な情報提供や心理面のサポートが必要な場合がある．

4 肝硬変

A 病態

肝硬変とは

　肝硬変とは，肝の慢性的な炎症が長期間続くことにより肝の線維化が進行し，正常な肝組織の構築（肝小葉）が破壊され，線維組織で囲まれた偽小葉が形成された状態である．正常構造が線維化で破壊されているため，肝臓は硬くなり，内部の門脈血流の流れに異常をきたし，類洞内圧の上昇などにより門脈圧が亢進する．また，正常な肝細胞が減少するため肝機能が低下する．しかし，肝臓は予備能力が高い臓器であるため，初期の肝硬変ではほとんど自覚症状が生じない（代償性肝硬変）．肝硬変が進行すると，本来肝臓の果たすべき働きができなくなり，黄疸，腹水，肝性脳症などの症状が現れる．この状態になると非代償性肝硬変と呼ばれ，終末期の状態である．

疫学

　日本の2018年の調査では，肝硬変の原因はHCVが48.2％，アルコールが19.9％，HBVが11.5％，非アルコール性脂肪肝炎（NASH）が6.3％の順となり，HCVが最多である（図Ⅲ-3-14）．しかしHCVに対する抗ウイルス治療が功を奏し，10年前と比べてHCVによる肝硬変の比率が減少し，アルコールやNASHによるものの比率が増加している[13]．非ウイルス性肝硬変の原因には性差があり，女性では自己免疫性肝疾患の割合が高くなる．また，食生活の欧米化などに伴い，脂肪肝由来の肝硬変（NASH）の割合が増加してきている．

NASH：nonalcoholic steatohepatitis

発症機序

　ウイルス性肝炎などによる慢性的な炎症により，肝障害と再生がくり返された結果，正常な肝細胞が減少するとともに，肝の細胞外基質の産生が亢進して線維が増生する．線維化が進展すると肝小葉は線維組織に囲まれて，偽小葉と呼ばれる結節を形成する．また，正常な類洞構造も破壊され，門脈圧の亢進，シャント，側副血行路などを形成し，腹水や肝性脳症，食道静脈瘤などを発症するようになる．

症状

　必要な肝機能が保たれている期間を代償期，肝機能がほとんど失われた期間を非代償期という．代償期では自覚症状があまりなく，全身倦怠感，易疲労感，食欲不振などの症状を認めることもあるが，特徴的な症状はない．

　非代償期になると，肝機能低下・門脈圧亢進の症状が顕著となり，上記症状の悪化に加え，低アルブミン血症などによる浮腫や腹水（p.62参照），血液凝固能の低下（出血傾向），耐糖能異常，黄疸，門脈圧亢進による食道静脈

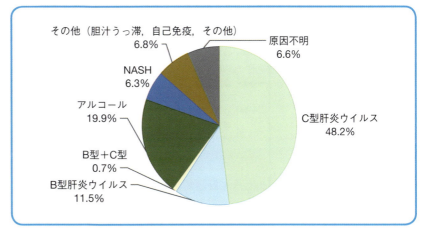

図Ⅲ-3-14　肝硬変の原因
[日本消化器病学会・日本肝臓学会（編）：肝硬変診療ガイドライン2020，改訂第3版，p.2，南江堂，2020を基に作成]

瘤（p.138参照），腹壁静脈怒張，**肝性脳症**による意識障害など，多彩な病態を呈する（図Ⅲ-3-15，表Ⅲ-3-13）．肝性脳症や食道静脈瘤の破裂は予後不良である．なお，肝硬変の病態と臨床症状のメカニズムについては，第Ⅰ章でくわしく述べている（p.34，「肝機能の障害と症状」参照）．

臨床で役立つ知識　　非代償性肝硬変患者の血糖コントロール

肝硬変では，糖代謝が損なわれているために食後に高血糖になりやすく，空腹時には低血糖になりやすい．とくに，夜間空腹時の低血糖はさらに低栄養状態を悪化させるため，就寝前に約200 kcalの補食をすることが推奨されている．また，分岐鎖アミノ酸（BCAA）製剤，BCAA高含有肝不全用経口栄養剤は，タンパクエネルギー低栄養状態を改善させ，アルブミン値の低下を防ぐことが明らかになっている．

BCAA：branched chain amino acid

B　診断

どのような症状から疑われるか

通常は無症状のことも多いが，非代償期に近づいている状態であれば，**表Ⅲ-3-13**に挙げた手掌紅斑，クモ状血管腫，女性化乳房，肝左葉腫大などの特徴的な身体所見から本疾患が疑われる．

診断の進め方・確定診断の方法

肝硬変の診断は，上記の特徴的な身体所見および家族歴，輸血歴，手術歴，

肝左葉腫大のアセスメント

肝硬変になると，肝右葉は萎縮して肝左葉が代償的に腫大する．そのため，触診で心窩部に硬い肝臓が触知できるようになる．

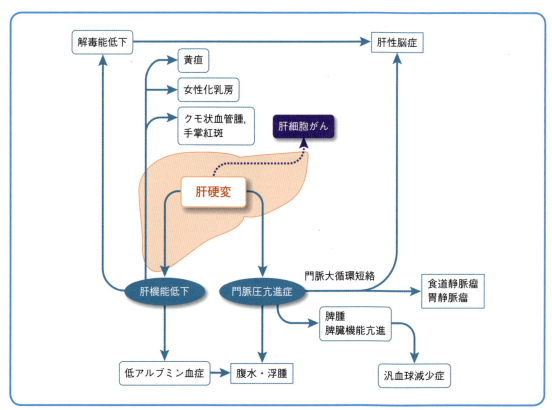

図Ⅲ-3-15　肝硬変の病態と臨床症状
［丸山千寿子，中屋　豊（編）：ビジュアル栄養療法―メカニズムからわかる治療戦略，南江堂，2012 を参考に作成］

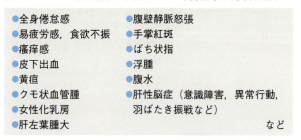

表Ⅲ-3-13　肝硬変の自覚症状・特徴的な身体所見

- 全身倦怠感
- 易疲労感，食欲不振
- 瘙痒感
- 皮下出血
- 黄疸
- クモ状血管腫
- 女性化乳房
- 肝左葉腫大
- 腹壁静脈怒張
- 手掌紅斑
- ばち状指
- 浮腫
- 腹水
- 肝性脳症（意識障害，異常行動，羽ばたき振戦など）

など

*M2BPGi
Mac2結合タンパク糖鎖修飾異性体といい，肝臓の線維化ステージの上昇に比例して高値になるため，肝線維化のマーカーとして測定される．2015年より保険適用されている．

飲酒習慣，鍼治療歴などを参考にその存在を疑い，血液生化学検査，および腹部超音波，CT（**図Ⅲ-3-16**）で絞り込む．最終的な診断は肝生検でなされるが，近年，線維化マーカーである **M2BPGi*** や FIB-4 index などの肝線維化スコアリングシステム，エラストグラフィ，フィブロスキャンなど，非侵襲的な肝線維化の測定法も標準化されてきている（p.234，側注参照）．

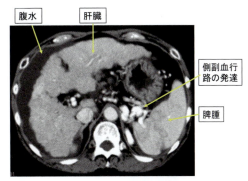

図Ⅲ-3-16 肝硬変（腹部造影CT）

表Ⅲ-3-14 チャイルド-ピュー分類

	1点	2点	3点
血清ビリルビン（mg/dL）	<2.0	2.0〜3.0	3.0>
血清アルブミン（g/dL）	3.5>	2.8〜3.5	2.8<
腹水	なし	軽度	中等度
精神神経症状（脳症）	なし	1〜2	3〜4
プロトロンビン時間（%） 国際標準比（INR）	>70 <1.7	40〜70 1.7〜2.3	<40 >2.3

グレードA：5〜6点，B：7〜9点，C：10〜15点

血清ビリルビン，血清アルブミン，腹水，精神神経症状，プロトロンビン時間の5項目について点数をつけてその合計点で肝予備能を評価する．

重症度分類

　肝硬変の代償期は，前述したように症状はあまりみられず，慢性肝炎との鑑別がむずかしいことも多い．したがって，血液検査所見と身体所見を組み合わせて重症度が評価される．肝硬変の重症度判定は，現在は主にチャイルド-ピュー（Child-Pugh）分類（**表Ⅲ-3-14**）が用いられている．グレードA：5〜6点，グレードB：7〜9点，グレードC：10〜15点の3段階に分類され，グレードCが最も重症である．

C 治療

主な治療法

1）代償性肝硬変の治療

　前述のように，肝硬変の約60%は肝炎ウイルスが原因である．ウイルス性肝硬変の場合は，肝機能が保たれているため積極的に抗ウイルス治療が行わ

れる．HBV の場合は核酸アナログ製剤が，HCV の場合は DAA 製剤が使用される．肝炎ウイルスを治療することにより，肝機能の改善と病気の進行を抑えることが可能になる．非ウイルス性肝硬変の場合は，原因を除いて進行を極力抑えることが重要である（アルコールの場合は禁酒，脂肪肝由来の場合はダイエットなど）．

2）非代償性肝硬変の治療

ウイルス性肝硬変の場合は抗ウイルス治療を行うが，それに加えて QOL を重視した治療と，合併症に対する治療が必要となる．

①栄養療法

非代償性肝硬変患者はタンパクエネルギー低栄養状態であるため，栄養療法で生存期間や QOL が改善されることが明らかになっている．栄養療法の実際は p.88 の**表Ⅱ-3-1** を参照．

②QOL 低下に対する治療

非代償性肝硬変患者は，倦怠感，易疲労感，睡眠障害，こむら返り，浮腫などの症状で QOL が損なわれている．BCAA 高含有肝不全用経口栄養剤などで低エネルギー状態を治療すれば，これらの症状は改善しやすくなることが明らかになっている．また，こむら返りに関しては，漢方薬の一種である芍薬甘草湯や，カルニチン製剤も有効である．

合併症とその治療法

肝硬変の治療を要する主な合併症として，消化管出血，肝性脳症，浮腫，腹水がある．

1）消化管出血

門脈圧亢進により形成された食道静脈瘤の破裂は致死的である．凝固因子の産生の低下や，脾腫による血小板減少などにより出血傾向であることにも注意が必要である．食道静脈瘤に対しては内視鏡的治療を行う（p.115 参照）．

2）肝性脳症（発症機序については p.60 参照）

アンモニアなどの中毒物質の除去とアミノ酸代謝異常の改善が必要であり，それらの誘因の除去と薬物療法を行う．誘因には，脱水，感染，消化管出血，タンパク質過剰摂取，鎮痛薬や利尿薬などがあり，それらに注意して管理しなければならない．薬物療法では，発症時は肝不全用アミノ酸製剤を静注し，改善後は維持療法として BCAA 高含有肝不全用経口栄養剤を投与する．高アンモニア血症に対しては，合成二糖類や抗菌薬を投与する．最近は亜鉛製剤やカルニチン製剤も脳症の治療に用いられている．

3）浮腫，腹水

安静と塩分制限が基本治療である．生活指導でも改善しない場合は薬物治療となる．抗アルドステロン作用をもつ利尿薬であるスピロノラクトン，ループ利尿薬のフロセミドを用いる．これらでも効果が不十分な場合は，バソプレシン V_2 受容体拮抗薬であるトルバプタンを用いる．それぞれ，高カリ

ウム血症, 低カリウム血症, 高ナトリウム血症の副作用があることから注意が必要である. 薬物治療が奏効しない場合には, 腹腔-静脈シャント術や腹水濾過濃縮再静注法なども行われるが, 予後改善効果のエビデンスはない.

治療経過・予後

　肝硬変患者の3大死因は, 肝細胞がん, 肝不全, 消化管出血 (食道・胃静脈瘤による) であるが, 内視鏡的治療の発達によって, 食道静脈瘤による死亡は減少している. 3年生存率は全体で87.3%であり, チャイルド-ピュー分類のグレードA (代償性肝硬変) で93.5%, グレードBで71.0%, グレードCでは30.7%と, 非代償性の場合には予後不良である[14].

　肝移植の5年生存率は70%であり, 欧米では非代償性肝硬変に対して積極的に行われている. 日本では脳死肝移植は進んでおらず, ドナーが存在する場合には生体肝移植が行われることがある.

退院支援・患者教育

1) 自己管理の支援

　腹水や浮腫, 高アンモニア血症を予防するための内服薬, 水分・塩分制限などの管理が必要となるため, 負担なく自己管理できるように援助する必要がある.

- 食後30分～1時間は安静臥床を勧める. ただし, 肥満では逆に病状を悪化させるため, 腹水のない場合は適度に運動したほうがよい. その際には, 転倒に注意が必要である.
- 飲酒は肝硬変の進展を速めるため原則として厳禁とする.
- 肝性脳症の予防のために窒素負荷を減らす必要があり, 低タンパク食とするのが基本である. また, 腸管からのアンモニアの発生を減らすために, 食物繊維の多い食品を摂取したり, 必要に応じて緩下薬や下剤などを使用したりして排便をコントロールする.
- 浮腫や腹水に対しては, 水分・塩分制限や服薬を順守するよう指導する. 衣服は身体を締め付けないものの着用を勧め安楽な体位の工夫を図る. 腹水貯留の増悪を確認するために定期的な体重測定を勧める.
- 出血傾向に対しては, 歯肉出血, 皮下出血, 痔核出血, 食道・胃静脈瘤の出血に注意し, 粘膜に刺激を与えないように, たとえば, 硬いものを食べないなどの食事の方法や歯磨きの方法などを具体的に指導する.
- 栄養障害によって易感染状態となり, 感染症に罹患すると重篤化しやすい. 日常における感染予防や予防接種を勧める.
- 肝性脳症を起こしていなくても注意力が散漫になることがあるので, 車の運転はできるだけ避ける.

食後の安静臥床

症状や病態の悪化を防ぐため, 安静臥床によって肝血流量を増やして肝細胞の再生を促進する.

塩分制限の注意点

腹水患者は原則として塩分制限を指導するが, 低ナトリウム血症を生じると逆に肝硬変の予後を悪化させるため, 過度の塩分制限には注意する必要がある.

感染予防

マスクの着用や外出後の手洗い, 肺炎球菌ワクチンやインフルエンザワクチンの予防接種など.

> **もう少しくわしく　肝硬変患者の入浴について**
>
> 肝硬変患者は，代謝の異常により末梢血管が拡張していることが多い．熱い風呂やサウナなどではそれがさらに助長され，血圧低下を生じて転倒しやすい．長時間の入浴も避けたほうが望ましい．

2）心理的支援と家族の支援

患者や家族は，病気の進行に伴う不安や肝性脳症に伴う精神症状の出現に対する不安を抱いていることがあるため，病気や起こりうる症状を適切に理解できるように説明し，とくに精神症状出現時の具体策を指導する．

現在，チャイルド−ピュー分類グレードB以上に進行した肝硬変患者は，身体障害者認定を受けることができる．そのほか，介護保険など，積極的に支援サービスの導入も検討すべきである．

5　門脈圧亢進症（特発性門脈圧亢進症を中心に）

A　病態

門脈圧亢進症とは

門脈系の血流の流れの異常などによって門脈圧が上昇した状態であり，原因としては肝硬変が最も多い．原因が不明の場合には特発性門脈圧亢進症と呼ばれる．門脈系の側副血行路（**図Ⅲ-3-17**）が発達し，食道静脈瘤や脾腫，腹水を合併することが多い．また，大きな側副血行路が生じた場合には，高アンモニア血症をきたし，肝性脳症を生じる場合がある．

疫学

肝硬変の場合はその項（p.266）を参照．特発性門脈圧亢進症はまれな疾患で，厚労省より特定疾患に指定されている．現在の患者数は約640〜1,070人，男女比が1対2.7で女性に多く，平均年齢は49歳と報告されている[15]．

発症機序

特発性の場合の発症機序はまだ不明である．肝内の末梢門脈血栓や自己免疫異常などが考えられている．肝硬変の場合は，門脈血流量の増加と類洞構築の破壊による門脈血管抵抗の増大が原因と考えられている．

症状

腹水，食道静脈瘤，脾腫およびそれによる貧血，白血球減少，血小板減少など．また，肝性脳症の症状が出現する場合がある．

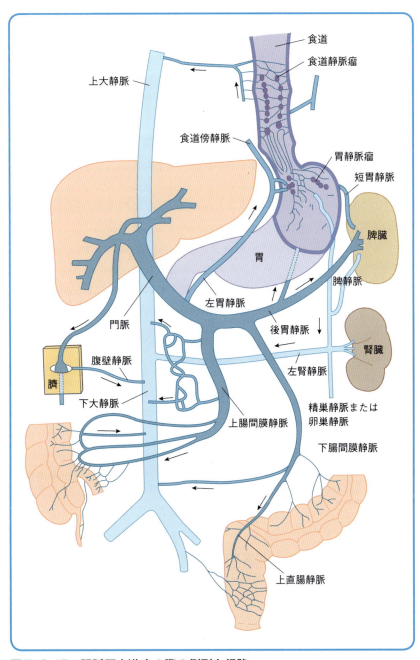

図Ⅲ-3-17　門脈圧亢進症の際の側副血行路

B 診断

どのような症状から疑われるか

腹壁静脈の怒張や脾腫，腹水などの身体症状より門脈圧亢進を疑うことができる．食道静脈瘤や肝性脳症を先に発症し，原因の精査で判明する場合もある．

診断の進め方・確定診断の方法

ほとんどが肝硬変を合併しているため，まずは画像検査にて肝硬変の有無を確認するとともに，血液検査ではウイルス性肝炎などの原因をスクリーニングする．腹部造影CTは門脈の走行の確認と側副血行路の精査に有用である．しばしば巨脾を認める．鑑別疾患としては，肝硬変，肝外門脈閉塞症，バッド-キアリ（Budd-Chiari）症候群，血液疾患，寄生虫疾患，肉芽腫性肝疾患，先天性肝線維症，ウイルス性肝炎，原発性胆汁性胆管炎であり，すべてが除外された場合には特発性門脈圧亢進症が疑われる．最終診断は一般検査所見，画像検査所見，病理検査所見の総合で診断される．

C 治療

主な治療法

根治的治療はない．合併症の治療が中心となる．食道静脈瘤の予防や出血時の治療，高アンモニア血症（脳症）があればその治療，脾機能亢進による汎血球減少に対する治療などが主なものである．汎血球減少が著明な場合は，脾摘や部分脾動脈塞栓術などが行われる場合がある．

治療経過・予後

予後は，食道静脈瘤などの出血がコントロールされれば良好．肝不全や肝細胞がんの発生はあまりない．

退院支援・患者教育

肝硬変の場合には「肝硬変」の項（p.271）を参照．

もう少しくわしく　頻出ではないが知っておくべき疾患

●バッド-キアリ症候群
下大静脈あるいは肝静脈の主幹が閉塞ないし狭窄をきたした疾患である．原因は不明であるが，狭窄は肝静脈が下大静脈に流れ込む付近に生じるため，血栓の可能性が考えられている．腹水，下肢浮腫，腹壁静脈の上行性怒張，門脈圧亢進症などを生じる．治療は，下大静脈の狭窄部位に対して血管造影下にバルーン拡張術などが行われる．

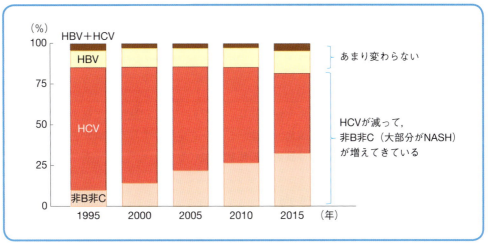

図Ⅲ-3-18 肝細胞がんの原因の推移
[日本肝臓学会（編）：肝がん白書，平成27年度，令和4年度，日本肝臓学会，2015，2022を参考に作成]

6 原発性肝がん

A 病態

原発性肝がんとは

　肝臓に発生した悪性腫瘍を原発性肝がんといい，**肝細胞がん**と**肝内胆管がん**が主であるが，とくに肝細胞がんが90％と大部分を占めている．肝細胞がんは慢性肝炎や肝硬変などを背景に発生してくるため，以前は約70％がHCV陽性であった．しかし，抗ウイルス治療の発達により，HCV由来の肝細胞がんは減少し，代わりに非ウイルス性（とくに生活習慣病由来）の肝細胞がんの割合が増加してきている（**図Ⅲ-3-18**）．肝細胞がんの特徴は，高率に再発しやすいことと，背景に肝機能の低下があるという点である．したがって，治療がくり返し行われ，肝機能が低下して非代償性肝硬変の症状を併せもつようになり，最終的にがんそのものよりも肝不全で死亡する場合も多い．

疫学

　2018年の統計で肝細胞がんの発生数は年間約38,000人，死亡者数は約25,000人であり，悪性新生物での死亡原因のなかで第5位である．しかし，近年はC型肝炎ウイルス治療の効果と治療法の発達で，両者とも2000年頃をピークに減少傾向に転じている．男女比では男性に多い[16]．

発症機序

ウイルス性肝炎などにより肝臓に慢性炎症が生じ，炎症と再生をくり返すなかで生じる異形成や遺伝子変化が原因となって肝細胞がんが発生すると考えられている．

症状

ほとんどが無症状．ただし，がんが進行して破裂すると，腫瘍濃染をきたして腹痛，貧血，ショック症状を生じる場合がある．肝硬変に合併している場合は肝硬変の症状が現れる．

B 診断

どのような症状から疑われるか

通常は無症状なので，症状からの診断はむずかしい．慢性肝炎や肝硬変などのリスク因子がわかっているため，超高リスク群（ウイルス性肝硬変），高リスク群（ウイルス性慢性肝炎，非ウイルス性肝硬変）などに対して定期的な画像検査（腹部超音波，腹部造影 CT，腹部造影 MRI など）を行い，早期に発見することを目標とする．

診断の進め方・確定診断の方法

肝細胞がんは高リスク群が明らかであるために，定期的に腹部超音波検査か造影 CT で画像検査のスクリーニングを行う．腹部造影 CT や腹部造影 MRI にて典型的な腫瘍濃染パターンが確認されれば確定診断となる．

また AFP，AFP レクチン分画，PIVKA-Ⅱ といった特異度の高い腫瘍マーカーが存在し，診断の補助に有用である．画像検査で典型的なパターンを示さない肝腫瘍に関しては，最終的に肝生検（腫瘍生検）で確定診断が行われる．

AFP：alpha fetoprotein
PIVKA-Ⅱ：protein induced by vitamin K absence or antagonist-Ⅱ

1）腹部ダイナミック造影 CT 検査

造影剤を急速静注しながら CT を撮影することによって，動脈相，門脈相，平衡相の三相で造影 CT を撮影する．肝細胞がんは動脈血流が優位であるため，動脈相で濃染し（白くなる），平衡相では周囲より早く wash out する（黒くなる）所見が得られれば，肝細胞がんと診断できる（**図Ⅲ-3-19**）．

2）EOB 造影 MRI

通常の MRI の造影剤はガドリニウムであるが，それにエトキシベンジル基（EOB）が導入されている造影剤である．ダイナミック CT と同様に撮影して，動脈相，門脈相，平衡相の評価ができるとともに，EOB が肝細胞に取り込まれるため肝細胞相の撮影もできる．肝細胞相では，肝細胞がんは周囲より黒く，境界が明瞭に描出される．

EOB：ethoxybenzyl

3）腹部超音波検査

肝細胞がんの典型的なエコーパターンとしてはモザイクエコーや外側陰影

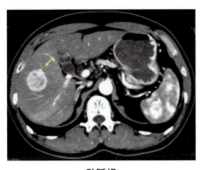 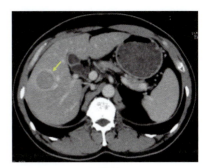

動脈相	平衡相
矢印の部分に造影剤によって濃染した（高吸収域）腫瘍を認める	平衡相では造影剤が洗い出されて周囲より低吸収域となる（wash out）

図Ⅲ-3-19　肝細胞がん（腹部ダイナミック造影CT）

などがあるが，小肝細胞がんはいろいろなパターンを取るために，超音波検査のみでの診断は困難である．したがって，腹部超音波検査でスクリーニングを行い，異常な病変がみつかれば造影CTまたはMRIで診断するという流れになる．

4）肝腫瘍生検

画像診断で典型的な肝細胞がんのパターンを示さない場合は，経皮的に腫瘍を生検する．穿刺により肝内に腫瘍を広げてしまうリスクがあるため，画像診断で典型的な肝細胞がんのパターンを示す場合には腫瘍生検は行われないことが多い．

重症度分類

肝細胞がんは腫瘍の個数，大きさ，脈管侵襲の程度でステージ分類されている（表Ⅲ-3-15）．また肝臓の機能（予備能）も重要であり，肝障害度も診断時に評価が必要となる（表Ⅲ-3-16）．

C　治　療

主な治療法

標準治療として，手術療法（図Ⅲ-3-20），経皮的に行う**ラジオ波焼灼療法**（RFA）や**経皮的エタノール注入療法**（PEIT），腹部血管造影下に行う**経皮的肝動脈化学塞栓療法**（TACE）などがある（それぞれの治療については p.119を参照）．背景の肝予備能（肝障害度またはチャイルド-ピュー分類で判定．p.269，p.278参照）とがんの個数，大きさ，脈管への侵襲の有無で治療法が決定される（図Ⅲ-3-21）．また，肝細胞がんに関しては分子標的薬と免疫チェックポイント阻害薬が保険適用されており，遠隔転位のある場合やTACEが無効な場合などには，それらが選択されている．肝内胆管がんに

RFA：radiofrequency ablation
PEIT：percutaneous ethanol injection therapy
TACE：transcatheter arterial chemoembolization

> **アテゾリズマブ，ベバシズマブ併用療法**
>
> 2019年より保険適用となった肝細胞がんの新しい治療法である．免疫チェックポイント阻害薬のアテゾリズマブと抗VEGF抗体であるベバシズマブを併用する．遠隔転移のある場合や，TACEなどの治療に反応しない場合に第一選択となっている．

VEGF：vascular endothelial growth factor，血管内皮細胞増殖因子

表Ⅲ-3-15　肝細胞がんのステージ分類

因子＼ステージ	T因子	N因子	M因子
ステージ I	T1	N0	M0
ステージ II	T2	N0	M0
ステージ III	T3	N0	M0
ステージ ⅣA	T4 Any T	N0 N1	M0 M0
ステージ ⅣB	Any T	N0, N1	M1

■T因子

	T1	T2	T3	T4
①腫瘍個数　単発 ②腫瘍径2cm以下 ③脈管侵襲なし 　（Vp_0, Vv_0, B_0）	①②③すべて合致	2項目合致	1項目合致	すべて合致せず

■N因子
　N0：リンパ節転移を認めない　N1：リンパ節転移を認める
■M因子
　M0：遠隔転移を認めない　M1：遠隔転移を認める

［日本肝癌研究会（編）：臨床・病理　原発性肝癌取扱い規約，第6版補訂版，p.26，金原出版，2019より許諾を得て転載］

表Ⅲ-3-16　肝障害度

項目＼肝障害度	A	B	C
腹水	ない	治療効果あり	治療効果少ない
血清ビリルビン値（mg/dL）	2.0未満	2.0〜3.0	3.0超
血清アルブミン値（g/dL）	3.5超	3.0〜3.5	3.0未満
ICG試験*15分値（%）	15未満	15〜40	40超
プロトロンビン活性値（%）	80超	50〜80	50未満

［日本肝癌研究会（編）：臨床・病理　原発性肝癌取扱い規約，第6版補訂版，p.15，金原出版，2019より許諾を得て改変し掲載］

ICG：indocyanine green

*ICG（インドシアニングリーン）試験：ICG試薬（色素）を注射して15分後に採血を行い，15分間でどれぐらい肝臓で解毒処理ができるかを調べる試験である．数値が高いほど，たくさん残っているということになり，肝機能が悪いことを示している．

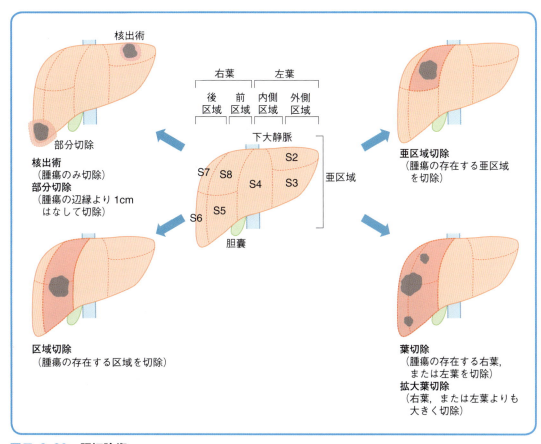

図Ⅲ-3-20　肝切除術

関しては手術，それが不可能な場合には全身化学療法が選択される．

合併症とその治療法

　肝細胞がんは無症状のことが多く比較的遠隔転移も少ない．しかし，破裂した場合は腹痛，貧血，ショックなどを生じ，緊急でカテーテル治療を行い肝動脈塞栓術が必要になる場合がある．また高率に再発をくり返すため，肝機能が低下していき，肝機能低下による症状（黄疸，腹水，肝性脳症など）もみられてくることがある．

治療経過・予後

　前述のように，高率に再発するため，治療のくり返しによる経過中の肝機能の低下が避けられない．したがって，予後は肝機能がどれだけ保てるかに左右されることが多い．抗ウイルス治療の発達で治療後の再発を減らすことができてきているが，5年生存率はステージ1で63.0％，ステージ2で45.2％，ステージ3で16.0％，ステージ4では4.4％であり，肝細胞がん全体では45.1％とまだ50％未満である[17]．

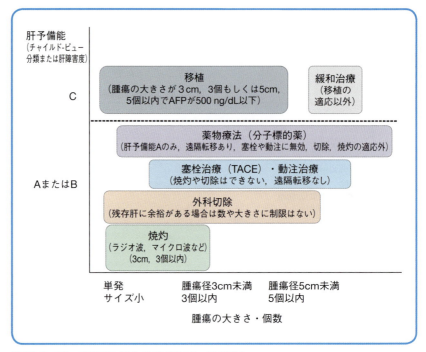

図Ⅲ-3-21　肝細胞がんの治療アルゴリズム
［日本肝臓学会（編）：肝癌診療ガイドライン2021年版，p.75，76，金原出版，2021を基に筆者作成］

退院支援・患者教育

1）自己管理の支援
　肝硬変が背景に存在する場合が多く，基本的には「肝硬変」の項（p.271）参照．

2）心理的支援と家族の支援
　RFAやカテーテル治療は非侵襲的であるが，肝細胞がんは高率に再発をくり返す疾患であり，これらの治療をくり返すことによる精神的な負担を緩和できるよう支援する必要がある．また，無症状であることから治療の必要性が理解できない場合もあり，患者側に立った目線で対応する必要がある．

7　肝膿瘍

A　病態

肝膿瘍とは
　感染にて肝臓内に膿瘍（膿）が形成された状態．**細菌性**と**アメーバ性**に分

けられる．細菌性としては大腸菌，クレブシエラ菌などが多く，アメーバ性は赤痢アメーバの上行感染で生じる．

発症機序

腸内細菌やアメーバが胆管を経由して肝臓に逆行性感染を生じる．胆石症や急性胆嚢炎，胆管炎に併発することも多い．また，経門脈性感染も生じる．免疫力の低下している場合に生じやすい．

症状

発熱，悪寒，腹痛（右季肋部痛）など．

B 診断

どのような症状から疑われるか

症状は一般的な感染症の症状であり，症状から疑って診断することは困難である．炎症反応や白血球が高値であることより感染症の病巣（フォーカス）が精査され，腹部の画像診断で肝臓に異常陰影を指摘されることから診断にいたる．ただし，アメーバ性の場合は男性同性愛者に多いため，該当する場合は疑って診断することも可能である．

診断の進め方・確定診断の方法

確定診断は，腹部造影 CT などで境界不明瞭で，周囲がやや濃染される異常陰影を肝内に認め，穿刺にて膿が吸引されれば診断される．起因菌はその穿刺吸引液を培養検査に出すことで判明する．アメーバの場合は培養ではなく直接検鏡で診断できる．

C 治療

主な治療法

膿瘍の経皮的ドレナージと，抗菌薬投与が行われる．アメーバの場合は抗アメーバ薬（メトロニダゾール）を投与する．

合併症とその治療法

胆管と交通している場合があり，ERCP などの胆道系検査が必要となる場合がある．

治療経過・予後

以前は死亡率が高く予後不良であったが，画像診断の進捗と強力な抗菌薬の登場にて予後は改善している．しかし，敗血症などを生じる場合があり，治療が遅れれば予後が不良になる場合がある．

●引用文献

1) 日本肝臓学会（編）：アルコール性肝障害（アルコール関連肝疾患）診療ガイド 2022，文光堂，2022

2) 日本消化器病学会（編）：NAFLD/NASH 診療ガイドライン 2020，p.2, 4，南江堂，2014

3) 滝川　一，恩地森一，高森頼雪ほか：DDW-J 2004 ワークショップ 薬物性肝障害診断基準の提案．肝臓 **46**（2）：85-90，2005

4) 滝川　一：薬物性肝障害の診断と治療．日内会誌 **104**（5）：991-991，2015

5) 厚生労働省難治性疾患政策研究事業「難治性の肝・胆道疾患に関する調査研究」班：自己免疫性肝炎（AIH）診療ガイドライン（2020 年），2020

6) 厚生労働省難治性疾患克服研究事業「難治性の肝・胆道疾患に関する調査研究」班：原発性胆汁性胆管炎（PBC）診療ガイドライン（2023 年），2023

7) 伊佐山浩通，田中　篤，田妻　進：原発性硬化性胆管炎ガイドラインについて．日消誌 **116**：631-638，2019

8) 持田　智：わが国における急性肝不全の実態．日本内科学会雑誌 **105**（8）：1463-1471，2016

9) 国立国際医療研究センター肝炎情報センター：急性肝炎，〔https://www.kanen.ncgm.go.jp/cont/010/kyuusei.html〕（最終確認：2023 年 9 月 23 日）

10) 井上　淳，正宗　淳：A 型，E 型肝炎の日本における現況と課題．日本内科学会雑誌 **109**（7）：1439-1444，2020

11) 厚生労働省：第 1 回肝炎対策推進協議会，資料 4-1 肝炎総合対策の推進について；全体版，〔https://www.mhlw.go.jp/shingi/2010/06/dl/s0617-8i.pdf〕（最終確認：2024 年 10 月 23 日）

12) 田中靖人，溝上雅史：わが国における B 型急性肝炎の現状．LASR **27**（9）：219-221，2006

13) 日本消化器病学会，日本肝臓学会（編）：肝硬変診療ガイドライン 2020，改訂第 3 版，p.2-3，南江堂，2020

14) 厚生労働科学研究費補助金 分担研究報告書：肝硬変患者の生命予後の検討，2015，〔https://mhlw-grants.niph.go.jp/system/files/2014/143111/201419015A_upload/201419015A0004.pdf〕（最終確認：2024 年 10 月 23 日）

15) 厚生労働科学研究費補助金「難治性の肝・胆道疾患に関する調査研究」班：門脈血行異常症ガイドライン 2018 年改訂版，〔http://www.hepatobiliary.jp/uploads/files/★門脈血行異常症ガイドライン大改訂版 %281%29.pdf〕（最終確認：2024 年 10 月 23 日）

16) 日本肝臓学会（編）：肝がん白書　令和 4 年度，日本肝臓学会，2022

17) 国立がん研究センター：がん統計 肝がん，〔https://hbcr-survival.ganjoho.jp/graph?year＝2014-2015 ＆ elapsed＝5 ＆ type＝c05#h-title〕（最終確認：2023 年 9 月 2 日）

4 胆・膵疾患 283

4 胆・膵疾患

1 胆石症

A 病態

胆石症とは

　胆汁の排泄経路である胆道に胆汁の構成成分から形成された固形物であり，結石のほか胆砂や胆泥も含む．存在部位から，①**胆嚢結石**，②**総胆管結石**，③肝内結石とに分類される．部位別の頻度として，①胆嚢結石 74.5％，②総胆管結石 25.6％，③肝内結石 3.7％と報告され，一般的に胆石症といえば胆嚢結石のことをいう．なお，肝内結石は頻度が少ないので以下の項からは除く．

疫学

　1993 年の厚生労働省の国民生活基礎調査では，胆石の保有者総数は 1,000 万人以上と推定され，その後調査は行われていないが加齢とともに保有率は上昇する．胆石の成分による分類[1]（**表Ⅲ-4-1**）では，コレステロール胆石と色素胆石に大別され，コレステロール胆石が約 60％を占める．

発症機序

1）コレステロール胆石（純コレステロール石，混成石，混合石）

　中年女性の胆嚢結石に多くみられる．肝細胞から肝内胆管に排出されたコレステロールは，胆汁中で親水基をもつ胆汁酸，レシチンとともに安定した状態で溶存している．胆汁中のコレステロール濃度が過剰になりコレステロール過飽和胆汁が生成されると，コレステロール結晶が析出して形成される．また，胆嚢の収縮機能が低下すると，胆泥が停滞して結石が形成されやすい．好発因子は以前から 5F として知られ，Forty（加齢），Female（女性），Fatty（肥満），Fair（白人），Fecund/Fertile（多産/経産婦）の 5 因子とされてきた．しかし，男女比については 2013 年の調査では約 1：0.9 と逆転がみられた．また，脂質異常症，消化管手術歴，絶食，ダイエットなども好発因子である．

2）色素胆石（ビリルビンカルシウム石，黒色石）

　原発性の総胆管結石の多くは**ビリルビンカルシウム石**である．肝細胞でグ

表Ⅲ-4-1　胆石の成分による分類

種類		外観	割面構造	色調など
コレステロール胆石	純コレステロール石	球〜卵形		白〜黄白色 放射状構造
	混成石	球〜卵形		内層：コレステロール石，混合石 外層：ビリルビンカルシウム石，黒色石，その他
	混合石	卵形 接面形成 その他		黄褐色〜黒褐色 層状放射状構造 時に中心部裂隙
色素胆石	ビリルビンカルシウム石	不定形 接面形成		茶褐色〜黒褐色 層状〜無構造
	黒色石	砂状 金米糖状 球形ほか		無構造

ルクロン酸抱合を受けて胆汁に排出されたビリルビンが，胆汁うっ滞に伴う慢性的な細菌感染により胆道内 β-グルクロニダーゼによって脱抱合されて，不溶性のビリルビンカルシウムが析出して形成される．黒色石もビリルビンを主成分とするが，感染を伴わない胆囊で形成される．また，胆囊結石が胆囊管を経由して総胆管へ移動して続発性の総胆管結石となることも多い．

症状

　胆囊結石は多くは無症状である．しかし，しばしば食後の胆石発作，**胆石疝痛**と呼ばれる発作性の疼痛を生じる．食後，とくに脂質に富む食事の20分後から2時間後に，胆囊が収縮して胆石が胆囊頸部や胆囊管に嵌頓することにより胆囊内圧が上昇し，急に右季肋部から心窩部にかけての疼痛が生じる．悪心・嘔吐や右肩から右背部にかけての放散痛を伴うこともある．多くの場合，疼痛は数十分〜3，4時間以内には消失する．総胆管結石でも同様の食後の胆石発作を生じることがある．

B　診断

どのような症状から疑われるか

　胆石発作はほかの種々の急性腹症との鑑別を要するが，好発因子を有しており，高脂肪食後しばらくして急に発症する右季肋部痛は胆石発作を強く疑う．

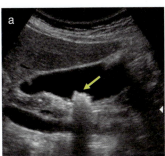
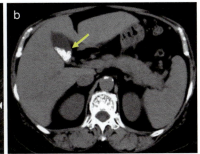

図Ⅲ-4-1 胆囊結石の典型的な画像
a：超音波検査．非石灰化純コレステロール石．
b：CT．一般的な石灰化胆囊結石．

診断の進め方・確定診断の方法

超音波検査はスクリーニング検査として有用で，典型例では体位変換にて移動する高エコー域と後方の音響陰影が認められる．CT は結石の石灰化，すなわちカルシウム成分の評価に有用である．MRI のなかでも MR 胆管膵管撮影（MRCP）が胆道の全体像の評価に有用であり，胆石は欠損像として描出される．

胆囊結石の典型的な画像を**図Ⅲ-4-1**に示す．

MRCP：magnetic resonance cholangiopancreatography

C 治療

主な治療法

1）胆囊結石

胆囊結石の治療方針フローチャート[2]を**図Ⅲ-4-2**に示す．

無症状胆石に対しては，治療の対象とはせずに超音波検査による定期的な経過観察を行う．ただし，無症状胆石であっても，胆囊壁の肥厚像などから胆囊がんの合併が否定できない場合や，膵胆管合流異常，充満胆石，陶磁器様胆囊，石灰乳胆汁などでは胆囊摘出術の適応となる．

胆石発作に対しては，鎮痙薬としての抗コリン薬や NSAIDs（非ステロイド性抗炎症薬）を投与する．発作予防に関しては，胆汁酸利胆薬であるウルソデオキシコール酸が治療薬の選択肢となる．

上記以外の多くの有症状胆石は胆囊摘出術の適応となる．全身麻酔ではあるが，**腹腔鏡下胆囊摘出術**（LC）が一般的で広く普及しており，胆石発作の軽快後に待機的に施行される．ただし，症状の頻度や程度はさまざまであり，合併症，胆囊の生理的存在意義，患者の社会的背景や希望などを考慮したうえでの治療選択を行う．

LC：laparoscopic cholecystectomy

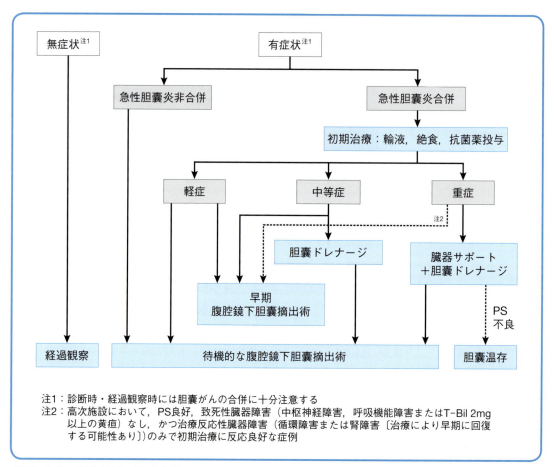

図Ⅲ-4-2　胆嚢結石の治療方針フローチャート
〔日本消化器病学会（編）：胆石症診療ガイドライン2021，改訂第3版，p. xx，南江堂，2021より許諾を得て転載〕

ESWL：extracorporeal shock wave lithotripsy

> **コラム　純コレステロール結石**
>
> 胆嚢結石における純コレステロール結石の割合は11.8%と報告されている．さらに，CTで描出不能（X線陰性）の非石灰化純コレステロール結石に対しては，①ウルソデオキシコール酸による経口胆石溶解療法や，②体外衝撃波結石破砕療法（ESWL）の適応となる．しかし，治療適応が限られていることや腹腔鏡下胆嚢摘出術の普及により，ほとんど施行されることはない．

2）総胆管結石

　無症状であっても，合併症としての急性胆管炎を発症すれば重症化するおそれがあるので，積極的な治療適応を検討する．多くの場合，内視鏡的十二

EST：endoscopic
sphincterotomy

EPBD：endoscopic papil-
lary balloon dilataion

指腸乳頭括約筋切開術（EST）により乳頭切開を行った後，採石バスケットを用いて結石を把持して十二指腸へ摘出する内視鏡的砕石術が標準的な方法である．偶発症としては，出血や穿孔，急性膵炎，胆管炎などが数％発生しうる．また，乳頭機能を温存するために，内視鏡的十二指腸乳頭バルーン拡張術（EPBD）により胆管開口部を拡張した後，内視鏡的砕石術を行う方法もある．偶発症としては，出血が少ない代わりに急性膵炎が多い傾向にある．胆嚢結石と総胆管結石の合併例では，総胆管結石に対して内視鏡的砕石術を施行した後，待機的に腹腔鏡下胆嚢摘出術を施行する方法が標準的治療であるが，腹腔鏡下で一期的に外科的総胆管結石除去術と胆嚢摘出術を行う方法もある．

合併症とその治療法

合併症として急性胆嚢炎や急性胆管炎があり，次項で述べる．

治療経過・予後

一般的に治療経過・予後は良好であるが，胆嚢切除後症候群（後述）や総胆管結石治療後の再発がみられることがある．

退院支援・患者教育

胆石発作は高脂肪食などの過食，ストレスや過労によって誘発されるので，食事療法として適度の脂肪摂取制限，生活指導としてストレスの軽減などの患者教育を行う．無症状胆石に対しては，胆石の性状（大きさや数），胆嚢の生理的存在意義，今後の自然経過について十分な説明をしておく．有症状などによる胆嚢摘出術適応例では，治療の必要性とその選択肢，胆嚢摘出後の病態生理についても十分な説明を行い同意を得たうえで胆嚢摘出術を行う．

2 急性胆嚢炎，急性胆管炎

A 病態

急性胆嚢炎，急性胆管炎とは

胆嚢結石，総胆管結石の代表的な合併症であり，胆石や悪性腫瘍などの器質的な胆道閉塞により，うっ滞した胆汁に細菌感染が加わり発症する胆道感染症である．

疫学

1）急性胆嚢炎

胆嚢結石によるものが約90〜95％を占め，結石を認めない無石性胆嚢炎が約5〜10％，まれに胆嚢がんによるものがある．

2）急性胆管炎

総胆管結石によるものが多く，ほかに悪性腫瘍（膵頭部がんや胆管がん），

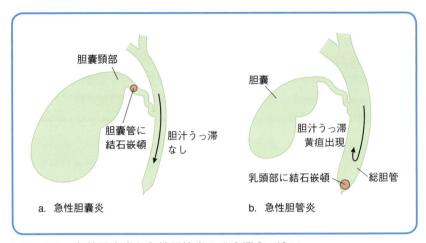

図Ⅲ-4-3 急性胆嚢炎と急性胆管炎の発症機序の違い

良性胆管狭窄，胆管ステントの閉塞，胆管の術後吻合部狭窄によるものがある．

発症機序

急性胆嚢炎と急性胆管炎の発症機序の違いを**図Ⅲ-4-3**に示す．両者ともに起炎菌としては，腸内細菌由来のグラム陰性桿菌（大腸菌やクレブシエラなど）が多い．

1）急性胆嚢炎

胆嚢結石が胆嚢頸部から胆嚢管に嵌頓して閉塞をきたすことが誘因となる．胆嚢内胆汁のうっ滞により胆嚢内圧が上昇して，胆嚢の緊満と胆嚢壁の伸展により胆嚢粘膜傷害から炎症性物質が産生され，さらに細菌感染が加わり発症する．発症早期には浮腫性胆嚢炎として発症し，発症3〜5日後には壊疽性胆嚢炎を経て，発症7〜10日後には化膿性胆嚢炎となる．なお，無石性胆嚢炎は手術後や重症患者，長期の中心静脈栄養患者などで胆嚢粘膜の血流障害が関与して発症する．

2）急性胆管炎

胆管閉塞に伴い胆汁がうっ滞をきたし，腸内細菌の上行性感染が加わり発症する．胆管内圧の上昇により胆汁中の細菌やエンドトキシンが肝静脈を経て体循環系に流入すると，敗血症，ショック，播種性血管内凝固（DIC），多臓器不全に陥る．

DIC：disseminated intravascular coagulation

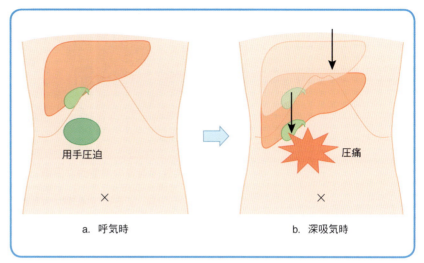

図Ⅲ-4-4　マーフィー徴候
a：呼気時．右季肋部を圧迫しながら深呼吸をさせる．
b：深吸気時．吸気時には横隔膜とともに肝臓と胆嚢が下降するので，胆嚢が用手圧迫部にかかると圧痛が増強して吸気を中止してしまう．

> **コラム　原発性硬化性胆管炎**（p.246，p.247参照）
>
> 胆内および肝外の胆管周囲に線維性狭窄を生じる慢性進行性の炎症性疾患である．発生機序としては自己免疫機序が考えられ，男性に多く，潰瘍性大腸炎の合併が多い．半数は無症状であるが，黄疸や皮膚瘙痒感が認められることがある．血液検査では胆道系酵素の上昇が認められる．画像検査で肝内および肝外の胆管に多発性の狭窄と硬化像がびまん性に認められる．最終的には胆汁うっ滞による肝硬変に進行する．胆管がんの危険因子でもある．

メモ

マーフィー徴候やシャルコーの3徴は急性胆嚢炎や急性胆管炎の診断の特異度は高いが感度は低く，両徴候のみによる急性胆嚢炎と急性胆管炎の拾い上げは困難である．なお，超音波検査で胆嚢観察下に超音波プローブを使用して胆嚢圧迫による圧痛を確かめる方法（sonographic Murphy's sign）は特異度に優れて，急性胆嚢炎の診断に有用である．

症状

1）急性胆嚢炎

急に右季肋部から心窩部にかけての疼痛が出現して，悪心・嘔吐や右肩から右背部への放散痛，発熱を伴う．右季肋部に強い圧痛（叩打痛）や**図Ⅲ-4-4**に示すような**マーフィー（Murphy）徴候**（吸気時右季肋部圧痛）が認められるようになる．さらに，炎症が周囲腹膜に波及すると，筋性防御や反跳痛など**腹膜刺激症状**が認められるようになる．

2）急性胆管炎

①右上腹部痛，②発熱，③黄疸は**シャルコー（Charcot）の3徴**と呼ばれ，急性胆管炎に特徴的な症状である．発熱は悪寒・戦慄を伴うことが多く，**閉塞性黄疸**により灰白色便を伴うことがある．さらに，④意識障害，⑤

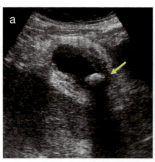
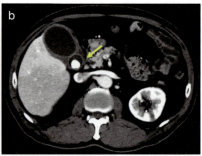

図Ⅲ-4-5　急性胆囊炎の典型的な画像
a：超音波検査．胆囊結石の頸部での嵌頓，胆囊腫大と壁肥厚．
b：CT．胆囊結石の頸部での嵌頓，胆囊腫大と壁肥厚．

AOSC：acute obstructive suppurative cholangitis

ショックを伴うと**レイノルズ（Reynolds）の5徴**と呼ばれ，重症胆管炎である**急性閉塞性化膿性胆管炎**（AOSC）への進行，敗血症性ショックや臓器障害の合併が認められる．

B　診　断

どのような症状から疑われるか

右上腹部痛をきたすほかの種々の急性腹症との鑑別を要する．

1）急性胆囊炎

胆石発作による腹痛が4〜6時間以上持続して，マーフィー徴候が認められる場合に疑われる．

2）急性胆管炎

シャルコーの3徴が認められる場合に疑われるが，高齢者では腹痛や発熱を伴わないことも多い．

診断の進め方・確定診断の方法

1）急性胆囊炎

CRP：c-reactive protein

白血球数やC反応性タンパク（CRP）値の上昇などの炎症反応が認められる．超音波検査やCTでは，胆囊結石の頸部での嵌頓像，胆囊腫大，胆囊壁肥厚，胆泥貯留，胆囊周囲液体貯留などが認められる．

胆囊結石による急性胆囊炎の典型的な画像を**図Ⅲ-4-5**に示す．

2）急性胆管炎

胆汁うっ滞による肝胆道系酵素やビリルビンの上昇（閉塞性黄疸），炎症反応が認められ，アミラーゼなどの膵酵素上昇を伴う場合には**胆石性急性膵炎**が疑われる．超音波検査，CTやMRCPでは，胆外胆管の拡張，進行すると肝内胆管拡張，胆管閉塞の原因となった結石や腫瘍が描出される．

総胆管結石による急性胆管炎の典型的な画像を**図Ⅲ-4-6**に示す．

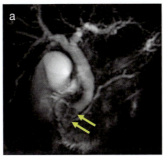
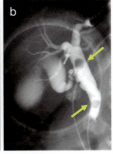

図Ⅲ-4-6 急性胆管炎の典型的な画像
a：MRCP．下部胆管に2個の透亮像を呈する総胆管結石，上流胆管の拡張．
b：ENBD（内視鏡的経鼻胆道ドレナージ）造影．胆管に2個の透亮像を呈する総胆管結石，胆管の拡張．

表Ⅲ-4-2 急性胆嚢炎重症度判定基準

軽症	急性胆嚢炎のうち，中等症，重症の基準を満たさないもの
中等症	1）白血球数 18,000/μL 以上 2）右季肋部の有痛性腫瘤触知 3）症状発現後 72 時間以上の症状の持続 4）壊疽性胆嚢炎，胆嚢周囲膿瘍，肝膿瘍，胆汁性腹膜炎，気腫性胆嚢炎など顕著な局所炎症所見 のうち，いずれかを伴う場合
重症	1）循環障害 2）中枢神経障害（意識障害） 3）呼吸機能障害 4）腎機能障害 5）肝機能障害 6）血液凝固異常 のうち，いずれかを伴う場合

[Yokoe M, Takada T, Strasberg SM, et al.：New diagnostic criteria and severity assessment of acute cholecystitis in revised Tokyo Guidelines. J Hepatobiliary Pancreat Sci 19（5）：578-585, 2012 を参考に作成]

重症度判定

①急性胆嚢炎重症度判定基準[3]を**表Ⅲ-4-2**，②急性胆管炎重症度判定基準[3]を**表Ⅲ-4-3**に示す．

C 治療

主な治療法

1）基本的初期治療

①胆汁分泌抑制のために絶食として，②水分栄養補給のための輸液，③起

表Ⅲ-4-3 急性胆管炎重症度判定基準

軽　症	急性胆管炎のうち，中等症，重症の基準を満たさないもの
中等症	1）白血球数 12,000/μL 以上，あるいは 4,000/μL 未満 2）発熱 39℃ 以上 3）年齢 75 歳以上 4）黄疸 総ビリルビン値 5 mg/dL 以上 5）低アルブミン血症 健常値上限域×0.73 未満 の 5 項目のうち，2 つ以上該当するものがある場合 あるいは，上記の項目に該当しないが，初期治療に反応しなかった場合
重　症	1）循環障害 2）中枢神経障害（意識障害） 3）呼吸機能障害 4）腎機能障害 5）肝機能障害 6）血液凝固異常 のうち，いずれかを伴う場合

［Kiriyama S, Takada T, Strasberg SM, et al.：New diagnostic criteria and severity assessment of acute cholangitis in revised Tokyo Guidelines. J Hepatobiliary Pancreat Sci **19**（5）：548-556, 2012 を参考に作成］

＊PTGBD

経皮経肝的胆嚢ドレナージ（percutaneous transhepatic gallbladder drainage：PTGBD）とは，超音波検査による胆嚢観察下で肝臓を経由して胆嚢を穿刺して，X 線透視下に胆嚢にドレナージチューブを留置する方法である．

PTGBA：percutaneous transhepatic gallbladder aspiration

＊ENGBD

急性胆管炎に対する ENBD と同様に，急性胆嚢炎に対しても内視鏡的経鼻胆嚢ドレナージ（endoscopic nasobiliary gallbladder drainage：ENGBD）という胆嚢管から胆嚢内へ逆行性に経鼻ドレナージチューブを留置する外瘻術もある．

ERCP：endoscopic retrograde cholangiopancreatography

炎菌に対して感受性が高く胆汁への移行性が良好な抗菌薬の点滴静注を行う．

2）急性胆嚢炎

　胆嚢結石の治療方針フローチャート[2]を **図Ⅲ-4-2** に示した．

①**軽　症**：基本的初期治療で軽快することも多いが，待機的に，あるいは発症 72 時間後までの早期に腹腔鏡下胆嚢摘出術を行う．

②**中等症**：基本的初期治療に反応しない場合には，早期に胆嚢摘出術を施行するか，あるいは急性炎症を軽快させるために胆嚢ドレナージを行い，炎症を消退させてから待機的に早期に胆嚢摘出術を行う．胆嚢ドレナージの方法としては経皮経肝的胆嚢ドレナージ（PTGBD）＊が一般的であるが，経皮経肝的胆嚢穿刺吸引術（PTGBA）でも治療効果は得られる．内視鏡的経鼻胆嚢ドレナージ（ENGBD）＊という方法もある．壊疽性胆嚢炎，胆嚢周囲膿瘍，胆汁性腹膜炎，気腫性胆嚢炎など重篤な局所合併症を伴う場合には緊急開腹手術の適応となる．

③**重　症**：臓器不全に対するサポートを行いながら早期に胆嚢ドレナージを行い，待機的に胆嚢摘出術を施行する．

3）急性胆管炎（胆石性急性膵炎については後述）

①**軽　症**：基本的初期治療により軽快することが多いが，初期治療に反応しない場合には胆管ドレナージを行う．

②**中等症**：基本的初期治療を施行しながら胆管ドレナージを行う方針となり，内視鏡的逆行性胆管膵管造影（ERCP）に引き続いて行う内視鏡的胆道

ドレナージが第一選択である．方法としては，a) 外瘻術として胆汁を体外にドレナージする経鼻チューブを留置する内視鏡的経鼻胆道ドレナージ（ENBD）と，b) 内瘻術として胆汁を十二指腸にドレナージするためのプラスチックステントを留置する内視鏡的胆道内瘻術（EBD）がある．偶発症としては，ともに急性膵炎がある．また，肝内胆管拡張が認められる場合には，経皮経肝的胆道ドレナージ（PTCD）の適応となる．胆管ドレナージにより炎症を消退させてから，原因となった結石に対しては内視鏡的砕石術，悪性腫瘍に対しては手術を施行する．

③**重症**：臓器不全に対するサポートを行いながら早期に胆管ドレナージを行い，待機的に原因となった疾患に対して内視鏡的治療や手術を施行する．

ENBD：endoscopic nasobiliary drainage
EBD：endoscopic biliary drainage
PTCD：percutaneous transhepatic cholangio drainage

EUS-BD：endoscopic ultrasound-guided biliary drainage

EUS-HGS：EUS-guided hepaticogastrostomy
EUS-CDS：EUS-guided choledochoduodenostomy

> **もう少し くわしく**　**EUS-BD**
>
> 急性胆管炎や膵胆道がんによる閉塞性黄疸症例に対して EUS ガイド下で経消化管的に胆管へアプローチしてドレナージを行う方法である．近年，経十二指腸乳頭的アプローチが困難な症例の代替法として専門施設で行われている．①EUS-HGS；経胃的に肝内胆管を穿刺して瘻孔を形成する方法と，②EUS-CDS；経十二指腸的に肝外胆管を穿刺して瘻孔形成を行う方法などがある．

治療経過・予後

急性胆嚢炎および急性胆管炎ともに適切な時期に胆道ドレナージや手術が施行されれば予後は良好である．死亡率は急性胆嚢炎では1％未満，急性胆管炎では2.7〜10％と報告されているが，急性閉塞性化膿性胆管炎は良性疾患ながら多臓器不全に陥ることがあり，致死率は約10％前後に及ぶ．

退院支援・患者教育

胆道ドレナージチューブが留置された場合には，チューブの逸脱や閉塞などのトラブルがないように，胆汁の排泄量や性状の観察など慎重な管理をしていく．そして，炎症の軽快後には原因疾患に対して根治的な治療を要することを説明しておく．

3 胆道ジスキネジー

A 病態

胆道ジスキネジーとは

胆道に明らかな器質的病変が認められないにもかかわらず，右季肋部痛を

主体とする胆石症に類似した上腹部痛が認められる病態をいう.

疫学

発症頻度は不明であるが, 40〜50歳代の女性が多い.

発症機序

胆汁は肝細胞で作られ, 胆管を通っていったん胆嚢に貯留されて濃縮された後, 十二指腸乳頭を経て十二指腸に排泄される. この胆汁の排泄機構には自律神経系（迷走神経刺激）と消化管ホルモン（コレシストキニン：CCK）を介して, 胆嚢と十二指腸乳頭括約筋, すなわちオッディ（Oddi）括約筋との協調運動が関与している. 迷走神経刺激は胆嚢を収縮, オッディ括約筋を弛緩させ, 一方, 脂肪性食物の十二指腸への流入によって分泌されるCCKも胆嚢を収縮, オッディ括約筋を弛緩させて胆汁の十二指腸への排泄を促す（p.19参照）. これらの胆汁排泄機構の調節機能の異常により発症する. 病型は, ①緊張亢進性ジスキネジー（オッディ括約筋や胆嚢管の過剰収縮による胆道内圧の上昇）, ②運動亢進性ジスキネジー（急激な胆嚢収縮による胆道内圧上昇）, ③緊張低下性ジスキネジー（胆嚢収縮機能の低下による胆汁うっ滞）に分類されるが, ①が最も高頻度である.

CCK：cholecystokinin

症状

食後に右季肋部から心窩部にかけて, 不定期に腹痛がくり返し生じる.

B 診断

胆石症に類似した症状が認められるが, 画像検査により胆道に器質的病変が認められない場合に診断される.

C 治療

主な治療法

①緊張亢進性ジスキネジーと②運動亢進性ジスキネジーでは, 食事療法として高脂肪食を控えることが重要であり, 薬物療法では鎮痙薬が有効である. 一方, ③緊張低下性ジスキネジーでは胆汁酸利胆薬（ウルソデオキシコール酸）や消化管運動改善薬が有効である. 自律神経失調の原因となる心因的要素が関与していることから, 抗うつ薬や抗不安薬が有効なことも多い.

治療経過・予後

保存的治療により症状は軽減されるので, 予後は良好である.

心理的支援・患者教育

問診や診察をていねいに行い, 患者の症状を受容する姿勢で対応する. 高脂肪食や暴飲暴食を控えるなどの食事指導や, ストレス軽減の工夫などの生活習慣改善の指導も重要である.

4 胆・膵疾患 295

4 胆嚢切除後症候群

A 病態

胆嚢切除後症候群とは

胆嚢疾患に対して胆嚢摘出術を施行した後も，術前からの上腹部痛などの腹部症状が持続したり，術後新たに腹部症状が出現する病態をいう．

疫学

術後愁訴の評価が一定していないので発生頻度の推定は困難であるが，胆嚢摘出後症例の3～13％との報告がある．

発症機序

胆汁の貯蔵庫である胆嚢を喪失しても，通常は胆道機能に対する悪影響は生じない．しかし，胆嚢摘出により胆嚢収縮にかかわってきた迷走神経刺激とCCKによる協調運動が破綻してオッディ括約筋の機能不全に陥ると，胆道内圧の上昇をきたして緊張亢進性胆道ジスキネジーに類似した病態として発症する．

症状

上腹部不快感，右季肋部痛，腹部膨満感，食欲低下，消化不良，下痢など腹部の不定愁訴が認められる．

B 診断

胆嚢摘出後も術前からの腹部症状が持続したり，術後新たに腹部症状が出現しても，画像検査により術後合併症や遺残・再発病変，ほかの器質的病変が認められない場合に診断される．

C 治療

主な治療法

食事療法として，胆汁の貯蔵庫である胆嚢の喪失状態に対応して高脂肪食を控えて，十分に時間をかけて摂食するように指導する．

薬物療法では，オッディ括約筋の過剰収縮による症状に対して鎮痙薬が有効であり，胆汁酸利胆薬（ウルソデオキシコール酸）も使用される．

治療経過・予後

保存的治療により症状は軽減されるので，予後は良好である．

心理的支援・患者教育

胆嚢喪失状態における胆道機能異常であることを説明する．高脂肪食や暴

飲暴食を控えるように食事指導を行う.

5 | 胆道がん

A 病態

胆道がんとは

肝外胆道の粘膜に発生する上皮性悪性腫瘍の総称であり，多くは腺がんである．発生部位から，①胆嚢に発生する胆嚢がん，②肝外胆管に発生する胆管がん（❶肝門部領域胆管がん，❷遠位胆管がん），③十二指腸乳頭部に発生する乳頭部がんに分類され，頻度はおのおの 34％，18％，31％，17％，と報告されている．なお，肝内胆管に発生するがんは，肝内胆管がん（胆管細胞がん）として肝がんの一種として扱われる．

疫学

国立がん研究センターの統計[4]では，胆嚢・胆管がんと一括して扱われている．2019 年の胆嚢・胆管がんの罹患者総数は 22,159 名，2020 年の死亡者総数 17,773 名と報告されている．死亡者数の全がん部位における順位は肝がんに次いで第 6 位であった．がんの部位別 5 年相対生存率は 24.5％と，全がんのなかで膵がんに次いで低く，予後不良である．

危険因子としては，①胆嚢がんでは膵胆管合流異常，②胆管がんでは膵胆管合流異常，原発性硬化性胆管炎が知られている．また，性差として，胆嚢がんでは男女比は 1：2 と女性に多く，胆管がんでは 1.7：1 と男性に多い．

発症機序

胆道がん発生の危険因子である膵胆管合流異常とは，解剖学的に膵管と胆管が十二指腸壁外で合流している先天的な形成異常である．膵胆管合流異常の病態[5]を図Ⅲ-4-7 に示す．共通管が長く，オッディ括約筋の作用が膵管と胆管の合流部に及ばないことから，膵液と胆汁の相互逆流とうっ滞が生じる．逆流した膵液と胆汁の混和により細胞障害性物質が産生されて，胆道上皮に慢性的な炎症を生じる．胆道上皮粘膜の傷害と再生がくり返されて，がん遺伝子の変異により異型性が高まり，胆嚢・胆管がんが発生するとされる．乳頭部がんは，十二指腸乳頭部の腺腫の異型上皮から発生する．

胆嚢がんにおける胆石保有率は高率である．しかし，胆嚢結石の長期経過観察例の検討から，胆嚢結石の胆嚢がんの発生との関与は否定されている．

症状

1）胆嚢がん

無症状で経過するが，進行してくると右上腹部痛，悪心・嘔吐，体重減少，黄疸，右上腹部腫瘤，発熱などの症状が出現する．

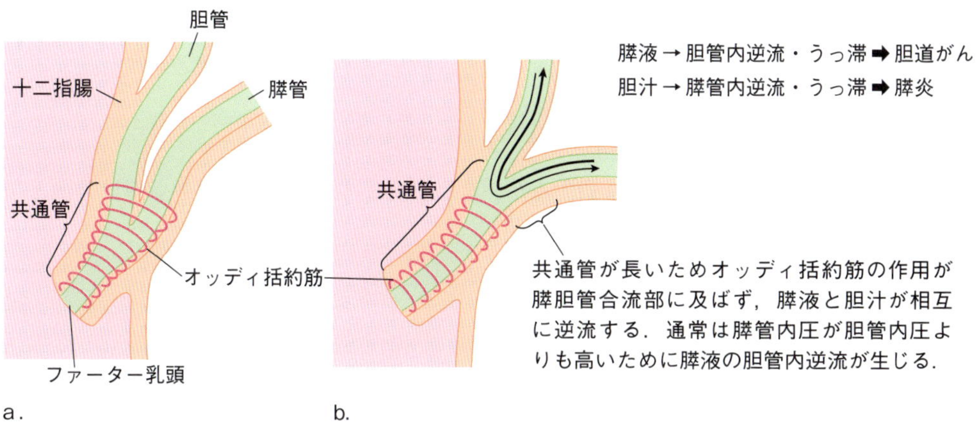

膵液 → 胆管内逆流・うっ滞 ➡ 胆道がん
胆汁 → 膵管内逆流・うっ滞 ➡ 膵炎

共通管が長いためオッディ括約筋の作用が膵胆管合流部に及ばず，膵液と胆汁が相互に逆流する．通常は膵管内圧が胆管内圧よりも高いために膵液の胆管内逆流が生じる．

図Ⅲ-4-7　膵胆管合流異常の病態
a：正常の十二指腸乳頭部解剖．
b：膵胆管合流異常での解剖図と病態．十二指腸乳頭での共通管が長くオッディ括約筋の作用が及ばないので，主として膵液の胆管内逆流現象が起こる．

もう少しくわしく　胆嚢ポリープと胆嚢腺筋腫症

胆嚢内腔に突出する限局性の隆起性病変の総称が胆嚢ポリープである．胆嚢ポリープの90%以上は非腫瘍性のコレステロールポリープであり，超音波検査では有茎性で桑実状の点状高エコー病変として認められる．無症状であり経過観察の方針となるが，大きさ10 mm以上，広基性，内部エコーが低エコーを呈するものや増大傾向を有するものは胆嚢がんとの鑑別のために精査を要する．一方，良性の代表的な胆嚢壁の壁肥厚性病変が胆嚢腺筋腫症である．胆嚢粘膜上皮が壁内に陥入して入り込んだRASは正常胆嚢にも存在している．RASが増生して，筋線維組織の肥厚，粘膜上皮の過形成をきたした病変が胆嚢腺筋腫症である．無症状であり経過観察の方針となるが，胆嚢がんとの鑑別のために精査を要することもある．

RAS：Rokitansky-Ashoff sinus

もう少しくわしく　先天性胆道拡張症

若年女性に好発する先天的な要因により胆道が拡張する疾患であり，高率に膵胆管合流異常を合併している．膵胆管合流異常のうち先天性胆道拡張症を合併するもの（胆道拡張型）は約8割で，胆道非拡張型は約2割である．症状としては上腹部痛，黄疸，腹部腫瘤などが認められる．MRCPとERCPで総胆管の嚢腫状あるいは紡錘状の拡張，主膵管と総胆管が十二指腸壁外で合流した長い共通管が描出される．胆道がんが高率に発生するので，予防的に外科的治療（胆嚢摘出術＋肝外胆管切除術＋胆道再建術）が施行される．

2）胆管がん

　無症状で経過するが，黄疸で発症することが多い．黄疸に加えて，発熱，腹痛を伴い，シャルコーの3徴を呈する急性胆管炎として発症することもある．

3）乳頭部がん

　無症状で経過するが，黄疸で発症することが多い．黄疸は軽快と増悪をくり返すことがある．

B　診　断

どのような症状から疑われるか

1）胆囊がん

　特有の自覚症状はない．

2）胆管がん，乳頭部がん

　黄疸症状としては，眼球結膜と皮膚の黄染，褐色尿，灰白色便，全身の皮膚の瘙痒感が認められる．総胆管，総肝管，胆囊管の三管合流部より下流（乳頭側）の悪性胆道閉塞では，無痛性に腫大した胆囊が右季肋下に触知されることがあり，クールボアジェ（Courvoisier）徴候と呼ばれる．

診断の進め方・確定診断の方法

1）胆囊がん

　初期には血液検査で異常所見は認められない．超音波検査では不整な胆囊隆起性病変または壁肥厚像として認められ，胆囊コレステロールポリープや腺腫，慢性胆囊炎，胆囊腺筋腫症などとの鑑別を要し，10 mm以上の胆囊隆起性病変は胆囊がんの可能性が高い．造影CTは病変周囲全体の描出に有用であり，他臓器や血管への浸潤，肝転移，リンパ節転移などの進展度診断を行う．超音波内視鏡（EUS）では胆囊がんの壁深達度，肝浸潤などの周囲臓器浸潤，胆管浸潤，血管浸潤などの進展度診断を行う．ERCPでは胆囊内腔の直接造影のみならず，胆汁を採取して胆汁細胞診により確定診断を行う．

2）胆管がん

　黄疸で発症することが多いので，ビリルビン値や肝胆道系酵素値の上昇が認められる．超音波検査では胆管拡張が認められ，拡張胆管を上流から下流（乳頭側）に追究することで胆管閉塞の部位や性状の診断を行う．造影CTでは，主病変は造影剤により濃染される腫瘤や胆管壁の肥厚像として描出され，他臓器や血管への浸潤，肝転移，リンパ節転移，病変の胆管壁に沿った垂直方向や水平方向の進展度診断を行う．MRCPでは，胆管閉塞の部位とその上流の拡張胆管の全体像の画像が得られる．ERCPでは，胆管の直接造影により病変の水平方向の進展度診断と，造影下の生検組織診により確定診断を行う．

a．胆嚢がん

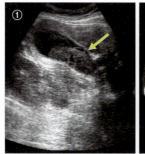
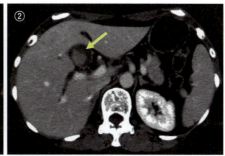

b．胆管がん

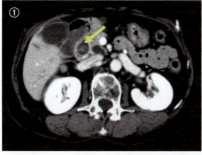
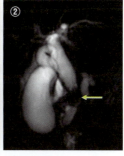

図Ⅲ-4-8　胆道がんの典型的な画像
a：胆嚢がん．①超音波検査，②CT．胆嚢内の不整な腫瘤像．
b：胆管がん．①CT，②MRCP．中部胆管に不整な腫瘤像と上流胆管の拡張．

3）乳頭部がん

　黄疸発症例では胆管がんと同様にビリルビン値や肝胆道系酵素値の上昇が認められる．超音波検査，造影CT，MRCPでは胆管と主膵管の両方の拡張が認められることが多い．上部消化管内視鏡検査により十二指腸乳頭部の不整な腫瘤像を観察して，生検により確定診断を行う．また，EUSにより病変の深達度などの進展度診断を行う．胆道がんの典型的な画像を**図Ⅲ-4-8**に示す．

進行度分類

　がんの周囲への進展度や転移の状況からステージ分類されている[6]（**表Ⅲ-4-4**）．胆嚢・胆管粘膜には粘膜筋板と粘膜下層を欠いている．早期の胆嚢・胆管がんの定義としては，がんの組織学的深達度が粘膜（m）または筋層（mp）内にとどまるものとされ，リンパ節転移の有無は問わないとされる．また，肉眼型分類として，進行がんでは乳頭型，結節型，平坦型，早期がんでは隆起型，表面型などに分類される．

表Ⅲ-4-4　胆道がんの進行度分類

①TNM 分類

T 因子（tumor；胆嚢・胆管・乳頭部周囲進展度）
・Tis：がんが胆道上皮内にとどまるもの（上皮内がん）
・T1：がんが粘膜，筋層にとどまるもの
・T2：がんが筋層を越えているが，漿膜下層にとどまるもの
・T3：がんが明らかに漿膜面に露出，あるいは漿膜を越えて周辺臓器に軽度浸潤するもの
・T4：がんが高度に周辺臓器や門脈，肝動脈に浸潤するもの
N 因子（lymph node；リンパ節転移）
・N0：領域リンパ節転移なし
・N1：1〜3 個の領域リンパ節転移あり
・N2：4 個以上の領域リンパ節転移あり
M 因子（metastasis；遠隔転移）
・M0：遠隔転移なし
・M1：遠隔転移あり（大動脈周囲リンパ節など領域リンパ節を越えるリンパ節転移も含む）

②ステージ分類（胆嚢がん）

因子 / ステージ	T 因子	N 因子	M 因子
ステージ 0	Tis	N0	M0
ステージ Ⅰ	T1	N0	M0
ステージ Ⅱ	T2	N0	M0
ステージ ⅢA	T3	N0	M0
ステージ ⅢB	T1, T2, T3	N1	M0
ステージ ⅣA	T4	N0N1	M0
ステージ ⅣB	Any T	Any N	M1

［日本肝胆膵外科学会（編）：胆道癌取扱い規約，第 7 版，p.39-40，金原出版，2021 より許諾を得て改変し転載］

C　治療

主な治療法

　胆道がんの治療アルゴリズム[7]を**図Ⅲ-4-9**に示す．

1）外科的治療

　外科的切除が唯一治癒の期待できる治療であるので，外科的切除の可能性をまず検討する．遠隔転移例は切除不能とされるが，局所進展例での切除手術の可否については，総合的な画像診断により進展度を検討して決定する．

①胆嚢がん

　胆嚢がんが疑われる例や早期胆嚢がんでは，腹腔鏡下ではなく開腹胆嚢摘出術を行う．進行胆嚢がんでは，開腹胆嚢摘出術に加えて進展度に応じた術式を付加する．すなわち，肝浸潤，肝十二指腸間膜浸潤，十二指腸浸潤など

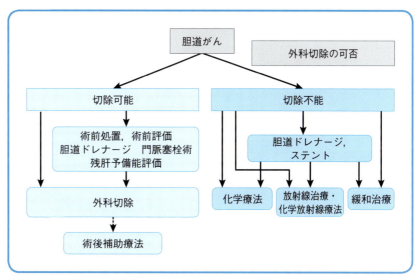

図Ⅲ-4-9 胆道がんの治療アルゴリズム
［胆道癌診療ガイドライン作成委員会（編）：胆道癌診療ガイドライン，第3版，p.14，医学図書出版，2019より許諾を得て転載］

の周囲浸潤の程度に応じて，胆嚢床肝切除術，肝区域切除術，拡大肝右葉切除術，肝外胆管切除術，膵頭十二指腸切除術などが付加される（**図Ⅲ-4-10**）．
②胆管がん
　肝門部領域胆管がんでは，肝右葉または左葉切除術＋肝尾状葉切除術＋肝外胆管切除術＋胆道再建術が標準術式であり，門脈浸潤があれば門脈合併切除再建も行う必要があり，高難度の手術である（**図Ⅲ-4-11**）．
　遠位胆管がんでは，肝外胆管切除術と膵頭十二指腸切除術が標準術式である（**図Ⅲ-4-12**）．
③乳頭部がん
　膵頭十二指腸切除術が標準術式である．

2）薬物療法（全身化学療法）
　局所高度進展例や遠隔転移を伴い切除不能とされる胆道がんに対しては，薬物療法の適応となる．ゲムシタビンとシスプラチンの併用療法，ゲムシタビン点滴静注とテガフール・ギメラシル・オテラシルカリウム（S-1）内服の併用療法，あるいは三者の併用療法が推奨され，延命効果などの有用性が示されている．

合併症とその治療法
　胆管がんで黄疸発症例では，内視鏡的経鼻胆道ドレナージ（ENBD）や経皮経肝的胆道ドレナージ（PTCD）により黄疸を改善させる．そして，減黄の過程で胆汁細胞診や生検組織診により確定診断を行い，総合的な画像診断

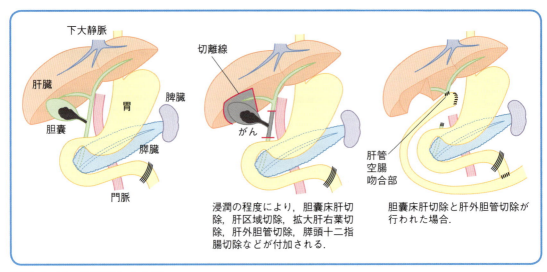

図Ⅲ-4-10 胆嚢がんの手術

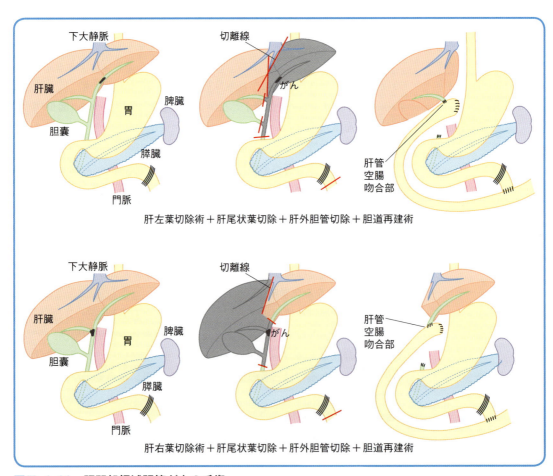

図Ⅲ-4-11 肝門部領域胆管がんの手術

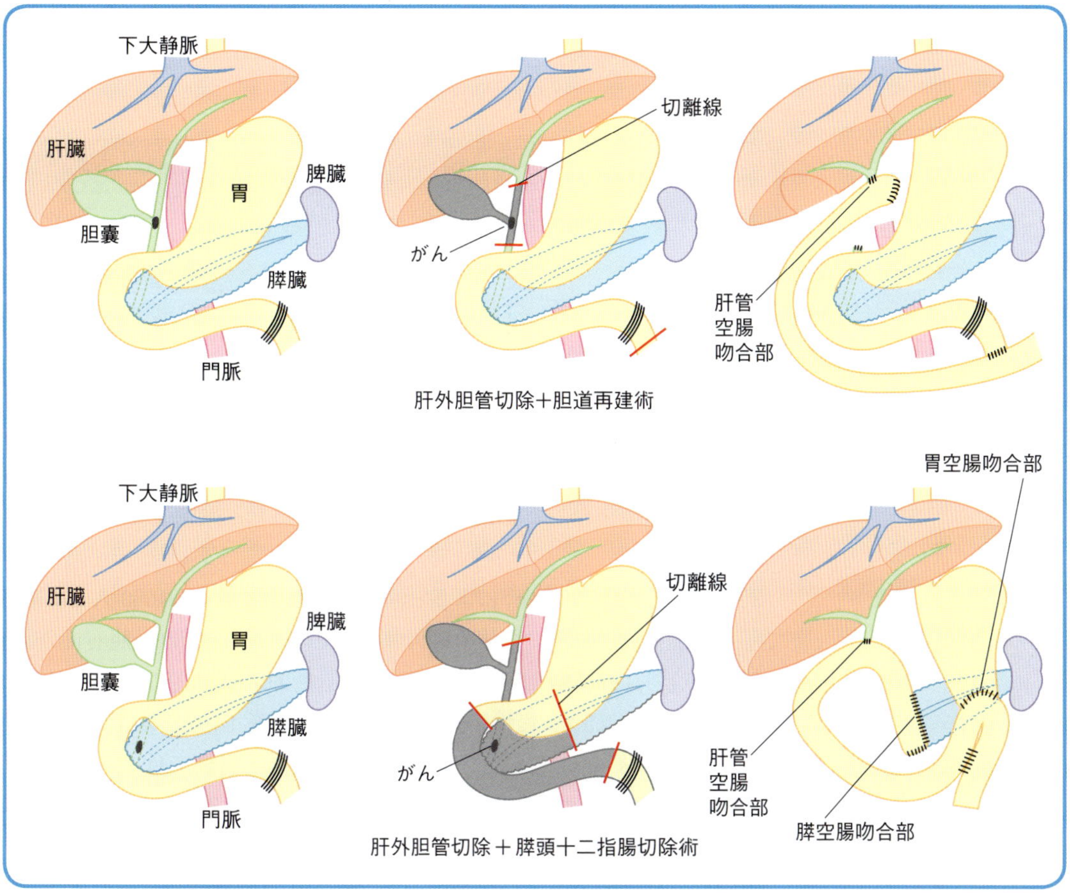

下大静脈

肝臓

脾臓

胆嚢

胃

膵臓

門脈

切離線

がん

肝管
空腸
吻合部

肝外胆管切除＋胆道再建術

下大静脈

肝臓

脾臓

胆嚢

胃

膵臓

門脈

切離線

がん

肝管
空腸
吻合部

胃空腸吻合部

膵空腸吻合部

肝外胆管切除＋膵頭十二指腸切除術

図Ⅲ-4-12　遠位胆管がんの手術

により進展度を検討して切除手術適応か否かを決定する．切除不能例では胆汁ドレナージ後に胆管閉塞部位にメタリック（金属）ステントの留置を行う．自宅療養が可能になるので，QOL の面からも望ましいとされる．

治療経過・予後

胆嚢・胆管がんの切除率は約 70％，乳頭部がんの切除率は約 90％とされる．切除例における 5 年生存率は，胆嚢がんでは 42％，胆管がんでは 26％，乳頭部がんでは 51％と報告されている．予後不良な胆道がんのなかでも，乳頭部がんは黄疸により早期に発見されることが多いので，予後は比較的良好である．

退院支援・患者教育

胆嚢・胆管がんは悪性度が高く，進行がんでは手技的に高難度の手術術式が多く，根治切除手術が施行された場合でも術後肝不全をはじめとする合併症の出現や術後再発の可能性があることを説明しておく．また，切除不能胆

道がんで胆管ステントが留置された後も，ステントの閉塞により胆管炎や黄疸の再発がありうることを説明しておく．

6 | 急性膵炎

A 病態

急性膵炎とは

　十二指腸で活性化して本来の作用が発揮される膵酵素が膵臓の組織自体で異所性に活性化されて，自己消化をきたす化学的傷害（無菌的炎症）の病態である．重症例では，活性化膵酵素や自己消化によって引き起こされた高サイトカイン血症を介して多臓器不全をきたし，致命的経過をとることがある．

疫学

　2016年の全国疫学調査[8]によると，年間受療患者数は78,080人と推計されて年々増加傾向にある．全体の成因は，アルコール性32.6％，胆石性25.8％，特発性19.1％，膵腫瘍3.5％，術後3.1％，診断的ERCP 2.9％，治療的ERCP 2.7％，高脂血症2.3％，慢性膵炎1.7％，薬剤性膵炎1.1％であった．男女比は2：1と男性に多いが，成因では男女差がみられ，男性ではアルコール性が42.8％と最も多かったのに対して，女性では胆石性が37.7％と最も多かった．

発症機序

　膵臓の外分泌腺である腺房細胞内では，アミラーゼやリパーゼ以外の膵酵素は非活性型の消化酵素前駆体として存在する．これらは膵液として膵管を経由して十二指腸内に分泌されて，このうちトリプシノーゲンが腸管内のエンテロキナーゼによりトリプシンに活性化されて，トリプシンがそのほかの消化酵素前駆体を次々と活性化する．一方，腺房細胞内には消化酵素前駆体の活性化を抑制する防御機構が存在する．

　急性膵炎の成因は，①アルコール性と②胆石性が2大成因である．発症機序として，①一時的な大量飲酒はCCKの上昇を引き起こして腺房細胞における膵酵素分泌を刺激し，逆にオッディ括約筋を収縮させる．また，②総胆管結石が乳頭部近くに嵌頓した場合にも主膵管の閉塞機転をもたらす．いずれの場合にも，膵管内圧の上昇をきたして腺房細胞を傷害させる．そして，腺房細胞内の分子レベルでの防御機構を破綻させて，消化酵素前駆体を活性化させて自己消化をきたすとされる．

症状

　上腹部痛を主訴とする急性腹症として発症して持続する疼痛をきたす．左肩から背部にかけての放散痛，悪心・嘔吐，発熱なども認められる．心窩部から左上腹部に圧痛が認められ，進行に伴って筋性防御や反跳痛などの腹膜

表Ⅲ-4-5 膵炎に特徴的な症状（いわゆる"膵臓痛"の特徴）

1. 上腹部に限局する：内臓痛ではなく体性痛
2. 背部に放散する：関連痛
3. 持続性である：疝痛ではない
4. 鎮痛薬が奏効しにくい：化学的傷害
5. アルコール・脂肪摂取によって増悪しやすい：増悪因子
6. 仰臥位で増強して，前屈姿勢や胸膝位で軽減する：後腹膜臓器

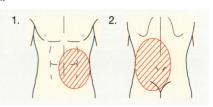

刺激症状がみられる．腸間膜を介する炎症の波及により麻痺性イレウスを伴い，腸蠕動音は低下して鼓腸を呈し腹部膨満をきたす．重症例では，膵臓の自己消化に伴い血中に放出されたサイトカインにより，意識障害，ショック，呼吸困難，胸水，腹水，出血傾向など多臓器不全を示唆する症状がみられる．出血傾向による皮下出血斑がみられることがあり，臍周囲のものはカレン（Cullen）徴候，側腹部のものはグレイ-ターナー（Grey-Turner）徴候といわれる．

B 診断

どのような症状から疑われるか

急性腹症としては種々の疾患が疑われるが，膵炎に特徴的な症状を表Ⅲ-4-5に示す．膵臓は後腹膜臓器であるので，後腹膜の伸展を抑えるような前屈姿勢や胸膝位（chest-knee position）をとると上腹部痛が軽減することが多い．

診断の進め方・確定診断の方法

①上腹部の急性腹痛発作と圧痛などの臨床症状，②血液検査でのアミラーゼなどの膵酵素値上昇，③膵腫大，膵周囲の脂肪織濃度上昇や液体貯留などの画像所見から診断される．膵酵素としてはアミラーゼよりもリパーゼのほうが診断特異性が高く，エラスターゼ１も感度は高いが膵炎軽快後も高値が持続する．CTでは多くの症例は①浮腫性膵炎であり，膵周辺への炎症の波及による液体貯留が認められることがある．一方，造影CTで造影不良域がみられる②壊死性膵炎では重症化の可能性が高い．腹部立位単純X線では，小腸の限局性の麻痺性イレウス像としてsentineal loop signや，拡張した大腸ガス像の急な途絶を呈するcolon cut-off signが認められることがある．急性膵炎の典型的な画像を図Ⅲ-4-13に示す．

重症度判定基準

急性膵炎における重症化とは，高サイトカイン血症を介して臓器不全が出現することであり，重症度判定基準[9]を表Ⅲ-4-6に示す．「A．予後因子」としては，臓器不全徴候や炎症の程度を示唆する９項目から評価する．膵酵素

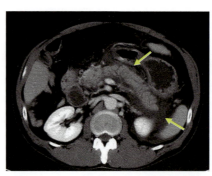

図Ⅲ-4-13　急性膵炎の典型的な画像
CT. 造影不良域が認められない浮腫性膵炎. 矢印は膵周辺への炎症の波及を示す.

上昇と重症度とは相関しない. 一方,「B. 造影CT Grade」としては, ①炎症の膵外進展度と②膵の造影不良範囲の2因子から評価する.「A. 予後因子」3点以上, または,「B. 造影CT Grade」2以上は**重症急性膵炎**と診断される[9]. 急性膵炎症例全体の約2割が重症とされ, 重症例に対しては重症度に対応した治療が必要である.

発症初期の病態はabdominal burnと称されるように, 膵臓の自己消化にともなう高サイトカイン血症により全身の血管の透過性亢進をきたしやすい. そして, 血液中の水分が血管外の間質組織に漏出して循環血漿量が低下した血管内脱水の病態となる.

重症例では発症早期から腸管粘膜の脆弱化, 全身の免疫能低下などからバクテリアルトランスロケーション(腸内細菌の血中への移行)が起こり, 発症2週以降の後期合併症として, 感染性膵合併症や敗血症, DIC, 多臓器不全が生じる.

C　治療

主な治療法

1) 基本的初期治療

①膵の安静を保つために絶食として, ②血管内脱水に対して細胞外液補充液(乳酸リンゲル液など)の十分量の輸液を行うことが重要である. そして, ③タンパク分解酵素阻害薬, すなわち抗トリプシン薬であるガベキサートメシル酸塩やナファモスタットメシル酸塩の持続点滴静注を行う. また, ④鎮痛薬としてはアセトアミノフェン, NSAIDs, ペンタゾシン, ブプレノルフィンを使用するが, モルヒネはオッディ括約筋を収縮させるので単独では通常使用しない. なお, ⑤胆道感染や感染性合併症に対しては抗菌薬の点滴静注を行う.

表Ⅲ-4-6　急性膵炎重症度判定基準

A．予後因子
- 原則として発症 48 時間以内に判定する
- 予後因子各 1 点とする

1. BE≦−3 mEq/L または
   ショック：収縮期血圧≦80 mmHg
2. PaO_2≦60 mmHg（room air）または
   呼吸不全（人工呼吸器を必要とする）
3. BUN≧40 mg/dL（または Cr≧2.0 mg/dL）または
   乏尿（輸液後も 1 日尿量が 400 mL 以下）
4. LDH≧基準値上限の 2 倍
5. 血小板数≦10 万/μL
6. 総 Ca 値≦7.5 mg/dL
7. CRP≧15 mg/dL
8. SIRS 診断基準[*]における陽性項目数≧3
   [*](1) 体温＞38℃あるいは＜36℃
   (2) 脈拍＞90 回/分
   (3) 呼吸数＞20 回/分あるいは $PaCO_2$＜32 Torr
   (4) 白血球数＞12,000/μL か＜4,000/μL または 10%幼若芽球出現
9. 年齢≧70 歳

B．造影 CT Grade
- 原則として発症 48 時間以内に判定する
- 炎症の膵外進展度と膵の造影不良域の点数を合計する
  合計点数が 1 点以下を Grade 1, 2 点を Grade 2, 3 点以上を Grade 3 とする

1. 炎症の膵外進展度
   (1) 前腎傍腔　　：0 点
   (2) 結腸間膜根部：1 点
   (3) 腎下極以遠　：2 点
2. 膵の造影不良域：膵頭部，膵体部，膵尾部の 3 区分に分けて，
   (1) 各区域に限局している場合,
   　　または膵の周辺のみの場合：0 点
   (2) 2 つの区域にかかる場合：1 点
   (3) 2 つの区域全体を占める,
   　　またはそれ以上の場合　：2 点

C．重症の判定
　A．予後因子が 3 点以上，または
　B．造影 CT Grade 2 以上の場合は重症とする

［急性膵炎の診断基準・重症度判定基準最終改訂案. 厚生労働省科学研究補助金難治性疾患克服研究事業難治性膵疾患に関する調査研究, 平成 17 年度総括・分担研究報告書 2006, p.27-34 より引用］

炎症の膵外進展度

膵造影不良域	前腎傍腔	結腸間膜根部	腎下極以遠
＜1/3	CT Grade 1	CT Grade 1	CT Grade 2
1/3〜1/2	CT Grade 1	CT Grade 2	CT Grade 3
1/2＜	CT Grade 2	CT Grade 3	CT Grade 3

- 浮腫性膵炎は造影不良域＜1/3 に入れる
- 原則として発症後 48 時間以内に判定する

■ CT Grade 1
■ CT Grade 2
■ CT Grade 3

［高田忠敬（編）：急性膵炎診療ガイドライン 2021，第 5 版，p.56，金原出版，2021 より許諾を得て転載］

2）胆石性急性膵炎に対する治療

　胆石性膵炎は総胆管結石が十二指腸乳頭共通管部に嵌頓して膵管閉塞や乳頭浮腫によって引き起こされた膵炎であり，多くは胆管炎を伴っている．MRCP や EUS を追加して診断されれば，早期に ERCP/EST 処置を行い，膵管内圧減圧および胆管ドレナージによって膵炎と胆管炎の悪化を阻止する．すなわち，内視鏡的胆道ドレナージにより急性胆管炎を軽快させ，基本的初期治療により急性膵炎も軽快させる．その後，総胆管結石に対しては内視鏡的十二指腸乳頭括約筋切開術（EST）を施行して内視鏡的砕石術により結石除去を行う方法が一般的である．

3）重症例に対する治療（高次医療施設での集中治療）

　自施設で重症例に対応できない場合には，集中治療可能な医療施設へ転送する．

①循環動態を維持するために，中心静脈圧をモニターしながら積極的輸液療法を行う．ときにきわめて大量の細胞外液補充液（乳酸リンゲル液など）の初期輸液を要することがある．

②長期間の絶食は腸粘膜萎縮をきたして，バクテリアルトランスロケーション（腸内細菌の血中への移行）を介して感染性合併症を増加させるので，早期に経腸栄養チューブを留置して経腸栄養療法を導入する．

③高サイトカイン血症による臓器不全対策として，持続的血液濾過透析（CHDF）などの血液浄化療法を行う．

CHDF：continuous hemodiafiltration

合併症とその治療法

1）仮性囊胞

　浮腫性膵炎の急性期膵周囲液体貯留が吸収されず，4 週以降に**仮性囊胞**が形成されることがある．袋状の囊胞壁には上皮がなく線維性結合組織に覆われており，自然消失することも多いので，まず経過観察を行う．大きな囊胞が長期間残存するような場合には，感染，出血，破裂などをきたすことがあるので，囊胞内容液の排液ドレナージを行う．

2）被包化壊死，感染性膵壊死

　壊死性膵炎の急性期壊死性貯留が吸収されず，4 週以降に壊死巣が被包化されて被包化壊死（WON）となることがある．さらに壊死巣に感染が合併すると感染性膵壊死となる．感染性膵壊死に対しては，以前は外科的治療としてネクロゼクトミー（壊死巣切除）が施行されてきた．最近では EUS を用いた経消化管的な内視鏡的治療（排液ドレナージ）が行われることが多い．

WON：walled-off necrosis

治療経過・予後

　多くの急性膵炎は浮腫性膵炎であり，予後良好である．2016 年の全国疫学調査[8]によると，急性膵炎全体における重症急性膵炎の割合は 23.6％，死亡率は重症急性膵炎では 6.1％，急性膵炎全体では 1.8％と報告されている．重症急性膵炎では，早期合併症としてショックや循環不全は克服できても，発

症2週以降の後期合併症として，敗血症（感染性膵壊死由来など），DIC，多臓器不全が生じて直接死因になることが多い．

退院支援・患者教育

発症から数日以内に急激に重症化することがあるので，入院早期にはバイタルサイン測定と腹部診察を頻回にして，適切な疼痛対策のみならず，重症化の徴候を見逃さないように努める．大量輸液を要することが多いので，輸液量と尿量から体液バランスを把握して輸液量の調整を行う．アルコール性の症例では，軽快退院時に再発防止のために断酒指導を徹底して行う．

7 | 慢性膵炎

A 病態

慢性膵炎とは

慢性膵炎臨床診断基準2019[10]によると，慢性膵炎とは，遺伝的要因や環境要因，その他の危険因子を有し，実質への傷害やストレスに対して持続的な病的反応を生じて起きる，膵臓の病的線維化炎症症候群である．膵臓の内部に不規則な線維化，炎症細胞浸潤，実質の脱落，肉芽組織，膵石の形成，膵管の不規則な拡張などの慢性変化が生じ，進行すると膵外分泌・内分泌機能の低下を伴う病態である．多くは非可逆性であり，腹痛や背部痛，進行例では膵内・膵外分泌機能不全による臨床徴候を伴うものが典型例である．

疫学

2016年の全国疫学調査[11]によると，年間受療患者数は56,520人，新規受療患者数は14,740人と推定されている．男女比は4.8：1と圧倒的に男性に多く，成因はアルコール性71.0%，特発性23.7%，遺伝性/家族性1.6%，胆石性0.9%であった．男性ではほとんどアルコール性で79.1%を占めたのに対して，女性では特発性が55.0%と最も多く，アルコール性は37.6%であった[11]．アルコール性急性膵炎は一時的な大量飲酒で発症するのに対して，アルコール性慢性膵炎は長年の継続的な大量飲酒を成因として発症する．

> **臨床で役立つ知識**
>
> ## アルコール多飲者
>
> アルコール多飲者の定義として，日本酒 1 日 3 合以上 5 年以上の飲酒歴がある者は常習飲酒家，さらに日本酒 1 日 5 合以上 10 年以上の飲酒歴がある者は大酒家とされる．飲酒量と慢性膵炎発症リスクのオッズ比は，1 日あたりの飲酒量（エタノール換算）が 60 g 以上で有意な増加が認められる．慢性膵炎臨床診断基準 2019[10]においては 1 日 60 g 以上（純エタノール換算）の持続する飲酒歴は診断項目のひとつに取り入れられている．同量は，ビール 1,500 mL/日，日本酒 540 mL（3 合）/日に相当する．

発症機序

慢性膵炎の病態の本質は，外分泌腺である腺房細胞の脱落と間質の線維化である．長年のアルコール多飲により腺房細胞が傷害されて，膵液はタンパク濃度の上昇をきたして粘稠性の亢進が生じる．末梢膵管にタンパク栓が形成されて膵液のうっ滞をきたし，さらに腺房細胞の萎縮，脱落をきたして間質の線維化が進行するとされる．

症状

初発症状として最も多くみられるのは上腹部痛で，次いで背部痛である．心窩部から左上腹部を中心とした腹痛が持続的にみられ，飲酒や高脂肪食の摂取により増悪することが多い．体重減少や下痢などから発症することもある．急性膵炎のように腹膜刺激症状がみられることは少ない．

B 診断

どのような症状から疑われるか

膵炎に特徴的な症状（表Ⅲ-4-5）が認められる．腹部症状をきたすことなく，体重減少や下痢が初発症状のこともある．

診断の進め方・確定診断の方法

血液検査ではアミラーゼなどの膵酵素値の異常が認められる．病変の進行により膵管内ではタンパク栓から炭酸カルシウムを主成分とする膵石が形成されるので，膵石の存在が画像診断の有力な根拠となる．日常診療では長年の大量飲酒を背景として，CT や MRCP の画像所見で膵石，主膵管の不規則な拡張，膵実質の萎縮が認められれば慢性膵炎確診例とされる[10]．膵機能検査としては BT-PABA 試験*がある．

慢性膵炎の典型的な画像を図Ⅲ-4-14 に示す．

臨床分類

機能面から，病期は①代償期，②移行期，③非代償期の 3 型に分類される

***BT-PABA 試験**

BT-PABA 試験とは唯一の膵外分泌機能検査であり，BT-PABA 試薬（PFD 試薬*）を経口投与後の 6 時間尿中 PABA 排泄率を評価するもので，十二指腸液中の膵酵素のキモトリプシン活性を反映している．健常者での基準値は 81.9±8.5%であるが，慢性膵炎確診例では 70%未満に低下する．肝硬変や腎機能低下の例では低値に出ることにも留意する．

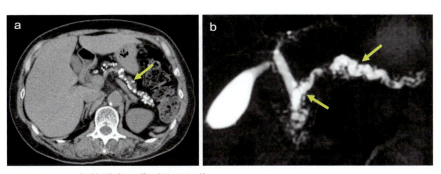

図Ⅲ-4-14　慢性膵炎の典型的な画像
a：CT．膵全体の萎縮，膵石の多発．
b：MRCP．主膵管の不整拡張．

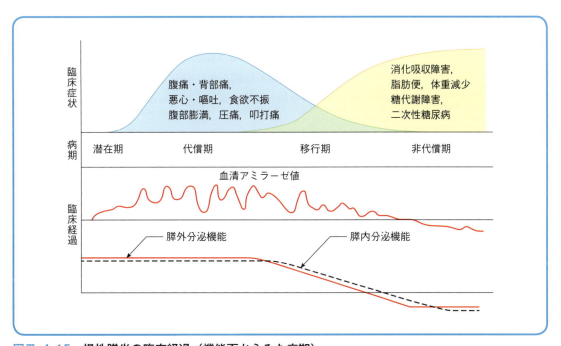

図Ⅲ-4-15　慢性膵炎の臨床経過（機能面からみた病期）
［早川哲夫ほか：慢性膵炎の治療指針の改訂について．厚生省特定疾患難治性膵疾患調査研究班，昭和62年度研究報告書，p.23-27，1988より引用］

（図Ⅲ-4-15）[12]．すなわち，膵酵素上昇をともなう腹痛発作をくり返す代償期を経て，しだいに膵外分泌・内分泌機能は低下して，腹部症状は軽減あるいは消失した非代償期にいたる．非代償期には，進行して膵機能が荒廃すると膵酵素値はむしろ低下し，膵外分泌機能不全（**消化吸収障害**）や内分泌腺であるランゲルハンス（Langerhans）島も傷害された膵内分泌機能不全（**膵性糖尿病**）が主体となる．

＊脂肪便

肉眼的に脂肪塊を含んで光沢を有する灰白色の軟便を呈する．便量は多いが，必ずしも下痢便ではない．

✎ メモ

膵性糖尿病はやせ型の二次性糖尿病であり，その病態は一次性の２型糖尿病とは大きく異なる．すなわち，インスリン分泌Ｂ細胞とともにグルカゴン分泌Ａ細胞も減少し，炭水化物の消化不良による食後血糖上昇の緩徐化などが認められる．そのため，低血糖も起こしやすく血糖コントロール管理が困難になることが多い．

ESWL：extracorporeal shock wave lithotripsy

非代償期には，リパーゼ分泌不全による脂肪の消化吸収不良による**脂肪便**＊が出現して体重減少をきたすことがある✎．

C 治療

主な治療法

1）代償期

急性再燃時における治療方針は，前述の急性膵炎に対する治療方針と同様である．再燃時以外の間欠期における治療方針は，断酒とともに１日30ｇ以内の脂肪制限食を遵守し，香辛料，カフェインなどの刺激物も避けるようにする．軽度の膵酵素上昇を伴う症例では，経口タンパク分解酵素阻害薬であるカモスタットメシル酸塩の内服が有用である．

2）移行期

主膵管内に形成された膵石により膵液のうっ滞をきたして腹痛が認められる症例に対しては，体外衝撃波結石破砕療法（ESWL）の適応がある．ESWLによる破砕効果と短期的な臨床効果は良好であるが，根治的治療法ではない．

3）非代償期

①膵外分泌機能不全（消化吸収障害）

食事療法として，厳格な脂肪制限ではなく１日40～50ｇ程度の脂肪摂食は許可する．消化酵素補充療法として，高力価パンクレリパーゼ製剤を毎食直後に内服する．また，リパーゼはpH4以下では失活するため，小腸内pHを上昇させて消化酵素薬を有効に作用させるために酸分泌抑制薬の併用も検討する．

②膵内分泌機能不全（膵性糖尿病）

膵性糖尿病の初期段階ではインスリン分泌を促進するスルホニル尿素薬（SU薬）の内服が効果を示すことがあるが，進行するとインスリン療法の導入を余儀なくされる．低血糖にも留意しながら，超速効型インスリンの毎食直前投与と持効型インスリンの眠前１回投与により，HbA1c 7.5%程度を目標にした血糖コントロールを行う．

合併症とその治療法

①仮性囊胞に対しては，急性膵炎における仮性囊胞と同様に対応する．そのほか，②肝機能障害，③胆道狭窄，④消化性潰瘍，⑤他臓器悪性腫瘍，⑥消化管出血，⑦膵性胸水・腹水，⑧膵がん，⑨十二指腸狭窄など，多彩な合併症をきたすことがある．

治療経過・予後

生存率は診断10年後で約70%，20年後で約45%と報告され，とくにアルコール性の飲酒継続例で予後不良である．死因の約半数は悪性腫瘍であり，膵がんが最多で，肺がん，胃がん，食道がん，肝がんの順である．そのほか

の死因として，糖尿病に関連した腎不全，低血糖，糖尿病性昏睡や肺炎が続く．良性疾患ではあるが，膵がんをはじめとする種々の悪性腫瘍の合併が多い点では予後不良な疾患である．

退院支援・患者教育

代償期から非代償期へと機能低下にいたると，腹痛の発現はかえって少なくなるが，病期としては非可逆的に進行していることを説明する．病期に応じた脂肪摂取制限や，膵性糖尿病の合併を考慮に入れた栄養指導を行う．とくに非代償期では，脂肪摂取食は消化吸収障害による低栄養を助長するので，代償期と同様の画一的な脂肪制限は行わない．長年の大量飲酒が背景にある症例では永続的な禁酒を意味する「断酒」指導を徹底する．断酒を遵守できずアルコール依存症が疑われる症例では，心理的要因にも配慮して精神科医と連携して診療を進めていく．対応が困難な場合には，アルコール依存症専門医療機関へ紹介する．

コラム　**自己免疫性膵炎**

発生機序として自己免疫機序が関与している膵の慢性進行性の炎症性疾患である．高齢男性に多く，腹部症状は軽度であるが，胆管狭窄による黄疸が認められる例がある．診断基準としては，①血液検査でIgG4高値，②画像検査で膵腫大と主膵管の狭細像，③特徴的な膵病理組織像から診断される．薬物療法として副腎皮質ステロイドが奏効する．胆管狭窄による閉塞性黄疸を発症した例では内視鏡的胆道ドレナージを施行する．膵外病変として，硬化性唾液腺炎，後腹膜線維症，硬化性胆管炎などを伴うことがあり，自己免疫性膵炎は"IgG4関連疾患"という全身性疾患の膵病変という見方もある．

---

8 ｜ 膵がん

A　病態

膵がんとは

臨床的に膵がんの大部分（通常型膵がん）は膵管上皮細胞から発生する管状腺がんであり，増殖して周囲に拡大する浸潤性発育の傾向が強いので**浸潤性膵管がん**と称される．発生部位からの分類として，①**膵頭部がん**が約60％，②**膵体尾部がん**が約15％，③2区域ないし全体がんが約25％とされる．間質に線維成分を多く含んで悪性度が高く，全がんの部位別統計のなかでも最も予後不良である．今日でも早期発見がむずかしく，根治切除手術の

表Ⅲ-4-7 膵がんの症状と原因

症状	原因
上腹部不快感	自律神経の異常？ 軽症膵炎
黄疸，かゆみ，濃縮尿，発熱，右上腹部痛	胆管の閉塞や炎症
腹痛，背部痛	膵管の狭窄や膵炎
糖尿病の発症・急性増悪，下痢	膵の機能低下
食欲不振，嘔吐，体重減少，消化管出血	消化管浸潤
腫瘤触知，背部痛，腹部膨満	腫瘍自体による
腹部膨満，腹水，腸閉塞	腹膜転移

適応になっても切除後の再発率は高く，姑息的治療や緩和治療の適応となることが多い．

疫学

国立がん研究センターの統計[13]によると，2019年の膵がんの罹患者総数は43,865名，2020年の死亡者総数37,677名と報告され，男女比はほぼ1：1である．死亡者数の全がん部位における順位は肺，大腸，胃に次いで第4位であった．がんの部位別5年相対生存率は，8.5%と全がんのなかで最低であった．

疫学的に膵がんの危険因子としては，家族歴，糖尿病，肥満，慢性膵炎，膵管内乳頭粘液性腫瘍（IPMN），喫煙，飲酒が知られている．

発症機序

膵管分枝における微小な前がん病変である膵上皮内腫瘍性病変（PanIN）から発生する．種々の遺伝子異常の蓄積によって，PanIN 1（軽度異型）からPanIN 3（高度異型）へと段階的に異型度が高まり浸潤がんにいたるとされる．がん遺伝子である*K-ras*遺伝子変異（点突然変異）はPanINの早期の段階から認められ，浸潤性膵管がんでは90%以上に認められる．

症状

①膵頭部がんでは，胆管が膵頭部を通るために，黄疸や腹痛が半数以上に認められる．一方，②膵体尾部がんは黄疸で発症することは少なく，腹痛や腹部不定愁訴が多く，高度進行してから発見されることが多い．そのほか，背部痛，食欲不振，体重減少，全身倦怠感などで発症する．また，糖尿病の急な悪化から膵がんが発見されることもある．膵周囲への浸潤や遠隔転移によりさまざまな症状が生じるので，膵がんの症状と原因を**表Ⅲ-4-7**に示す．

> **メモ**
>
> 全がんの5年相対生存率が62.1%であるのに対して，胆嚢・胆管がんは24.5%，膵がんは8.5%とワースト2を占めている．膵胆道がんの年間の死亡者数と罹患者数は同数に近く，膵胆道がんの予後がきわめて不良であることを物語っている．

PanIN：pancreatic intraepithelial neoplasia

| もう少し
くわしく | **膵神経内分泌腫瘍** |

神経内分泌細胞は，ペプチドホルモンを産生分泌して神経細胞との共通性が認められる内分泌細胞群であり，膵，消化管，肺など全身の諸臓器に分布する．神経内分泌細胞に由来する腫瘍のうち，膵・消化管ホルモンを分泌するものが膵神経内分泌腫瘍であり，膵腫瘍全体の2～3%を占める．約半数はホルモン過剰症状が認められない非機能性腫瘍である．ホルモン過剰症状が認められる機能性腫瘍のうち，最も高頻度であるのが①インスリノーマ，次いで②ガストリノーマである．①インスリノーマは膵ランゲルハンス島のインスリン分泌B細胞から発生し，膵体尾部に単発例が多い．インスリン分泌過剰による空腹時の低血糖症状や肥満が認められ，多くは良性である．②ガストリノーマは胃酸分泌を担うガストリンを分泌するG細胞から発生し，膵頭部や十二指腸に多発例が多い．ガストリン分泌過剰による胃酸分泌亢進により，難治性の消化性潰瘍や慢性の水様性下痢がみられ，ゾーリンジャー-エリソン（Zollinger-Ellison）症候群とも呼ばれる．肝転移をきたしたり，悪性例が多い．①②ともに膵がんとは異なり多血性腫瘍である．治療方針は，内科的にはホルモン分泌過剰症状の緩和，外科的には腫瘍核出術あるいは切除術を行う．

B 診断

どのような症状から疑われるか

特有の自覚症状はないが，持続性の心窩部から背部にかけての痛みをきたす．膵体尾部がんでは後腹膜組織を経て神経叢に浸潤しやすく，がん疼痛をきたすことが多い．体重減少も，ほかのがんに比べて急速かつ早期より著しい．膵頭部がんの胆管への浸潤による黄疸は，胆管がんでみられるのと同様に閉塞性黄疸である．眼球結膜と皮膚の黄染，褐色尿，灰白色便，全身の皮膚の瘙痒感が出現する．下部胆管がんと同様にクールボアジェ徴候として，無痛性に腫大した胆嚢が右季肋下に触知されることがある．

診断の進め方・確定診断の方法

アミラーゼやエラスターゼ1などの膵酵素値の上昇は膵管閉塞を疑う根拠となり，また，糖尿病の精査を契機に膵がんが発見されることも多い．

超音波検査では，境界不鮮明な低エコー腫瘤として描出される．主膵管拡張（腫瘤の尾側主膵管の拡張）や胆管拡張が認められる．線維成分が豊富な乏血性腫瘍であるので，造影CTでは造影不良な低吸収域を呈する腫瘤として描出され，他臓器や血管への浸潤，肝転移，リンパ節転移などの進展度診断を行う．造影CTの所見により病期診断と標準的手術による切除可能性が評価される．MRCPでは膵管の途絶，尾側膵管の拡張，胆管狭窄や閉塞などが認められる．今日，EUSに引き続いて，EUS-FNA*により病理組織診断が確定されることが多い．ERCPは，以前は中心的な画像診断法であったが，

メモ

膵がんの腫瘍マーカーとしては，CA19-9，SPan-1，DUPAN-2，CEAなどがある．最も頻用されているCA19-9で陽性率は70～80%であるが，早期診断における有用性には乏しく，補助診断や経過観察に用いられる．なお，胆道がんの腫瘍マーカーとしてもCEAやCA19-9は有用である．

＊EUS-FNA

EUSガイド下穿刺吸引細胞診（EUS-guided fine needle aspiration：EUS-FNA）とは，EUSで膵腫瘍を観察しながら，経消化管的に腫瘍を針で穿刺吸引して組織や細胞を採取して調べる方法で，現在では最も確実な病理診断検査法であり，近年普及している．

a．膵頭部がん

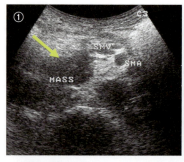
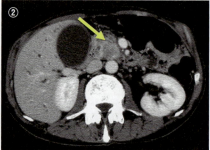
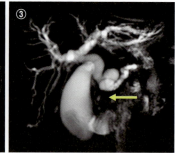

b．膵体尾部がん

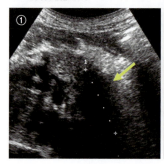
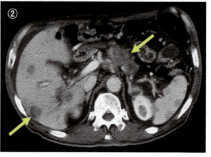

図Ⅲ-4-16　膵がんの典型的な画像
a：膵頭部がん．①超音波検査，②CT．膵頭部の腫瘤像，③MRCP．膵頭部腫瘤による総胆管と主膵管の閉塞，上流の拡張．
b：膵体尾部がん．①超音波検査，②CT．膵体尾部の腫瘤と多発性肝転移．

現在ではERCP後膵炎などの合併症や侵襲性を考慮して，診断目的ではMRCPのほうを施行する．しかし，ERCP下膵液細胞診や生検組織診は今日でも診断確定に用いられる．膵がんの典型的な画像を図Ⅲ-4-16に示す．

進行度分類

がんの周囲への進展度や転移の状況からステージ分類されている[14]（表Ⅲ-4-8）．膵がんは悪性度が高く転移をきたしやすいので，早期がんの概念はない．

C　治療

主な治療法

ステージ分類（表Ⅲ-4-8）と，切除可能性分類（表Ⅲ-4-9）による膵がんの治療アルゴリズム[15]を図Ⅲ-4-17に示す．

表Ⅲ-4-8　膵がんの進行度分類

①TNM分類

T因子（tumor；膵局所進展度）
- Tis：がんが膵管上皮内にとどまるもの（上皮内がん）
- T1：がんが膵臓に限局しており最大径が20 mm以下のもの
  　T1a；5 mm以下，T1b；5〜10 mm，T1c；10〜20 mm
- T2：がんが膵臓に限局しており最大径が20 mmを超えるもの
- T3：がんの浸潤が膵臓を越えて進展するが，腹腔動脈もしくは上腸間膜動脈に及ばないもの
- T4：がんが腹腔動脈もしくは上腸間膜動脈に及んで拡がっているもの

N因子（lymph node；リンパ節転移）
- N0：領域リンパ節転移なし
- N1：領域リンパ節転移あり（N1a：1〜3個，N1b：4個以上）

M因子（metastasis；遠隔転移）
- M0：遠隔転移なし
- M1：遠隔転移あり（大動脈周囲リンパ節など領域リンパ節を越えるリンパ節転移も含む）

②ステージ分類

ステージ ＼ 因子	T因子	N因子	M因子
ステージ0	Tis	N0	M0
ステージⅠA	T1（T1a，T1b，T1c）	N0	M0
ステージⅠB	T2	N0	M0
ステージⅡA	T3	N0	M0
ステージⅡB	Tis，T1（T1a，T1b，T1c），T2，T3	N1（N1a，N1b）	M0
ステージⅢ	T4	Any N	M0
ステージⅣ	Any T	Any N	M1

［日本膵臓学会（編）：膵癌取扱い規約，第8版，p.53，金原出版，2023より許諾を得て改変し転載］

臨床で役立つ知識

プレシジョンメディスン

　プレシジョンメディスンとは，がん遺伝子異常に基づいた治療をいう．近年，生検組織あるいは血液中のがん細胞から抽出されたDNAから遺伝子を抽出して，がん遺伝子変異を網羅的に解析する"がんゲノムプロファイリング検査"が行われるようになった．そして，得られた情報は治療薬選択などのがん診療に活用されるようになった．代表的な例として，BRCA遺伝子検査は"遺伝性乳がん卵巣がん症候群"の診断に用いられるが，BRCA遺伝子変異は膵がん患者の数％に認められると報告されている．そして，BRCA遺伝子変異を有する切除不能膵がん患者では，プラチナ系抗がん薬を含む化学療法後の維持療法として，分子標的治療薬（PARP阻害薬）であるオラパリブの有用性が報告されている．

PARP：poly ADP-ribose polymerase

表Ⅲ-4-9 膵がんの切除可能性分類

切除可能（resectable：R）膵がん		通常の標準的手術によりがんの残らない切除が可能なもの
切除可能境界（borderline resectable：BR）膵がん		門脈系や動脈系に接しており，肉眼的に取り切れても組織学的にがんの残る可能性があるもの
切除不能（unresectable：UR）膵がん	局所進行（UR-LA：locally advanced）膵がん	膵周囲の門脈系・動脈系への高度浸潤を伴うもの
	遠隔転移を伴う（UR-M：metastasis）膵がん	全身にがんが広がっていると判断されるもの

［日本膵臓学会（編）：膵癌取扱い規約，第8版，p.56-57，金原出版，2023より許諾を得て改変し転載］

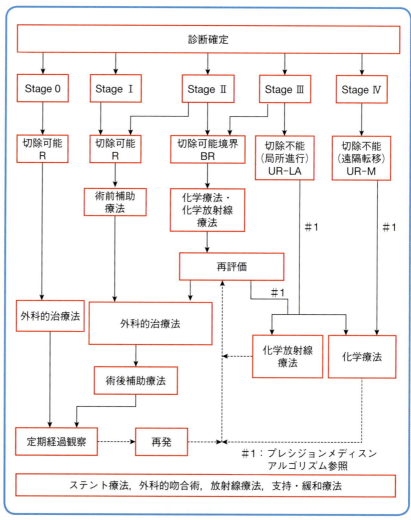

図Ⅲ-4-17 膵がんの治療アルゴリズム

［日本膵臓学会膵癌診療ガイドライン改訂委員会（編）：膵癌診療ガイドライン2022年版，p.74，金原出版，2022より許諾を得て改変し転載］

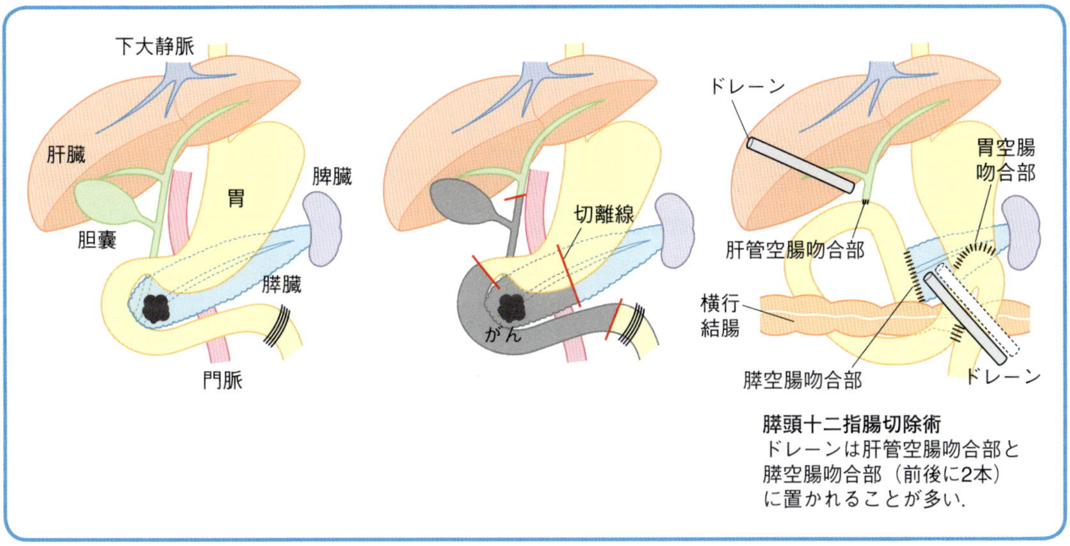

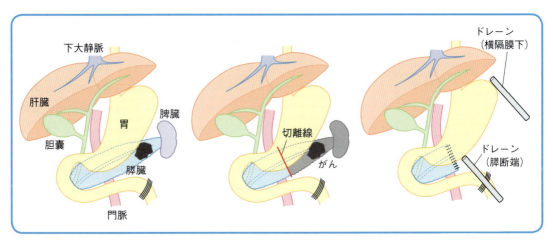

図Ⅲ-4-18　膵頭部がんの手術

図Ⅲ-4-19　膵体尾部がんの手術

1）外科的治療

　外科的切除が唯一治癒の期待できる治療法である．しかし，膵臓は門脈，腹腔動脈，上腸間膜動脈など大血管に隣接しており，周辺にバリアとなる組織にも乏しく，腫瘍径 2 cm 以下の T1 膵がんといえども神経浸潤，脈管浸潤，リンパ節転移が高頻度に認められる．膵がんの切除率は約 30％と報告され，根治切除術後にも高率に再発が認められる．

　標準術式は，膵頭部がんに対しては膵頭十二指腸切除術，膵体尾部がんに対しては膵体尾部切除術である（**図Ⅲ-4-18**，**図Ⅲ-4-19**）．膵切除後の特有

の合併症として，膵液瘻，腹腔内出血，胃内容排泄遅延，糖尿病，下痢などが生じることがある．切除可能膵がんに対して根治切除が行われた後にも，術後再発予防のための補助化学療法は有用とされ，ゲムシタビン点滴静注やS-1内服が行われる．

2）薬物療法（全身化学療法）

①切除可能境界膵がんに対しては，術前にゲムシタビン点滴静注やS-1内服による薬物療法や放射線療法を行い，治療効果を評価して治癒切除可能か否かの検討を行った後に外科的治療の適応を決定する．

②局所進行切除不能膵がんに対しては，化学放射線療法（フルオロウラシルまたはゲムシタビン併用の放射線療法）や，薬物療法としてはFOLFIRINOX療法*，ゲムシタビンとナブパクリタキセルの併用療法（GnP療法），ゲムシタビンあるいはS-1の単剤療法の有用性が報告されている．

③遠隔転移を伴う切除不能膵がんに対しては，FOLFIRINOX療法*，ゲムシタビンとナブパクリタキセルの併用療法（GnP療法），ゲムシタビンあるいはS-1の単剤療法の有用性が報告されている．

> ***FOLFIRINOX療法**
> FOLFIRINOX療法とは，フルオロウラシル，オキサリプラチン，イリノテカン，ホリナートカルシウムの4剤の多剤併用化学療法である．

合併症とその治療法

1）閉塞性黄疸

　膵頭部がんで閉塞性黄疸発症例では，内視鏡的経鼻胆道ドレナージ（ENBD）や経皮経肝的胆道ドレナージ（PTCD）により術前に黄疸を改善させる．切除不能例では胆汁ドレナージ後に胆管閉塞部位にメタリック（金属）ステントの留置を行う．EUS-BD（前述）の方法で内視鏡的経消化管的ルートによる胆汁ドレナージとステント留置が行われることもある．ステント留置により自宅療養が可能になるので，QOLの面からも望ましいとされる．

2）消化管通過障害

　十二指腸への浸潤により通過障害をきたした切除不能例では，姑息的手術として胃空腸吻合術（バイパス術）や内視鏡的十二指腸ステント留置術の適応となる．

3）がん疼痛

　疼痛に対する緩和療法としては，WHO方式がん疼痛治療法に基づいて段階的に鎮痛薬を用いる．NSAIDsでは対応困難であり，モルヒネなどの医療用麻薬（オピオイド）の適応となることが多い．また，ペインクリニックでの神経ブロック療法や，骨転移による疼痛に対する放射線療法が施行されることがある．

治療経過・予後

　膵がんの切除率は約30％とされ，根治切除術が施行されても術後再発率が高く，切除例における5年生存率は約10〜20％である．膵がん全体の生存期間中央値は10ヵ月，切除例では12.5ヵ月，非切除例では4.3ヵ月の予後である．少数例ながらも，1cm以下の膵がんでは切除により約80％の5年生存

率が得られると報告されているので，早期発見のためには1 cm以下の膵腫瘍をEUSで指摘して，EUS-FNAで確定診断することが目標となる．

退院支援・心理的支援・患者教育

　早期発見がむずかしく，根治切除手術が施行された場合でも，術後再発の可能性が高いことを説明しておく．診断時に余命数ヵ月の告知を行う場合には，傾聴と共感の姿勢をもって患者の心理状態に配慮した慎重な告知を行い，告知後も精神的なサポートを行う．がん疼痛も生じやすいので，身体的苦痛に対して十分な観察を怠ることなく，全人的な苦痛も緩和していくように図る．具体的には，切除不能膵頭部がんで胆管ステントが留置された後も，ステントの閉塞により胆管炎や黄疸の再発がありうることを説明しておく．切除不能膵がんに対する薬物療法やがん疼痛に対する医療用麻薬（オピオイド）の使用時には副作用が生じやすく，事前に予防策とともに起こりうる副作用について説明しておく．

臨床で役立つ知識　**胆管ステント**

　ステントとは，一般的に人体の管状の部分を管腔内部から広げる医療機器である．胆道領域では，ERCPに引き続いて経乳頭的に胆汁流出路を確保するための胆汁ドレナージ法として留置される．近年，EUS-BD（前述）に引き続いて留置が行われることもある．胆管ステントの種類としては，①細長い筒状の樹脂製のプラスチックステント（plastic stent：PS），②網目状で自己拡張力を有する金属製のメタリックステント（self-expandable metallic stent：SEMS）がある．良性疾患や一時的な胆汁ドレナージの場合には，①プラスチックステントが使用され，留置後も抜去と交換は可能である．一方，膵頭部がんや胆管がんなど悪性疾患の場合には，②メタリックステントが使用されることが多く，自己拡張力により長期間の開存が可能であるが，留置後の抜去はできない．

9　膵管内乳頭粘液性腫瘍（IPMN［膵嚢胞性疾患］）

A　病態

IPMN：intraductal papillary mucinous neoplasm

膵嚢胞性疾患，IPMNとは

　嚢胞とは，膵液・粘液・壊死物質などの液体を含む袋状の構造物である．膵嚢胞性疾患の分類[16]を**表Ⅲ-4-10**に示す．嚢胞壁の上皮の有無により真性嚢胞と仮性嚢胞に分けられる．膵炎後の仮性嚢胞などを除くと，膵嚢胞性疾

SCN：serous cystic
neoplasm
MCN：mucinous cystic
neoplasm

表Ⅲ-4-10　膵囊胞性疾患の分類

A．仮性囊胞	●炎症性（膵炎後） ●外傷性 ●腫瘍による二次性	
B．真性囊胞	①非腫瘍性 ●先天性 ●単純性 ●貯留性	②腫瘍性 ●漿液性囊胞腫瘍（SCN） ●粘液性囊胞腫瘍（MCN） ●膵管内乳頭粘液性腫瘍（IPMN）
C．充実性腫瘍の囊胞状変性	●膵内分泌腫瘍など	

患の多くは真性囊胞のうち腫瘍性囊胞に属する分枝型 IPMN であるため，この項では IPMN について述べる．

疫学

IPMN は高齢者の男性に多くみられ，部位的には膵頭部に多い．病変の主座の部位から，①主膵管の拡張を主体とする主膵管型，②分枝膵管の囊胞状拡張を主体とする分枝型とに大別されるが，頻度は分枝型 IPMN のほうが90％以上と圧倒的に多い．

発症機序

IPMN とは**膵管内乳頭粘液性腫瘍**のことである．膵管内（intraductal）上皮の乳頭状（papilllary）病変から粘液（mucus）が産生分泌されて膵管が拡張して，分枝膵管が拡張すると囊胞状を呈する．膵管上皮の乳頭状病変の多くは過形成までにとどまっているが，腺腫，腺がん（上皮内がん，微少浸潤がん，浸潤がん）にいたることもある．

症状

多くは無症状である．膵管内の粘液による膵液のうっ滞により急性膵炎を発症することがある．

B　診断

どのような症状から疑われるか

本疾患を疑う特有の症状はない．無症状で画像検査を施行される機会に診断されることが多い．

診断の進め方・確定診断の方法

超音波検査で膵実質内の囊胞状の構造物を拾い上げて，CT，MRI，EUS へと画像診断を進めていく．MRCP は膵管像の全体像をとらえやすいので有用である．確定診断には ERCP による膵管像の詳細な検討と，ERCP 時に膵液を採取して膵液細胞診を要する．①主膵管型 IPMN と②分枝型 IPMN の概略図[17]を**図Ⅲ-4-20** に示す．

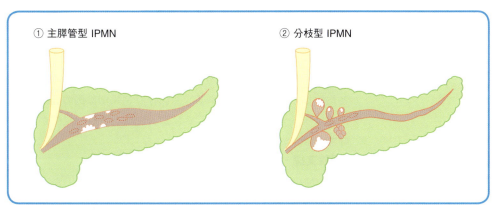

図Ⅲ-4-20　IPMNの型分類と概略図
①主膵管型IPMN；主膵管内の乳頭状病変から粘液が分泌されて主膵管が拡張する．
②分枝型IPMN；分枝膵管内の乳頭状病変から粘液が分泌されて分枝膵管が拡張して囊胞状の形態を呈する．
[国際膵臓学会ワーキンググループ：IPMN/MCN国際ガイドライン，2006年版〈日本語版・解説〉，p.5，医学書院，2006より引用]

悪性度評価

1）主膵管型IPMN

　主膵管の拡張や十二指腸乳頭の主膵管開口部から粘液の排出が認められる．悪性例が多く，手術適応を考慮してERCPなどの精査を進めていく．

2）分枝型IPMN

　拡張分枝膵管は2 cm以上になると，ブドウの房状の囊胞状形態を呈することが多いが，悪性例は少なくほとんどは経過観察の方針となる．切除手術適応は，閉塞性黄疸を伴う例，EUSで3 cm以上の囊胞内に壁在結節が確認される例，主膵管径の10 mm以上の高度拡張例など[18]，ごく限られる．

C　治療

主な治療法

1）主膵管型IPMN

　ERCP時の膵液細胞診や生検組織診などにより，術前に確定診断および切除範囲を決定する．手術術式として幽門輪温存膵頭十二指腸切除術や膵体尾部切除術が代表的である．

2）分枝型IPMN

　前述したように切除手術適応となる例はごく限られているので，ほとんどは経過観察の方針となる．

合併症とその治療法

　膵管内の粘液による膵液のうっ滞により急性膵炎を発症することがある．

分枝型 IPMN の悪性化，すなわち膵がんの合併率は年間 1.1〜2.5％と報告されている．

治療経過・予後

悪性化の進行は緩徐であり，浸潤がんになっても通常型の浸潤性膵管がんと比較して予後は良好である．悪性化 IPMN 切除例の 5 年生存率は非浸潤がんでは 98〜100％，浸潤がんでも 27〜60％とされ，浸潤がん以外の予後は良好である．

退院支援・患者教育

IPMN は膵がんとは大きく異なり，切除手術適応となっても浸潤がん以外では根治性が期待されるので，余計な不安を抱かせない説明が望まれる．分枝型 IPMN では，頻度は少ないが悪性化する例もあるので，外来で定期的に長期間，経過観察を継続していく必要性を説明する．

● 引用文献

1) 日本消化器病学会胆石症検討委員会：日本における胆石の新しい分類．日消誌 **83**：309-312，1986

2) 日本消化器病学会（編）：胆石症診療ガイドライン 2021，改訂第 3 版，p.xx，南江堂，2021

3) 急性胆管炎・胆囊炎診療ガイドライン改訂出版委員会（編）：急性胆管炎・胆囊炎診療ガイドライン 2018，第 3 版，p.45-56，医学図書出版，2018

4) 国立がん研究センター：がん種別統計情報　胆のう・胆管．がん情報サービス，〔ganjoho.jp/reg_stat/statistics/stat/cancer/9_gallbladder.html〕（最終確認：2023 年 11 月 15 日）

5) 日本膵・胆管合流異常研究会，日本胆道学会：膵・胆管合流異常診療ガイドライン，p.11，医学図書出版，2012

6) 日本肝胆膵外科学会（編）：胆道癌取扱い規約，第 7 版，p.39-40，金原出版，2021

7) 胆道癌診療ガイドライン作成委員会（編）：胆道癌診療ガイドライン，第 3 版，p.14，医学図書出版，2019

8) Masamune A, Kikuta K, Hamada S, et al.：Clinical practice of acute pancreatitis in Japan：An analysis of nationwide epidemiological survey in 2016. Pancreatology **20**：629-636, 2020

9) 高田忠敬（編）：急性膵炎診療ガイドライン 2021，第 5 版，p.56，金原出版，2021

10) 日本膵臓学会：慢性膵炎臨床診断基準 2019．膵臓 **34**：279-281，2019

11) Masamune A, Kikuta K, Kume K, et al.：Nationalwide epidemiological survey of chronic pancreatitis in Japan：introduction and validation of the new Japanese diagnostic criteria 2019. J Gastroenterol **55**：1062-1071, 2020

12) 早川哲夫，真辺忠夫，竹田喜信ほか：慢性膵炎の治療指針の改訂について．厚生省特定疾患難治性膵疾患調査研究班，昭和 62 年度研究報告書，p.23-27，1988

13）国立がん研究センター：がん種別統計情報 膵臓. がん情報サービス，〔ganjoho.jp/reg_stat/statistics/stat/cancer/10_pancreas.html〕（最終確認：2023 年 11 月 15 日）

14）日本膵臓学会（編）：膵癌取扱い規約，第 8 版，p.2-6，金原出版，2023

15）日本膵臓学会膵癌診療ガイドライン改訂委員会（編）：膵癌診療ガイドライン 2022 年版，p.74，金原出版，2022

16）Kimura W：Cystic tumors of the pancreas：diagnosis and therapy. Yamagata Med J **18**：97-107，2000

17）国際膵臓学会ワーキンググループ：IPMN/MCN 国際ガイドライン，2006 年版〈日本語版・解説〉，p.5，医学書院，2006

18）国際膵臓学会ワーキンググループ：IPMN/MCN 国際ガイドライン，2017 年版〈日本語版・解説〉，p.6，医学書院，2018

第Ⅲ章 消化器疾患 各論

5 | その他の腹部疾患

本項では，その他の腹部疾患として吸収不良症候群と腹部外傷を述べる．

1 | 吸収不良症候群

A 病 態

吸収不良症候群とは

消化・吸収が障害され，下痢，脂肪便，体重減少，貧血，倦怠感，腹部膨満，浮腫などのさまざまな症状が出現した状態を吸収不良症候群という．小腸粘膜障害によるものを原発性吸収不良症候群，腸切除や膵液，胆汁分泌不全などによって生じるものを続発性吸収不良症候群という．

発症機序

胃や膵臓，胆汁などによる管腔内での消化，小腸粘膜による吸収などの過程で異常が生じると吸収不良が発生する．
①胃切除や糖尿病性神経障害などの消化管運動異常による吸収障害（消化液と食物がうまく混ざらなくなる）
②慢性膵炎などによる脂肪吸収障害（リパーゼの欠乏による）
③小腸粘膜の障害による吸収障害
④慢性アルコール中毒による吸収障害
⑤セリアック病など，遺伝的要因による吸収障害

症 状

下痢，脂肪便，体重減少，貧血，腹部膨満感，浮腫，骨粗鬆症など．

B 診 断

どのような症状から疑われるか

下痢，脂肪便，体重減少，るいそう，貧血，倦怠感，腹部膨満，浮腫などの症状から吸収不全を疑う．食事を十分に摂取していても体重が減少する場合や，慢性の下痢の場合も本疾患を疑う手がかりになる．

診断の進め方・確定診断の方法

病歴聴取にて開腹手術や胃・腸切除の既往，遺伝的素因，熱帯地方への旅行，飲酒歴，薬物服用歴などを確認する．次に，血液検査で血球減少やタンパク濃度，コレステロール値の低下の有無，ビタミン欠乏の有無，脂肪便の有無を調べる．糞便中の脂肪顆粒の染色，脂肪定量，膵機能検査，D-キシロース試験*，小腸粘膜生検，尿中 17KS，17-0HCS1 の測定，リンパ管造影などを行うとともに，内視鏡検査，小腸造影，腹部 CT を行い，原因を絞り込んでいく．

> **＊D-キシロース試験**
> キシロースは小腸で吸収され，その40%はそのままの形で尿中に排出される．その特徴を利用して一定量のキシロースを経口投与し，その5時間後の尿中排泄キシロース量を測定することで吸収不良の有無を調べる試験である．吸収不良がある場合は低値を示す．

C 治 療

主な治療法

原因疾患が判明すれば，それに対する治療を行う．原因薬物がある場合は中止する．不明ならば対症療法を行いつつ，栄養療法を行う．栄養管理としては，障害部位を考慮しつつ，欠乏している栄養素を補充する．成分栄養剤や消化態栄養剤などの投与も検討する．

治療経過・予後

原因疾患が治癒できうるものであれば改善する可能性があるが，基本的には障害部位に合わせた栄養療法を継続していく必要がある．

退院支援・患者教育

栄養状態を評価して栄養療法の方針を決定し，自宅でもできるようにサポートする．

2 腹部外傷

A 病 態

腹部外傷とは

腹部に打撲などの衝撃が加わり，腹腔内臓器が損傷されたものである．病態としては，①実質臓器（肝，脾，腎，膵）の損傷による出血，②消化管・胆道の損傷による腹腔内汚染，③感染に分類される．単独で起こることは少なく，多発外傷を伴っていることが多いため，常に全身状態に注意を払いながら，まず緊急度と重症度を判断することが重要である．

緊急度が高いのは前者①による腹腔内出血であり，ショック状態が続いている場合には緊急開腹による止血が必要である．消化管や胆道系の損傷の場合は，腹腔内出血よりは時間的な余裕があることが多い．

表Ⅲ-5-1　臓器損傷分類

実質臓器（肝, 脾, 腎, 膵）	管腔臓器（胃, 腸管, 胆道）
Ⅰ型：被膜下損傷	Ⅰ型：非全層性損傷
Ⅱ型：表在性損傷	Ⅱ型：全層性損傷
Ⅲ型：深在性損傷	

疫 学

腹部外傷で死亡する人の割合は約6.5％であり，頭部や四肢外傷に比べて頻度は少ないが重症度は高い．

発症機序

原因は交通事故，転落などで受ける**鈍的外傷**が最も多い．交通事故の場合は外力の直接作用によるものが多く，圧迫により椎体との間に臓器が挟まれて損傷を受ける．転落の場合は，加速度による剪断力によって損傷を受けることが多い．そのほかに，スポーツによる外傷，重量物によるものなどがある．鋭的外傷としては鋭利な刃物や銃などによるものがある．

症 状

腹痛，出血量が多ければショック状態となる．

B　診 断

診断の進め方・確定診断の方法

FAST：focused assessment with sonography for trauma

まずはバイタルサインを安定させることが最優先であり，並行して **FAST** やCTで液体貯留の有無を確認する．また，意識がある場合には外傷の状況や腹部の身体所見も参考にする．

腹部超音波検査だけでは損傷臓器や出血の部位がわからないことも多いため，バイタルサインが安定すれば造影CTが必要になることが多い．造影CTにて各臓器の損傷の程度を分類する（**表Ⅲ-5-1**）．血腫や凝血塊は損傷部位の近くで認められることが多いため，出血部位の確認の参考にする．

1）FAST

対腔内の液体貯留の検索を目的とした迅速簡易超音波検査法のことをFASTという．簡便であり短時間で検査できるため，一度ではなくくり返し経時的に施行される．

2）CT

短時間に広範囲の画像が得られるため最も有用である．造影剤を用いたダイナミックCTが行われることが多い．しかし，循環動態が悪ければ検査へ移動している際に急変する可能性があるため，注意が必要である．

> **腹部外傷における FAST の有用性**
>
> ショック状態が継続しておりバイタルサインが安定しない場合は腹腔内出血が存在している可能性が高い．FASTにて液体貯留がみられる場合は出血が存在すると考えられるため，緊急開腹術を行う根拠となる．

5 | その他の腹部疾患　329

表Ⅲ-5-2　各臓器の損傷の程度による治療法の選択と合併症

臓　器	受傷機序	特徴的所見	治　療	合併症
肝臓	自動車のハンドル外傷，転落，側腹部強打など	●脾損傷に次いで多く，鈍的腹部外傷の 15〜20% ●肝酵素の上昇	保存的治療，TAE，手術を状況によって選択．Ⅰ，Ⅱ型は保存的治療も可能	胆汁漏，仮性動脈瘤，動脈門脈瘻
脾臓	側面衝突，側腹部強打，転落など	●最も多い ●遅発性破裂することがある	Ⅰ，Ⅱ型は保存的治療，Ⅲ型は TAE か手術	仮性動脈瘤
腎臓	側面衝突，側腹部強打，転落など	●鈍的腹部外傷の 10%にみられる ●血尿	Ⅰ，Ⅱ型は保存的治療も可能．それ以上は TAE か手術	尿溢流
膵臓	自動車や二輪車のハンドル外傷	●鈍的腹部外傷の 3〜15% ●診断がむずかしい．単独はまれで多臓器の損傷を合併していることが多い ●アミラーゼ上昇	手術適応	仮性膵嚢胞，多臓器不全
腸管	自動車や二輪車のハンドルやシートベルト外傷	●鈍的腹部外傷の約 5% ●腹腔内フリーエア	手術適応	腹膜炎，敗血症，腸管壊死，遅発性破裂

TAE : transcatheter arterial embolization, 肝動脈塞栓療法

C 治　療

主な治療法

　ショック状態であれば急速輸液，輸血を行い，バイタルサインが安定しなければ緊急で開腹手術が施行される．ショック状態を脱していれば出血部位の確認を行い，カテーテル的に止血するか開腹手術を行うかを検討する．損傷の程度によっては経過観察できる場合もある．

合併症とその治療法

　各臓器の損傷の程度により治療法は異なる（**表Ⅲ-5-2**）．

治療経過・予後

　合併症は**表Ⅲ-5-2**を参照．一般的に腸管破裂は感染症，敗血症を生じやすく，受傷後 8 時間が過ぎると予後は不良になりやすい．

索引

2本鎖DNAウイルス　259
5-ASA製剤　96

和文索引

あ

悪性胆道閉塞　298
アセトアミノフェン中毒　238
圧痛点　179
アップルコアサイン　200
アナフィラキシーショック　75
アニサキス　155
アルコール性肝炎重症度スコア　231
アルコール性肝障害　230
　　──の病型　231
アルコール多飲者　310
アルゴンプラズマ凝固法　114
アレルギー　52, 112

い

胃　9
　　──の運動障害　31
　　──の障害　34, 36
胃・十二指腸潰瘍　162
　　──の分類　163
胃液分泌障害　31
胃管　211
胃がん　169
異時性再発　148
胃小窩　10
移植　105, 250
胃食道逆流症　44, 148
異所性再発　148
胃切除後症候群　174
胃全摘　173
胃腸機能調整薬　92
胃粘膜下腫瘍　176
胃ポリープ　175
　　──の分類　175
イレウス　208
　　──, 機械性　208
　　──, 機能的　208
　　──, けいれん性　208
　　──, 麻痺性　208
イレウス管　211

胃瘻　89, 117, 125
インターフェロン製剤　99
インターフェロン治療　262
インターベンショナルラジオロジー
　　118

う

ウイルス性肝炎　226
右半結腸切除術　202
ウルソデオキシコール酸　99
運動亢進性ジスキネジー　294

え

栄養管理　123, 133
栄養療法　87
壊死性膵炎　305
壊疽性虫垂炎　178
エプスタイン-バーウイルス　228
　　──感染症　255
エラストグラフィ　258
鉛管像　182
嚥下機能の障害　28, 123
炎症性下痢　51
炎症性腸疾患　186
炎症性腸疾患薬　96
炎症性ポリープ　206
円柱上皮　10

お

横隔膜　15
横行結腸がん　199
横行結腸切除術　202
黄色ブドウ球菌感染症　193
黄疸　57, 243
嘔吐　44, 110, 208
オクトレオチド　212
悪心　44, 110
オッディ括約筋　18, 294

か

外在神経系　30
外痔核　224
回腸　11
改訂シドニー分類　159
開腹術　104
外分泌　21
改変フォレスト分類　113
回盲部切除術　202

回盲弁　12
潰瘍性大腸炎　34, 126, 129, 181, 246
　　──の重症度分類　183
　　──の分類　181
化学放射線療法　121
踵落とし衝撃試験　180
核医学検査　77
核酸アナログ製剤　100, 262
核磁気共鳴画像検査　75
拡大内視鏡検査　86, 145
過形成ポリープ　206
下行結腸がん　199
過誤腫性ポリープ　206
ガストリン　10
仮性嚢胞　308
家族性大腸ポリポーシス　207
カタル性虫垂炎　178
化膿性虫垂炎　178
過敏性腸炎の診断基準　215
過敏性腸症候群　52, 126, 213
　　──の病型分類　214
下部消化管内視鏡検査　81
下部食道括約筋　136
カプセル内視鏡　83, 187, 189
カルシウム拮抗薬　137
カレン徴候　305
肝移植　250
肝右葉切除術　301
肝外胆管切除術　301
肝鎌状間膜　15
肝機能の障害　34
肝区域　15
肝区域切除術　301
肝硬変　133, 266
　　──の栄養療法　87
肝細胞がん　271, 275
肝細胞の風船様変性　234
肝左葉腫大　267
肝腫大　56
肝受容体シンチグラフィー　78
肝障害度　119, 277
肝小葉　16
肝性脳症　35, 60, 133, 267, 272
肝切除術　279

感染性腸炎　192
感染予防　271
肝臓　15
　　──の障害　39
肝胆道シンチグラフィー　78
がん疼痛　315
肝内結石　283
肝内胆管がん　275
肝膿瘍　280
肝庇護薬　98
肝尾状葉切除術　301
カンピロバクター腸炎　193
肝不全　110, 271
関連痛　47

き

キーボードサイン　210
機械性下剤　95
機械的止血法　114
器質性便秘　54
偽小葉　266
キシロース　327
機能性下痢症　221
機能性ディスペプシア　126, 166
機能性便秘　54
機能的イレウス　208
偽膜性腸炎　198
吸収　22
吸収不良症候群　326
急性胃炎・急性胃粘膜病変　155
急性肝炎　251
急性肝機能障害　35
急性肝不全　248
　　──の診断基準　249
急性下痢　52
急性限局性腹膜炎　224
急性膵炎　304
急性胆管炎　287
急性胆嚢炎　287
急性虫垂炎　178
急性汎発性腹膜炎　224
急性腹症　52
急性腹膜炎　223
急性閉塞性化膿性胆管炎　290
鏡視下手術　104

狭帯域光法　82, 144
胸部中部食道　143
鏡面形成　210
局注法　113
虚血性大腸炎　195
筋性防御　54, 179, 224
緊張亢進性ジスキネジー　294
緊張低下性ジスキネジー　294

く

クイノー分類　15
空腸　11
クールボアジェ徴候　17, 59, 67,
　　315, 298
クッパー細胞　16
クモ状血管腫　35
グリソン鞘　16
グリチルリチン製剤　99
グルカゴン　21
グルカゴン様ペプチド-1　48
グルクロン酸抱合　19, 33, 58
グレイ　121
グレイ-ターナー徴候　305
グレリン　49
クローン病　34, 126, 186
　　──の活動性と重症度分類　188
クロストリディオイデス・ディフィシ
　　ル　198
クロム親和性細胞　30
クロンカイト-カナダ症候群　207

け

経口感染　253, 254
経口胆石溶解療法　286
警告症状　53
経静脈栄養　88, 91
経腸栄養　88
経腸栄養剤　22, 89
経鼻胃管　88
経皮経肝的胆管ドレナージ　121, 293
経皮経肝的胆嚢ドレナージ　121, 292
経皮経食道胃管　89
経皮的エタノール注入療法　121, 277
経皮的肝動脈化学塞栓療法　119, 277
経皮的ラジオ波焼灼療法　120
経皮内視鏡的胃瘻造設術　117

けいれん性イレウス　208
劇症肝炎　248
　　──の肝移植適応　250
下血　51
下剤　95
　　──，機械性　95
　　──，刺激性　95
血液検査　68
血管雑音　65
結紮切除術　224
血清γグロブリン　239
血清検査　69
血清診断　157
結節性紅斑　182, 186
結腸ヒモ　13
血便　51
下痢　51
原発性肝がん　275
原発性硬化性胆管炎　246, 289
原発性胆汁性肝硬変　243
原発性胆汁性胆管炎　243
　　──の重症度分類　245
　　──の診断基準　244
　　──の臨床病期　243

こ

抗 HBs ヒト免疫グロブリン　263
高位前方切除術　202
抗核抗体　239
交感神経　30
抗がん薬　102
後期ダンピング症候群　174
抗凝固薬　112
抗好中球細胞質抗体　246
高周波焼灼止血法　114
高張食塩水エピネフリン局注法　114
抗ミトコンドリア抗体　243
肛門括約筋　27
肛門周囲膿瘍　28, 123, 186, 224
コーヒー残渣様吐物　34, 50
黒色便　51
骨粗鬆症　245
コレシストキニン　48, 294
コレステロール胆石　283
コレラ　193

さ

細菌性赤痢　193
サイトメガロウイルス　228
左半結腸切除術　202
サルモネラ症　193
三管合流部　17
酸分泌抑制薬　32, 93, 151, 152,
　156, 167

し

痔核　224
色素胆石　283
刺激性下剤　95
止血術　105
自己免疫性肝炎　239
　——の重症度判定　242
自己免疫性肝疾患の病態　240
自己免疫性膵炎　313
脂質異常症　131
止瀉薬　95
視診　65
持続性下痢　52
持続的血液濾過透析　308
脂肪肝　233
脂肪性下痢　51
脂肪便　312
シャルコーの3徴　289
シャント　61
集学的治療　102
重症型アルコール性肝炎　232
重症急性膵炎　306
縦走潰瘍　187, 196
重層扁平上皮　7
十二指腸　11
　——の障害　36
手術合併症　110
手術部位感染　111
出血性大腸炎　198
術後補助化学療法　204
腫瘍性ポリープ　206
腫瘍組織放射能比　78
腫瘍マーカー検査　70
純エタノール局注法　113
消化　22
消化管運動改善薬　167

消化管運動調節薬　31
消化管運動の障害　30
消化管間質腫瘍　176, 177
消化管憩室　212
消化管出血　162, 271
消化管出血シンチグラフィー　78
消化管造影検査　78
消化管内視鏡検査　80
消化管粘膜の障害　34
消化管壁の構造　7
消化管ポリポーシス　207
消化管ホルモン　24
消化器手術　104
消化・吸収　126
消化・吸収機能検査　68
消化・吸収機能の障害　31
消化吸収障害　311
消化酵素　22
消化性潰瘍治療薬　93
消化態栄養剤　89
上行結腸がん　199
小腸　11
上腸間膜動脈閉塞症　197
小腸の粘膜障害　34
上部消化管内視鏡検査　81, 144, 157,
　161, 164, 167, 170
小彎　9
食上げ　126
食事支援　126
食事療法　87
触診　66
食道　6
　——の運動障害　31
　——の障害　36
食道X線造影検査　137
食道アカラシア　8, 136
食道がん　143
　——進行度　145
　——肉眼型分類　144
　——の再建経路　147
食道静脈瘤　35, 138, 245, 266
食道内圧検査　137
食道裂孔　6
食道裂孔ヘルニア　6, 148

食欲不振　48
痔瘻　186, 224
新犬山分類　258
人工肛門　205
浸潤性膵管がん　313
新鮮血吐血　50
シンチグラフィー　77

す

随意筋　27
膵液分泌障害　33
膵液漏　110
膵がん　313
膵管内乳頭粘液性腫瘍　321
膵神経内分泌腫瘍　315
膵性糖尿病　311
膵石　309, 310
膵臓　19
　——の障害　41
膵臓痛　305
膵体尾部がん　313
膵体尾部切除術　319
膵胆管合流異常　296
膵頭十二指腸切除術　301, 319
水痘帯状疱疹ウイルス　228
膵頭部がん　313
膵嚢胞性疾患　321
水様性下痢　51
ステント　303, 320
ストーマ　205
　——合併症　130
　——周囲皮膚障害　130
ストレス　126, 155

せ

生化学検査　69
整腸薬　95
制吐薬　92
生物学的製剤　98, 184
成分栄養剤　89
生理的狭窄部位　6
生理的集積部位　78
切除術　104
セロコンバージョン　260
線維化　131, 266
腺がん　169, 199

鮮血便　51
穿孔　162
先天性胆道拡張症　297
蠕動運動　24

そ

造影 MRI　76
造影 CT　73
早期がん　200
臓器損傷分類　328
早期ダンピング症候群　174
総胆管結石　116, 283
組織接着剤注入法　116
ソマトスタチン　21

た

体外衝撃波結石破砕療法　286, 312
代謝　131
体重減少　63
代償性肝硬変　266
体性痛　46, 178
大腸　12
　——の運動障害　31
　——の障害　39
　——の粘膜障害　34
大腸がん　182, 186, 199
大腸憩室　212
大腸ポリープ　206
ダイナミック CT　74
大彎　9
濁音境界の移動　66
打診　66
ダブルバルーン内視鏡検査　85
胆管　17
胆管がん　296
胆管ステント　304, 321
胆管ドレナージ　116, 292
胆汁　18
　——分泌障害　32
胆汁酸トランスポーター阻害薬　96
胆汁酸の腸肝循環　20
単純性腸閉塞　208
単純ヘルペスウイルス　228
胆石症　283
胆石性急性膵炎　290
胆道がん　296

胆道再建術　301
胆道ジスキネジー　293
胆嚢　17, 296
胆嚢結石　283
胆嚢床肝切除術　301
胆嚢切除後症候群　295
胆嚢腺筋腫症　297
胆嚢摘出術　300
胆嚢ドレナージ　292
胆嚢ポリープ　297
ダンピング症候群　174

ち

遅発性肝不全　248
チャイルド-ピュー分類　35, 119,
　244, 269
チャレンジテスト　238
中心静脈栄養法　91
中心静脈カテーテル　91
虫垂　12, 178
虫垂炎　12
　——, 急性　178
虫垂がん　178
中毒性巨大結腸症　182, 186
治癒切除　107
腸液分泌障害　33
腸炎ビブリオ　193
超音波検査　70
超音波内視鏡検査　83
　——, 穿刺吸引細胞診　315
腸管外合併症　182, 186
腸管ガス像　72
腸管出血性大腸菌感染症　193
腸管粘膜上皮機能変容薬　96
腸管の狭窄　34
腸管の穿孔　34
腸管ベーチェット　191
腸結核　191
聴診　65
腸蠕動音　65
腸内細菌　13, 26
腸閉塞　208
腸瘻　89
直接作用型抗ウイルス薬　101, 265
直腸がん　129, 199

直腸切断術　202
直腸脱　225

つ・て

つかえ感　44, 149
低アルブミン血症　266
低位前方切除術　202
定位放射線治療　122
伝染性単核球症　255

と

トキシック症候群　52
特発性膵炎　131
特発性門脈圧亢進症　272
吐血　49
塗抹染色検査　68
トライツ靱帯　11
トラウベの三角　66
ドレーン　113
ドレナージ術　104
呑酸　44, 149
鈍的外傷　328

な

内在神経系　30
内痔核　224
内視鏡検査　80, 83
内視鏡的逆行性胆管膵管造影　85,
　116
内視鏡的筋層切開術　137
内視鏡的経鼻胆道ドレナージ　293
内視鏡的砕石術　287
内視鏡的止血術　113
内視鏡的十二指腸乳頭括約筋切開術
　286
内視鏡的十二指腸乳頭バルーン拡張術
　287
内視鏡的静脈瘤硬化療法　115, 141
内視鏡的食道静脈瘤結紮術　116, 141
内視鏡的胆道内瘻術　293
内視鏡的治療　151, 172
内視鏡的乳頭括約筋切開術　116
内視鏡的粘膜下層剝離術　114, 146,
　202
内視鏡的粘膜切除術　114, 146, 202
内視鏡的バルーン拡張術　137
内臓痛　46, 178

内分泌　21
軟便　51

に

肉芽腫性炎症疾患　186
ニッセン噴門形成術　151
ニボー像　72, 210
乳頭部がん　296

ね・の

熱凝固法　114
粘血便　34, 182
粘膜防御因子増強薬　94
ノロウイルス感染症　193

は

バイオフィードバック療法　220
排泄　129
排泄機能の障害　33
排泄経路　130
排便　129
ハウストラ　182
白色便　33
バスキュラーアクセスカテーテル　250
バッド-キアリ症候群　274
羽ばたき振戦　35, 60
バルーン内視鏡　85
ハルトマン手術　204
バレット食道　143, 152
半消化態栄養剤　89
反跳痛　67, 179, 224

ひ

非アルコール性脂肪肝炎　131, 233
ヒータープローブ法　114
皮下完全植込み式カテーテル　91
脾腫　56, 255
非腫瘍性ポリープ　206
非ステロイド性抗炎症薬　34, 155
非代償性肝硬変　266
非治癒切除　107
非びらん性胃食道逆流症　148
ビリルビン　57
　　——の排泄の障害　33
ビリルビンカルシウム石　283
ビルロートⅠ法　173
ビルロートⅡ法　173

ふ

ファーター乳頭部　11
フィジカルアセスメント　65
フィブロスキャン　258
腹腔鏡下胆嚢摘出術　285, 287, 292
腹腔鏡下ヘラー-ドール術　137
腹腔鏡内視鏡合同胃局所切除術　115
副交感神経　30
複雑性（絞扼性）腸閉塞　208
副腎皮質ステロイド　97
腹水　62, 266
腹痛　46
腹部 X 線検査　72
腹部外傷　327
腹部血管造影検査　79
腹部 CT 検査　73
腹部ダイナミック造影 CT 検査　276
腹部のしこり　54
腹部膨満感　54
腹膜炎　223
腹膜刺激症状　208, 289, 304
腹膜播種　129
浮腫　266
浮腫性膵炎　305
プソアス徴候　179
フリーエア　72, 224
ブリストルスケール　222
ブルンベルグ徴候　67, 179
プロスタグランジン製薬　94
プロトンポンプ阻害薬　93
　　——抵抗性 GERD　149
プロバイオティクス　223
分子標的薬　102
分泌機能の障害　31
噴門　9
噴門側胃切除　173

へ

閉塞性黄疸　289
ヘリコバクター・ピロリ感染　34, 155, 157, 160, 163, 169
ヘリコバクター・ピロリ除菌療法　93
ベロ毒素　195
便通異常症　218

便秘　53
便秘薬　98
扁平上皮　7
扁平上皮がん　143

ほ

ポイツ-イェーガー症候群　207
放射線治療　121
ボールマン分類　170
ボツリヌス食中毒　193
ボノプラザン　94
ポリエチレングリコール　97
ポリペクトミー　114, 202

ま

マーフィー徴候　67, 289
マイルス手術　202
マックバーネー点　67, 180
末梢静脈栄養法　91
末梢性オピオイド受容体拮抗薬　97
麻痺性イレウス　208, 305
マロリー-ワイス症候群　153
慢性胃炎　156
慢性活動性 EB ウイルス感染症　255
慢性肝炎　132, 257
慢性肝機能障害　35
慢性下痢　52, 220
慢性膵炎　309
慢性非化膿性破壊性胆管炎　244
慢性便秘症　53, 218

む・め

無症候性キャリア　260
胸やけ　44, 149
迷走神経　10, 30
メチシリン耐性黄色ブドウ球菌　198
メッケル憩室　212
免疫チェックポイント阻害薬　102, 239
免疫調整薬　98

も

盲腸がん　199
問診　65
門脈圧亢進　35, 138, 266
門脈圧亢進症　272
門脈大循環シャント　61

や

薬剤散布法　114
薬剤性腸炎　197
薬剤溶出性ビーズ　120
薬物性肝障害　237
　——の病型分類　237

ゆ

幽門　9
幽門側胃切除　173
輸入脚症候群　174

ら

ラジオ波焼灼療法　277

ラップ四角形　180
ランゲルハンス島　20
ランツ点　180

り

硫酸バリウム　79
粒子線治療　122
リンパ節郭清　202
リンパ節腫大　255

る・れ

類洞　16
類洞構成細胞　15
ルーワイ法　173

レイノルズの5徴　290
裂肛　186, 225
レプチン　48

ろ

瘻孔　186
ローゼンシュタイン徴候　67, 179
ローマIV診断基準　167, 215, 218
ロサンゼルス分類　150
ロタウイルス感染症　193
ロブシング徴候　67, 179

欧文索引

A

ABC 検診　158

acute gastric mucosal lesion（AGML）　155

acute obstructive suppurative cholangitis（AOSC）　290

aluminum potassium sulfate and tannic acid（ALTA）注入療法　224

A 型肝炎ウイルス　226, 253

A 型急性肝炎　253

B

Barrett 食道　143, 152

Billroth I 法　173

Billroth II 法　173

Blumberg 徴候　67, 179

body mass index（BMI）　233

Borrmann 分類　170

BT-PABA 試験　310

Budd-Chiari 症候群　274

B 型肝炎　259

B 型肝炎ウイルス　226, 259

C

Charcot の 3 徴　289

Child-Pugh 分類　35, 119, 244, 269

chronic active Epstein-Barr virus infection（CAEBV）　256

chronic non-suppurative destructive cholangitis（CNSDC）　244

colon cut-off sign　305

continuous hemodiafiltration（CHDF）　308

Couinaud 分類　15

Courvoisier 徴候　17, 59, 67, 298

Crohn's disease activity index（CDAI）　188

Crohn 病　34, 186

Cronkhite-Canada 症候群　207

CT 検査　73

CT コロノグラフィ　200

Cullen 徴候　305

CV ポート　91

cytomegalovirus（CMV）　228

C 型肝炎　263

C 型肝炎ウイルス　226, 263

D

D-キシロース試験　327

DIC-CT　75

direct acting antivirals（DAA）製剤　101, 265

drug-eluting beads-transarterial chemoembolization（DEB-TACE）　120

D 型肝炎ウイルス　228

E

early recovery after surgery（ERAS）　112

endoscopic biliary drainage（EBD）　293

endoscopic injection sclerotherapy（EIS）　115, 141

endoscopic mucosal resection（EMR）　114, 202

endoscopic nasobiliary drainage（ENBD）　293

endoscopic papillary balloon dilataion（EPBD）　287

endoscopic retrograde cholangiopancreatography（ERCP）　85, 116

endoscopic sphincterotomy（EST）　116, 287

endoscopic submucosal dissection（ESD）　114, 202

endoscopic ultrasonography（EUS）　83

──guided fine needle aspiration（EUS-FNA）　315

endoscopic variceal ligation（EVL）　116, 141

enteral nutrition（EN）　88

Epstein-Barr（EB）ウイルス　228, 255

esophageal achalasia　136

extracorporeal shock wave lithotripsy（ESWL）　286, 312

E 型肝炎ウイルス　226, 254

E 型急性肝炎　254

F

FDG-PET　78

focused assessment with sonography for trauma（FAST）　328

FOLFIRINOX 療法　320

Forrest 分類（改変）　113

functional dyspepsia（FD）　166, 168

F スケール　150

G

gastro esophageal reflux disease（GERD）　44, 148

gastrointestinal stromal tumor（GIST）　176

GerdQ 問診票　150

Gleason 鞘　16

GLP-1　48

Grey-Turner 徴候　305

Gy　121

H

HB ワクチン　263

Heller-Dor 術（腹腔鏡下）　137

hepatitis A virus（HAV）　253

hepatitis B virus（HBV）　259

hepatitis C virus（HCV）　263

hepatitis E virus（HEV）　254

I

inflammatory bowel disease（IBD）　186

Interferon（IFN）　99

interventional radiology（IVR）　118

intraductal papillary mucinous neoplasm（IPMN）　321

introducer 変法　117

introducer 法　117

irritable bowel syndrome（IBS）　213

J・K・L

JAS スコア　231

Kupffer 細胞　16

Lanz 点　180

laparoscopic cholecystectomy（LC）　285

laparoscopy endoscopy cooperative surgery（LECS）115

late onset hepatic failure（LOHF）248

lower esophageal sphincter（LES）136

M

M2BPGi 268

magnetic resonance cholangiopancreatography（MRCP）77, 285

Mallory-Weiss syndrome 153

McBurney 点 67, 180

Meckel 憩室 212

MRI 検査 75

MRSA 腸炎 198

MR 胆管膵管撮影 285

Murphy 徴候 67, 289

N

narrow band imaging（NBI）82, 145

Nissen 噴門形成術 151

non-alcoholic steatohepatitis（NASH）233

non-erosive reflux disease（NERD）148

NSAIDs 34

O・P

Oddi 括約筋 18, 294

parenteral nutorition（PN）88

percutaneous endoscopic gastrostomy（PEG）117

percutaneous ethanol injection therapy（PEIT）121

percutaneous transhepatic cholangio drainage（PTCD）121, 293

percutaneous transhepatic gallbladder drainage（PTGBD）121, 292

perioheral parenteral nutrition（PPN）91

per-oral endoscopic myotomy（POEM）137

Peutz-Jeghers 症候群 207

positron emission tomography（PET）77

primary biliary cholangitis（PBC）243

pull/push 法 117

R

radiofrequency ablation（RFA）120

Rapp 四角形 180

RC サイン陽性 139

Reynolds の 5 徴 290

Rosenstein 徴候 67, 179

Roux-en-Y 法 173

Rovsing 徴候 67, 179

S

Sengstaken-Blackmore チューブ（S-B チューブ）142

sentineal loop sign 305

shifting dullness 66

surgical site infection（SSI）111

S 状結腸がん 199

S 状結腸切除術 202

T

total parenteral nut rition（TPN）91

transcatheter arterial chemoembolization（TACE）119

Traube の三角 66

Treitz 靱帯 11

V

Vater 乳頭部 11

看護学テキスト NiCE

病態・治療論[4]　消化器疾患（改訂第 2 版）

2019 年 2 月 15 日　第 1 版第 1 刷発行	編集者　津田泰宏，鈴木久美
2025 年 1 月 20 日　改訂第 2 版発行	発行者　小立健太
	発行所　株式会社 南江堂
	〒113-8410 東京都文京区本郷三丁目 42 番 6 号
	☎（出版）03-3811-7189 （営業）03-3811-7239
	ホームページ https://www.nankodo.co.jp/
	印刷・製本　三報社印刷

Ⓒ Nankodo Co., Ltd., 2025

定価は表紙に表示してあります.
落丁・乱丁の場合はお取り替えいたします.
ご意見・お問い合わせはホームページまでお寄せください.

Printed and Bound in Japan
ISBN 978-4-524-21091-6

本書の無断複製を禁じます.

JCOPY 〈出版者著作権管理機構 委託出版物〉

本書の無断複製は，著作権法上での例外を除き禁じられています. 複製される場合は，そのつど事前に，
出版者著作権管理機構（TEL 03-5244-5088，FAX 03-5244-5089，e-mail: info@jcopy.or.jp）の許諾
を得てください.

本書の複製（複写，スキャン，デジタルデータ化等）を無許諾で行う行為は，著作権法上での限られた例
外（「私的使用のための複製」等）を除き禁じられています. 大学，病院，企業等の内部において，業務
上使用する目的で上記の行為を行うことは私的使用には該当せず違法です. また私的使用であっても，代
行業者等の第三者に依頼して上記の行為を行うことは違法です.

看護学テキスト NiCE

- 看護学原論
- 基礎看護技術
- ヘルスアセスメント
- 看護倫理
- 看護理論
- 地域・在宅看護論Ⅰ 総論
- 地域・在宅看護論Ⅱ 支援論
- 成人看護学 成人看護学概論
- 成人看護学 急性期看護Ⅰ 概論・周手術期看護
- 成人看護学 急性期看護Ⅱ 救急看護・クリティカルケア
- 成人看護学 慢性期看護
- 成人看護学 成人看護技術
- リハビリテーション看護
- エンドオブライフケア
- がん看護
- 緩和ケア
- 老年看護学概論
- 老年看護学技術
- 小児看護学Ⅰ 小児看護学概論・小児看護技術
- 小児看護学Ⅱ 小児看護支援論
- 母性看護学Ⅰ 概論・ライフサイクル
- 母性看護学Ⅱ マタニティサイクル
- 精神看護学Ⅰ こころの健康と地域包括ケア
- 精神看護学Ⅱ 地域・臨床で活かすケア

病態・治療論（シリーズ全14巻）
- 【1】病態・治療総論
- 【2】呼吸器疾患
- 【3】循環器疾患
- 【4】消化器疾患
- 【5】内分泌・代謝疾患
- 【6】血液・造血器疾患
- 【7】腎・泌尿器疾患
- 【8】脳・神経疾患
- 【9】運動器疾患
- 【10】感染症/アレルギー/膠原病
- 【11】皮膚/耳鼻咽喉/眼/歯・口腔疾患
- 【12】精神疾患
- 【13】産科婦人科疾患
- 【14】小児疾患

- 災害看護
- 国際看護
- 看護管理学
- 医療安全

- 感染看護学
- 家族看護学
- 看護教育学
- 看護関係法規

- 生化学
- 薬理学
- 微生物学・感染症学

- 看護と研究 根拠に基づいた実践

※最新の情報は南江堂 Web サイトをご確認ください.

NANKODO 南江堂 〒113-8410 東京都文京区本郷三丁目42-6 （営業）TEL 03-3811-7239 FAX 03-3811-7230 www.nankodo.co.jp

231025IT